LA PROMOCIÓN DE LA SALUD Y LA EDUCACIÓN PARA LA SALUD EN AMÉRICA LATINA: UN ANÁLISIS SECTORIAL

HIRAM V. ARROYO, Ed. D., MPHE / *Editor*
MARÍA T. CERQUEIRA, Ph. D. / *Editora Asociada*

LA PROMOCIÓN DE LA SALUD Y LA EDUCACIÓN PARA LA SALUD EN AMÉRICA LATINA: UN ANÁLISIS SECTORIAL

ORGANIZACIÓN PANAMERICANA DE LA SALUD
OFICINA SANITARIA PANAMERICANA
OFICINA REGIONAL DE LA ORGANIZACIÓN MUNDIAL DE LA SALUD
DIVISIÓN DE PROMOCIÓN Y PROTECCIÓN DE LA SALUD
PROGRAMA DE EDUCACIÓN PARA LA SALUD Y PARTICIPACIÓN SOCIAL

DEPARTAMENTO DE CIENCIAS SOCIALES
ESCUELA GRADUADA DE SALUD PÚBLICA
RECINTO DE CIENCIAS MÉDICAS
UNIVERSIDAD DE PUERTO RICO

UNIÓN INTERNACIONAL DE PROMOCIÓN DE LA SALUD
Y EDUCACIÓN PARA LA SALUD

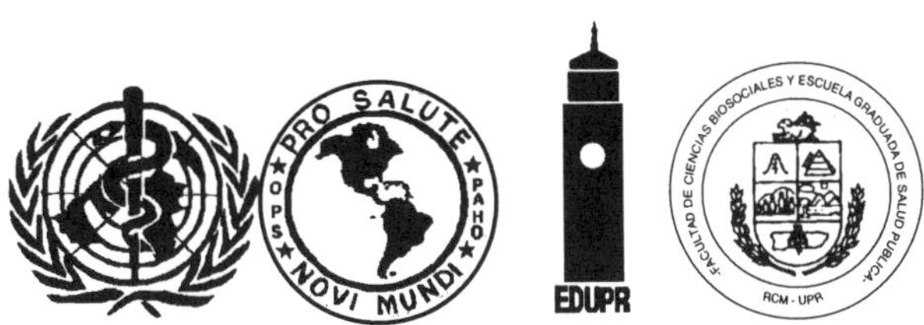

EDITORIAL DE LA UNIVERSIDAD DE PUERTO RICO

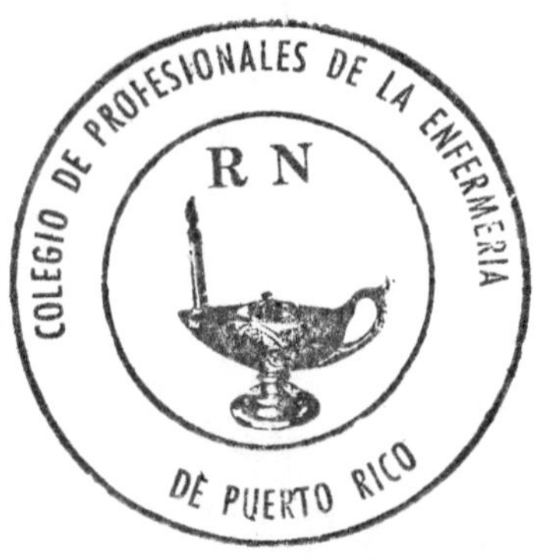

Primera edición, 1997
© 1997, Universidad de Puerto Rico

Library of Congress Cataloging-in-Publication Data

La promoción de la salud y la educación para la salud en América Latina /
Hiram V. Arroyo, editor ; María T. Cerqueira, editora asociada.
    p. cm.
    "Organización Panamericana de la Salud, Oficina Sanitaria
Panamericana, Oficina Regional de la Organización Mundial de la
Salud ..."
    Includes bibliographical references.
    ISBN 0-8477-0295-2 (alk. paper)
    1. Health education –Latin America. 2. Health promotion–Latin
America. I. Arroyo-Acevedo, Hiram V. II. Cerqueira, María T.
III. Pan American Health Organization.
RA440. 3. L29P76   1997
613' .098–dc21   96-40218
                                        CIP

Tipografía: Marcos Pastrana
Portada: José A. Peláez
Grabado de portada: *Tiempo de florecer*
de José A. Peláez, 1982, xilografía, 23" x 35.5".
Impreso en los Estados Unidos de América
Printed in the United States of America

EDITORIAL DE LA UNIVERSIDAD DE PUERTO RICO
PO Box 23322
San Juan, Puerto Rico 00931-3322

Administración: Tel. (787) 250-0550 Fax (787) 753-9116
Dpto. de Ventas: Tel. (787) 758-8345 Fax (787) 751-8785

CONTENIDO

RECONOCIMIENTOS

Esta publicación fue concebida desde sus orígenes como proyecto colectivo. Nos satisface que el producto del esfuerzo de tres años de investigación y coordinación con los países de América Latina haya sido de buena calidad, participativo y de gran valor histórico-institucional. Son muchas las personas, organizaciones e instituciones que colaboraron en el proyecto a quienes manifestamos un agradecimiento especial por el compromiso y la solidaridad en el desarrollo de la promoción de la salud y la educación para la salud en la región de las Américas.

Esta iniciativa ha sido posible gracias al apoyo directo del Programa de Educación para la Salud y Participación Social de la División de Promoción y Protección de la Organización Panamericana de la Salud (OPS), Oficina Sanitaria Panamericana, Oficina Regional de la Organización Mundial de la Salud. Un especial reconocimiento a la Dra. María Teresa Cerqueira, Asesora Regional de Educación para la Salud y Participación Social de la OPS, por la confianza demostrada en este proyecto.

Extendemos el agradecimiento a los representantes y consultores de la OPS en los países de la región latinoamericana por el interés y el seguimiento ofrecido a las personas e instituciones del sector de la salud a los fines de elaborar el perfil descriptivo-situacional de sus países. De igual forma, reconocemos la colaboración y la ayuda ofrecida por la representación de la OPS-Puerto Rico, coordinada por el Dr. Rafael Burgos Calderón.

La Unión Internacional de Promoción de la Salud y Educación para la Salud (UIPES) y su Oficina Regional Latinoamericana (ORLA) apoyó esta iniciativa. Gran parte de los informantes claves y autores de los perfiles descriptivos-situacionales de cada país son miembros activos de esta organización.

En Puerto Rico, fue instrumental el esfuerzo desplegado por miembros de la comunidad académica del Departamento de Ciencias Sociales y el Programa Graduado de Educación en Salud Pública, Escuela Graduada de Salud Pública, Recinto de Ciencias Médicas, Universidad de Puerto Rico. En la labor de tipografía colaboraron las siguientes compañeras universitarias; Evelyn Díaz, Amalia Rondón, María Acevedo, Catherine Ortiz y Elena Escobar. El trabajo de organización y corrección de los manuscritos estuvo apoyado por Bethzaida Díaz y Priscilla López, Asistentes de Cátedra e Investigación del Programa de Maestría en Educación en Salud Pública.

Este proyecto de publicación es una realidad gracias al endoso de las autoridades universitarias, especialmente del Prof. Orlando Nieves Balado, Decano de la Escuela Graduada de Salud Pública, del Dr. Adolfo Firpo Betancourt, Decano de Asuntos Académicos del Recinto de Ciencias Médicas de la Universidad de Puerto Rico, y del Dr. José R. de la Torre, Director de la Editorial de la Universidad de Puerto Rico.

LA PROMOCIÓN DE LA SALUD Y
LA EDUCACIÓN PARA LA SALUD EN
AMÉRICA LATINA: UN ANÁLISIS SECTORIAL

INTRODUCCIÓN

Dr. Hiram V. Arroyo Acevedo

1. Antecedentes

El presente proyecto de publicación se origina como respuesta a la necesidad de compilar en una obra las contribuciones latinoamericanas a la promoción de la salud y la educación para la salud.

La iniciativa toma como modelo una publicación similar de 1981, *Health Education in Europe,* desarrollada por la Unión Internacional de Promoción de la Salud y Educación para la Salud y financiada por el Centro de Educación para la Salud de la República Federal de Alemania y la Oficina Regional Europea de la Organización Mundial de la Salud. Dicha publicación contribuyó a la discusión e intercambio de ideas y experiencias sobre educación para la salud a nivel internacional.

La propuesta de publicación se formaliza con ocasión del Primer Taller Subregional Latinoamericano de Participación Social y Educación para la Salud celebrado del 20 al 26 de abril de 1993 en el Instituto Nacional de la Nutrición "Salvador Zubirán" de México, D.F. La Organización Panamericana de la Salud desarrolló el Taller conjuntamente con la Dirección General de Fomento de la Salud y el Instituto Nacional de la Nutrición "Salvador Zubirán". En el Taller participaron representantes de Costa Rica, Cuba, El Salvador, Guatemala, Honduras, México, Nicaragua, Panamá, Puerto Rico y la República Dominicana. Talleres similares se realizaron, para los países del Cono Sur, en Montevideo, Uruguay, del 26 al 30 de julio de 1993, y para los del Área Andina, en Caracas, Venezuela, del 9 al 13 de agosto de 1993.

Como resultado de los tres Talleres Subregionales de Participación Social y Educación para la Salud se constituyeron comisiones de trabajo internacionales con el propósito de formular, implantar y evaluar las siguientes áreas estratégicas:

a. Análisis de la situación actual de la educación para la salud y la participación social.

b. Sistema de desarrollo de recursos humanos en educación para la salud y participación social.

c. Participación social en los sistemas locales de salud.

d. Comunicación y materiales educativos.

e. Investigación-acción participativa en educación para la salud.

Este libro es el producto del análisis de la primera área estratégica, en la que se proponía desarrollar un perfil descriptivo-situacional de los sectores de educación para la salud y participación social en América Latina. Este perfil fue ampliado con el fin de incorporar información sobre el progreso y las experiencias nacionales en el campo de la promoción de la salud.

2. Metodología

Para la realización del perfil descriptivo-situacional de la promoción de la salud y educación para la salud por países, fue recomendada una guía de búsqueda de información. Dicha guía incluía las siguientes unidades de análisis:

a. **Trasfondo histórico** - Acontecimientos históricos trascendentales relacionados con el surgimiento, evolución y desarrollo de las actividades de promoción de la salud y educación para la salud a nivel formal e informal en el país.

b. **Marco ideológico y filosófico** - Orientaciones ideológicas y principios filosóficos que sirven de marco referencial a las actividades de promoción de la salud y educación para la salud en el país. (Por ejemplo, cuál es la visión e ideal del ser humano, la vida, la salud, el bienestar, el enfermar y la educación que domina en la concepción de la educación para la salud por países.)

c. **Metas y objetivos** - Aspiraciones y logros que se desean alcanzar en el campo de la promoción de la salud y educación para la salud a corto, mediano o largo plazo. Son las metas y objetivos las que orientan las acciones, la operación y la práctica profesional en educación para la salud. Las metas y objetivos prescriben las prioridades de intervención en educación para la salud por países.

d. **Legislación y política pública** - Disposiciones constitucionales, cartas de derecho, leyes, política gubernamental o no gubernamental que le otorgue, directa o indirectamente, presencia jurídica, constitucional o normativa a la gestión de promoción de la salud y educación para la salud por países.

e. **Formación de personal** - Alternativas o modalidades de capacitación del personal de promoción de la salud y educación para la salud existentes en el país, tales como cursos especializados, áreas de concentración, programas formales de estudios universitarios, educación continuada, entre otras.

f. **Personal** - Contesta las preguntas; ¿Quién realiza la labor de promoción de la salud y educación para la salud? y ¿Cuál es el perfil (características personales, sociodemográficas, profesionales, etc.) del personal de educación para la salud?

g. **Funciones del personal** - Conjunto de funciones generales y específicas que tiene el personal de educación para la salud en los diferentes niveles operacionales.

h. **Programas y proyectos** - Se describen los principales programas y proyectos de promoción de la salud y educación para la salud a nivel nacional, regional o local, tanto del sector gubernamental como no gubernamental. Señala la naturaleza del programa, justificación racional para su establecimiento, objetivos, metodología y estrategias de intervención, resultados y evaluación. Es de particular interés destacar los aspectos distintivos del programa o proyecto y el aporte especial que hace a la salud de la población.

i. **Investigación** - Se describe el estado de situación de la producción científica en educación para la salud en el país, así como otras iniciativas de creación e innovación teórica, metodológica y práctica.

j. **Organización profesional** - Se describen los esfuerzos y la realidad concreta relacionada con la organización y asociación gremial o profesional del personal de educación para la salud y otros sectores interesados en la gestión de educación para la salud en el país.

k. **Retos y planificación futura** - Representa la posición crítica reflexiva sobre el futuro de la promoción de la salud y educación para la salud en el país. Incluye los planes y desarrollos proyectados para el futuro partiendo de la realidad, posibilidades y limitaciones presentes.

l. **Otros aspectos**

La identificación, recopilación y análisis de los datos fueron procesos que se desarrollaron de forma diferente en los países de la región. Entre las estrategias de trabajo mas utilizadas figuraron; la constitución de comités de análisis con enfoque multidisciplinario e intersectorial y la identificación de Informantes Clave por países. El proceso de recopilación de datos para este análisis sectorial se inició en septiembre de 1993 y se extendió hasta junio de 1996.

Los resultados del análisis realizado muestran variaciones de enfoque, contenido y forma en cada uno de los países, reflejo de las políticas y experiencias heterogéneas de promoción de la salud y educación para la salud en la América Latina.

PRIMERA PARTE

PROMOCIÓN DE LA SALUD Y EDUCACIÓN PARA LA SALUD: RETOS Y PERSPECTIVAS

PROMOCIÓN DE LA SALUD Y EDUCACIÓN PARA LA SALUD: RETOS Y PERSPECTIVAS

*María Teresa Cerqueira**

1. Antecedentes de la estrategia de promoción de la salud

El siglo veintiuno presenta un reto sin precedente a los países de las Américas para lograr la equidad en salud y el acceso universal a los servicios de salud. Actualmente doscientos millones de personas en la Región viven en condiciones de pobreza y en la mayoría de los países se ha observado un deterioro en el poder adquisitivo y en los recursos disponibles para la familia. El gran reto a que nos enfrentamos al entrar en el próximo siglo es el de avanzar hacia las metas de "Salud para todos", mejorando el acceso y la calidad de los servicios de salud, e incrementando las acciones de promoción de la salud para el fomento de estilos de vida y ambientes saludables y la prevención de factores y condiciones de riesgo.

En la década de los ochenta la promoción de la salud se convirtió en una importante estrategia dentro del campo de la salud pública. Diversos eventos y documentos difundidos por la OPS/OMS a partir de la Carta de Ottawa (1986), han contribuido a este proceso. El concepto de la promoción de la salud tiene cierta aceptación en los países de la Región y, a pesar de su enfoque inicial hacia la prevención de las enfermedades crónicas y degenerativas, prioridades de salud en los países industrializados, actualmente la estrategia de promoción de la salud tiene un marco de referencia más amplio que responde a las características y necesidades de salud en el contexto económico, político y social de América Latina y el Caribe. La promoción de la salud ha desarrollado un instrumental conceptual y metodológico para anali-

*Asesora Regional en Educación para la Salud y Participación Social, OPS/OMS.

zar y actuar sobre una gama muy amplia de condiciones sociales que son críticas para mejorar las condiciones de salud y de calidad de vida. La promoción de la salud parte de un concepto integral de la salud y busca convocar a la sociedad en su conjunto a desarrollar e implantar políticas, planes y programas de acción para lograr un desarrollo humano y social más equitativo.

El concepto de la promoción de la salud se encuentra en los tratados sobre salud pública de los años veinte, refiriéndose a que "la promoción de la salud es un esfuerzo de la comunidad organizada para lograr políticas que mejorarán las condiciones de salud de la población y los programas educativos para que el individuo mejore su salud personal, así como para el desarrollo de una maquinaria social que asegure a todos los niveles de vida adecuados para el mantenimiento y el mejoramiento de la salud" (Winslow 1920 y 1923). En los años cuarenta se vuelve a proponer a la promoción de la salud como una de las cuatro grandes tareas de la medicina (Sigerist 1941 y 1946).

En la segunda mitad de la década de los setenta diversos eventos y documentos presentaron un análisis de la situación de salud a nivel mundial, e influenciaron el pensamiento y la práctica de la salud pública. Entre otros documentos, el informe La Londe (1974), la Declaración de Alma Ata (1978) y el informe "Un pueblo saludable" (Healthy People 1979), fueron particularmente importantes. Estos tres documentos presentaron un análisis de los problemas y las necesidades de salud tanto en los países desarrollados como en los en vías de desarrollo. La reflexión y transformación del marco conceptual y la práctica de la salud pública se vinculó íntimamente con el análisis de los servicios de salud. En los países desarrollados el aumento en los costos de la atención médica-curativa sumado a su poca capacidad para resolver las enfermedades crónicas y degenerativas produjo una crisis institucional importante. Mucho de las actividades de educación para la salud del sector salud oficial tuvo un enfoque conductista, destacando la importancia de la modificación de hábitos, comportamientos y conductas de riesgo para la salud. Se analizaron las conductas y comportamientos que afectaban la salud así como las condiciones de vida y las políticas de desarrollo económico y social.

La Carta de Ottawa para La Promoción de la Salud (1986) fue elaborada tomando como base las condiciones y necesidades de salud de los países desarrollados de Europa y Norte América. En los países del norte, la búsqueda de la causalidad del comportamiento se volvió una dimensión cada vez más presente, a medida en que las enfermedades crónicas y degenerativas cobraron mayor significado en las estadísticas vitales. Mientras tanto, en América Latina se continuaba luchando contra las enfermedades infecciosas, la epidemia del Cólera y la mortalidad infantil.

Muchas actividades de promoción de la salud también recalcaron la responsabilidad individual sobre la conducta, los hábitos y comportamientos, lo cual fue ampliamente criticado, especialmente por no contemplar la influencia de las condiciones económicas y sociales sobre las decisiones y acciones de las personas. Las actividades de promoción se enfocaron a impartir información, elaborar mensajes y producir materiales para convencer a las personas de que modificaran sus hábitos y conductas. Los críticos señalaron que este enfoque, mayormente dirigido hacia la modificación de hábitos y comportamientos individuales, se prestó a "culpar a la víctima", evadiendo la responsabilidad política, económica y social de realizar profundas transformaciones en todos los niveles, particularmente en las instituciones, estructuras organizativas y la distribución de los recursos.

En la década de los ochenta, mucho del discurso y las intervenciones de promoción de la salud enfocaba cambios de comportamientos y estilos de vida. Una de las herramientas más utilizadas en las campañas de promoción de la salud fue la conocida como "mercadotecnia social" (social marketing). Se diseñaron y emitieron diversos mensajes a través de los medios de comunicación masiva (radio y televisión), y la prensa escrita. También se realizaron numerosos cursos de capacitación a promotores para implantar actividades educativas y distribuir el material promocional (folletos, camisetas, globos, y otros). Se realizaron campañas masivas de difusión, logrando gran visibilidad política y movilización social, pero a un costo elevado y con bajos resultados en términos de cambios de hábitos y conductas de riesgo y de mejoramiento de estilos y calidad de vida.

Si bien el enfoque y la organización de los servicios de salud continuaban mayormente en función de las actividades curativas, también se realizaron acciones preventivas, como las campañas de vacunación y de lucha contra el cólera. No obstante lo exitoso de estas acciones en la prevención de enfermedades, no lograron mayor trascendencia en cuanto a las profundas transformaciones sociales, políticas y organizacionales necesarias para mejorar las condiciones de vida y de salud de la población. La crisis económica dejó a una proporción significativa de la población en condiciones de pobreza y de insalubridad.

A pesar de que la participación de la comunidad en la década de los ochenta se fomentó más como una colaboración con las metas de los servicios de salud que con la toma de decisiones sobre prioridades y planes de acción, la táctica de desarrollo y fortalecimiento de los sistemas locales de salud ha fomentado mayor descentralización de los recursos y una mayor participación social en las actividades de promoción de la salud y de salud comunitaria.

Estas tendencias contribuyeron a la reorientación del sector, por su énfasis en una nueva visión y práctica de salud pública y porque se potenció aún más la implantación la estrategia de atención primaria. Durante la década de los ochenta las acciones de educación para la salud se debilitaron considerablemente, en favor de las campañas de comunicación. Veinte años después de firmada la Declaración de Alma Ata para la Atención Primaria en Salud, y a diez años después de firmada la Carta de Ottawa para la Promoción de la Salud, nos detenemos a reflexionar sobre los logros alcanzados y las lecciones aprendidas en la implantación de la estrategia de la promoción de la salud y de la educación para la salud.

En suma, tanto el marco conceptual como la práctica de la promoción de la salud se han desarrollado mayormente en Europa Occidental, Canadá y Estados Unidos de América. En América Latina y el Caribe el avance ha sido lento y con algo de resistencia por parte de los trabajadores de la salud. La OPS/OMS ha jugado un rol fundamental en el fomento y la adopción de la promoción de la salud como estrategia de salud pública con los gobiernos y miembros en la región de las Américas. Los conceptos, premisas, propósitos y estrategias de la promoción de la salud tienen muchos años. Sin embargo, la promoción de la salud que se propone en la actualidad comprende una amplia dimensión social, que promete vigorizar el quehacer de la salud pública y movilizar la sociedad en torno al compromiso de las metas de salud para todos.

La promoción de la salud, como estrategia, fortalece el marco operativo de la atención primaria en salud y contribuye al logro de las metas de "Salud para todos 2000"(SPT 2000), creando ambientes y entornos positivos, facilitando la participación social y construyendo ciudadanía y comunidad, apoyando la acción comunitaria en salud y educando en salud a la población para establecer estilos de vida saludables. El compromiso de la promoción de la salud es involucrar a la comunidad en la implantación de políticas favorables a la salud, crear ambientes y entornos saludables, y establecer estilos de vida saludables.

El propósito de este trabajo es revisar el concepto y la práctica de promoción de la salud así como de la educación para la salud en la última década, con el fin de reflexionar sobre las lecciones aprendidas de estas experiencias y de visualizar las perspectivas para el futuro. A continuación se presenta un análisis de la estrategia de promoción de la salud, y del marco referencial y metodológico de la educación para la salud.

2. La promoción de la salud en América Latina y El Caribe

A partir de la Conferencia Internacional sobre la Promoción de la Salud, y la adopción de la Carta de Ottawa en 1986, la OPS/OMS ha elaborado y difundido una serie de documentos sobre la filosofía, conceptos básicos y metodología de la promoción de la salud en América Latina. También ha organizado y parcialmente financiado cursos y programas para la capacitación del personal de salud de diversos países. La OPS/OMS ha movilizado recursos significativos para conseguir el compromiso de los gobiernos miembros en favor de la promoción de la salud, inclusive organizó dos reuniones internacionales, una en Colombia en 1992 y otra en Trinidad y Tobago en 1993 para elaborar documentos con la posición de los gobiernos miembros sobre la promoción de la salud.

La Declaración de la Conferencia Internacional de Promoción de la Salud realizada en Santa Fé de Bogotá (OPS/OMS 1992) titulada "Promoción de la Salud y Equidad", presenta una definición de promoción de salud, principios, estrategias y compromisos, basados en discusiones realizadas durante la Conferencia en la que participaron 550 representantes de 21 países de la Región.

Las conclusiones de la Conferencia responden a la problemática específica de las naciones latinoamericanas e incorporan significativos aportes de reuniones internacionales previas y experiencias en promoción de la salud de otras naciones del mundo.

"La promoción de la salud en América Latina busca la creación de condiciones que garanticen el bienestar general como propósito fundamental del desarrollo". La Declaración de Bogotá (OPS/OMS 1992), contempla los siguientes cinco (5) principios:

a. Satisfacción de necesidades básicas y resolución de la desigualdad económica, ambiental, social, política y cultural relativo a cobertura, acceso y calidad en los servicios de salud.

b. La inequidad existente clama estrategias de salud pública más innovadoras para combatir las enfermedades del atraso y la pobreza agudizadas por la urbanización y la industrialización. "Dentro de este panorama, la promoción de la salud destaca la importancia de la participación activa de las personas en las modificaciones de las condiciones sanitarias y en la manera de vivir, conducentes a la creación de una cultura de la salud. A este efecto, la entrega de información y la promoción del conocimiento constituyen valiosos instrumentos para la participación y los cambios de los estilos de vida en las comunidades."

c. Existen barreras políticas que limitan el ejercicio de la democracia y la participación ciudadana en la toma de decisiones. Todas las formas de violencia contribuyen al deterioro de los servicios, y a problemas psicosociales.

d. Lograr equidad consiste en eliminar diferencias innecesarias que restringen las oportunidades para acceder al derecho de bienestar. "El papel que le corresponde a la promoción de la salud para alcanzar este propósito consiste no sólo en identificar los factores que favorecen la inequidad y proponer acciones para aliviar sus efectos, sino en actuar además como un agente de cambio que induzca transformaciones radicales en las actitudes y conductas de la población y sus dirigentes, origen de estas calamidades."

e. El desarrollo integral y recíproco de los seres humanos y las sociedades es la esencia de la promoción de la salud en el continente, con respecto a las tradiciones culturales y los procesos sociales que han forjado nuestras nacionalidades posibilitando enfrentar creativa y solidariamente la adversidad, obstáculos estructurales y crisis recurrentes.

La Declaración de la Conferencia Internacional de Promoción de la Salud (OPS/OMS 1992) describe tres (3) estrategias:

a. Impulsar la cultura de la salud modificando valores, creencias, actitudes y relaciones que permitan acceder tanto a la producción como al usufructo de bienes y oportunidades para facilitar opciones saludables, incluyendo la creación de ambientes sanos y la prolongación de una vida plena con el máximo desarrollo de las capacidades personales y sociales.

b. Transformar el sector de la salud poniendo de relieve la estrategia de promoción de la salud.

c. Convocar, animar y movilizar un gran compromiso social para asumir la voluntad política de hacer de la salud una prioridad.

La Declaración de la Conferencia Internacional de Promoción de la Salud (OPS/OMS 1992) incluye los siguientes once (11) compromisos:

a. Impulsar un concepto holístico de la salud considerando los factores políticos, económicos, sociales, culturales, ambientales, conductuales y biológicos y la promoción de la salud como estrategia para modificar estos factores.

b. Convocar e involucrar a las fuerzas sociales en implantar la estrategia de promoción de la salud.

c. Incentivar políticas públicas que garanticen la equidad y la creación de ambientes saludables.

d. Afinar mecanismos de concertación y negociación entre sectores sociales e instituciones para llevar a cabo actividades de promoción de la salud.

e. Reducir gastos militares y otros usos inapropiados de fondos públicos.

f. Fortalecer la capacidad de la población para tomar decisiones que afectan su vida y para optar por estilos de vida saludables.

g. Luchar contra la inequidad y fomentar la participación de la mujer.

h. Estimular el diálogo de saberes en el proceso de desarrollo de la salud.

i. Fortalecer la capacidad del sector de la salud para movilizar recursos hacia la salud.

j. Dar reconocimiento a las personas que realizan la promoción de la salud igual que a los trabajadores y profesionales de los servicios.

k. Estimular la investigación en promoción de la salud.

La "Carta del Caribe para la Promoción de la Salud" considera cuidadosamente y analiza la relación entre el contexto económico y social y el desarrollo de la salud. En estos apartados se presenta a la promoción de la salud como una estrategia con principios, metas y objetivos para mantener y mejorar la salud de la población de esta subregión. En este documento se mencionan seis retos y oportunidades:

(1) la elaboración de políticas públicas saludables, (2) la reorientación de los servicios de salud, (3) el "empoderamiento o apoderamiento" de las comunidades para el bienestar, (4) la creación de ambientes sanos, (5) el desarrollo de habilidades personales para la salud, y (6) la construcción de alianzas especialmente en los medios de difusión.

La región de las Américas se encuentra frente a condiciones epidemiológicas complejas ante un aumento de las enfermedades crónicas degenerativas no transmisibles, al mismo tiempo que persisten las enfermedades infecciosas, la desnutrición materna e infantil, aunado al brote del cólera y la epidemia de infección por el VIH. En la última década también se observa que la mayoría de los factores y condiciones de riesgo actuales se dan por situaciones económicas y sociales precarias, el aumento en la violencia y el deterioro del ambiente. En la XXXVII Reunión del Consejo Directivo de septiembre de 1993 los gobiernos miembros aprobaron la Resolución XIV con el propósito de formular un "Plan de acción regional para la promoción de la salud en las Américas". La lucha por la equidad es el principio orientador y el objetivo fundamental, reducir las desigualdades (OPS 1993).

Los objetivos específicos del plan son los siguientes:

a. Impulsar la formulación y aplicación de políticas públicas saludables, particularmente en las de alimentación y nutrición, tabaco, alcohol y drogas, reducción de la violencia y mejoramiento del medio ambiente.

b. Orientar y estimular intervenciones, estrategias que conduzcan a la creación de opciones saludables para la población.

c. Impulsar el desarrollo y consolidación de municipios y comunidades saludables como matrices para materializar las acciones de promoción de la salud.

Las áreas y líneas de trabajo objeto de la promoción de la salud definidas en el plan son:

a. La creación y conservación de ambientes y entornos sociales, escolares y de vecindario donde se desenvuelve la vida cotidiana.

b. Las intervenciones dirigidas a modificar la conducta individual para orientar los estilos de vida hacia patrones saludables.

c. La reorientación de los servicios de salud, para avanzar con la descentralización, consolidar la coordinación intersectorial y facilitar la participación social.

3. Discurso y práctica de la promoción de la salud en Canadá

La estrategia de la Promoción de la Salud debe analizarse en sus dos dimensiones, lo conceptual y lo metodológico. En lo referente a su marco conceptual, es importante analizar los principios, las premisas y los conceptos que sustentan el discurso de la promoción de la salud. La otra vertiente se refiere a la práctica de la promoción de la salud, los propósitos, planes de acción, las estrategias, formas de intervención y el instrumental metodológico. A continuación, examinaremos estos aspectos a la luz de la experiencia de Canadá.

a. El marco conceptual de la promoción de la salud

El trabajo de Pederson, O'Neill y Rootman (1994) presenta un análisis comprensivo de la experiencia de Canadá en la implantación de la estrategia de promoción de la salud. El libro incluye una serie de artículos de diversos autores en los siguientes cuatro grandes rubros: a) perspectivas conceptuales, b) perspectivas nacionales, c) perspectivas provinciales, y d) perspectivas internacionales. Las conclusiones sobre esta experiencia abordan los acontecimientos desde el Informe de Lalonde (1974) y la Carta de Ottawa (1986) hasta 1994.

Actualmente en Canadá aún se debaten los principios de la promoción de la salud, se contiende que estos rara vez se especifican, y que la interpretación de las premisas conceptuales determina la práctica y la efectividad misma de las acciones de promoción de la salud. En las actividades de promoción de la salud se observa un gran interés en la modificación de actitudes, comportamientos y estilos de vida. Gran parte de las acciones de promoción de la salud se basan en resultados de la investigación en diversos campos de las ciencias sociales y del comportamiento, y existen aproximadamente cinco escuelas de pensamiento que determinan distintos enfoques: (1) nihilista; (2) adaptativa; (3) estructuralista; (4) reguladora; e (5) intervencionista (Pederson, O'Neill y Rootman, 1994, página 28-30).

Cada enfoque incluye premisas acerca de la modificación de la conducta y los cambios sociales. El enfoque nihilista cuestiona la utilidad de cualquier intervención hasta que se presente prueba de lo contrario, o bien rechaza cualquier intervención por sus consecuencias negativas. Los que se adhieren a esta corriente argumentan que la promoción de la salud tal y como se practica, tiene poca utilidad, multiplica los riesgos y genera temor y dependencia de la medicina. El enfoque adaptativo o de difusión supone que los cambios que se dan en el estado de salud son el resultado de fuerzas y fenómenos sociales que gradualmente transforman la sociedad. Desde esta perspectiva la promoción de la salud se mira como un irrelevante adorno social de poco beneficio real para la sociedad.

La perspectiva estructuralista propone la promoción de la salud con prioridad en la modificación de hábitos y conductas e ignora el impacto que tienen las relaciones sociales de poder y como estas determinan la distribución de los recursos que inciden en la salud. Este enfoque analiza diversos aspectos relacionados con las fuerzas sociales, la competitividad por escasos recursos, el conflicto de intereses y otras fuerzas económicas y sociales que afectan los hábitos, las conductas y las decisiones que toman los individuos y los grupos comunitarios. A pesar de las leyes y estatutos vigentes en Canadá, no se ha investigado el efecto del papel regulador del Estado sobre los comportamientos, conductas y estilos de vida y la relación de esta legislación con la salud y las condiciones de vida (Pederson, O'Neill y Rootman 1994).

Desde el enfoque intervencionista se presupone que la movilización de la comunidad y el cambio de los hábitos y conductas individuales y colectivos es posible y viable. La mayoría de las campañas implantadas por instituciones gubernamentales y/o ONGs, son de tipo intervencionista, y necesitan evaluarse para conocer su efectividad.

Se señala en el informe que la investigación sobre la promoción de la salud ha sido mayormente de tipo descriptiva y que los estudios realizados aportaron muy poco para evaluar las estrategias y métodos usados en la promoción de la salud. La mayoría de la investigación realizada en el área de la promoción de la salud en el Canadá se dirigió a examinar el estado de salud de individuos en relación a la modificación en los niveles de actividad física, la reducción de peso corporal, mejoría en hábitos alimentarios, incremento en niveles de comunicación y aumento en los conocimientos sobre salud (Pederson, O'Neill y Rootman 1994).

El documento indica que actualmente se comienzan a usar técnicas estadísticas analíticamente más poderosas que permiten el análisis multivariado y análisis de variables cualitativas. Sin embargo, señalan los autores que falta mucho por hacer para determinar qué estrategias y métodos pueden lograr cambios significativos y cuál es el costo-efectividad de las diversas estrategias y metodologías de promoción de la salud. Pederson, O'Neill y Rootman (1994) proponen dos caminos, el de la sociología del conocimiento y el estudio de los movimientos sociales, para el análisis de la contribución de la promoción de la salud mas allá del nivel de nuevos programas y políticas. Los autores concluyen que la promoción de la salud en la provincia de Ontario, Canadá, como movimiento social fue organizado y llevado a cabo por intelectuales, profesionales de la salud quienes usaron sus conocimientos, preparación académica y habilidades técnicas y emplearon las técnicas de "abogacía" para cuestionar la educación para la salud oficialista de la época, así como el modelo médico y los servicios de la atención médica.

Por otro lado, Labonte (1994) señala en un artículo que la promoción de la salud emergente (menos tradicional) en Canadá durante la década de los años setenta (70), las actividades que se realizaban con los pobres y a la que los historiadores oficiales no prestaron atención, tuvo una historia más modesta. La promoción de la salud a nivel de campo, según Labonte, estuvo menos preocupada con los aspectos filosóficos de poder y control y en clarificar las diferencias entre educación en salud y promoción de la salud (página 75), que en avanzar con la promoción de políticas públicas saludables y programas de salud comunitaria. Según el autor, la preocupación por diferenciar a la educación para la salud y la promoción de la salud fue un asunto académico, del gremio de los profesionales y en función de las luchas por ganar posición en el terreno laboral, no una preocupación de los trabajos en el campo.

En su análisis crítico del enfoque de la promoción de la salud, Labonte (1994) relata los esfuerzos por transformar el marco conceptual y la práctica de la educación para la salud oficialista de su época en una promoción de la salud que logrará el "empoderamiento". Él concluye que a pesar de numerosos esfuerzos por consolidar un enfoque "democrático-participativo" de la promoción de la salud (apoderamiento, "empoderamiento" o *empowerment*) aún persisten múltiples barreras.

La promoción de la salud continúa centrada en una práctica individualista, muy poca transformación institucional ha ocurrido. La promoción de la salud sigue vinculada con un enfoque de prevención de la enfermedad, es decir que la atención médica para curar, controlar y prevenir la enfermedad continúa siendo acción dominante. Con frecuencia la promoción de la salud se limita en un esquema de mercadotecnia social, un enfoque rígido que define cambio social en función de cambio de conocimientos, actitudes y conductas susceptibles de modificación con programas de comunicación. Dice

Labonte (1994), que a pesar de su nivel de complejidad, dichos programas son difundidos a consumidores pasivos, cuya única acción de interés es la decisión en la cual el programa de mercadotecnia trata de incidir. En cierta medida la promoción de la salud continúa ligada al modelo biomédico institucionalizado, en relación a la prevención y el control de las enfermedades y problemas de salud. Estereotipos sexuales y prejuicios son criticados pero no se cuestiona el modelo médico y sus premisas.

La nueva promoción de la salud, señala Labonte (1994), intenta incorporar un enfoque más participativo en el sentido de "empoderar" a la población, a través de la concientización sobre los factores económicos, sociales y políticos que determinan las condiciones de salud. También propone impulsar la organización comunitaria en torno a problemas sociales, y aumentar el nivel de conciencia de cómo las decisiones y estilos de vida elegidos se relacionan con aspectos sociales y ambientales más globales, lograr un compromiso real y financiero de parte de los gobiernos, la iniciativa privada, el gremio médico y otras asociaciones de profesionales de la salud. Se incorporó una preocupación por lograr mayor justicia social. La Carta de Ottawa contempla un papel en la formulación de políticas públicas, en la creación de ambientes saludables, en el desarrollo de habilidades y destrezas personales, en la reorientación de los servicios de salud, y en el fortalecimiento de la acción comunitaria (Labonte 1994, pp. 84-87).

b. Perspectiva nacional y provincial

El análisis de la perspectiva nacional comprenden cuatro aspectos: (i) el papel Federal en la promoción de la salud, (ii) el proyecto de ciudades saludables, (iii) el fortalecimiento del programa de salud comunitaria, y iv) el desarrollo de un cuerpo de conocimientos para la promoción de la salud.

El Gobierno Federal de Canadá desempeñó un papel significativo en el desarrollo de la promoción de la salud. No obstante en la actualidad el gobierno federal no tiene una política explícita sobre promoción de la salud. Los autores atribuyen este fenómeno a dos factores, a la resistencia de las instancias de atención médica y/o servicios de salud y al balance en las relaciones y responsabilidades entre la federación y los gobiernos provinciales. A partir del informe de Lalonde (1974) se desarrolló la estrategia de promoción de la salud en cuatro áreas: tabaquismo, salud ocupacional, actividad física y nutrición. En 1977 se estableció la Dirección de Promoción de la Salud y Estilos de Vida en el nivel central del Ministerio de Salud en Canadá, y se contrató a más de 100 profesionales de diversas disciplinas. En 1982 el Gabinete le concedió un mandato con metas y estrategias pero pocos recursos.

Los autores (Pederson, *et al.* 1994) concluyen lo siguiente sobre las diversas actividades de salud comunitaria: (a) el gobierno local fue responsabilizado por los problemas de salud de su área de influencia, (b) se contó con poco poder político y falta de bases teóricas, (c) los proyectos continúan y se sostienen en parte por las redes e inter-relaciones a nivel de la estructura social, y (d) las iniciativas de proyectos de salud comunitaria fueron las más importantes del proyecto de ciudades saludables.

La iniciativa de la Asociación Canadiense de Salud Pública asistió a las comunidades en el proceso de definir las áreas para fortalecer las actividades de salud en comunidad y apoyar las redes de agrupaciones comunitarias. Una revisión de los dos años de esta experiencia indica que: a) se convirtió en instrumento de elaboración de políticas públicas saludables, b) fue el motor del desarrollo comunitario, c) se establecieron importantes lazos con el proyecto de comunidades saludables, lo cual les favoreció a ambos, d) la filosofía de base no es la de dar servicios sociales sino la de desarrollar la capacidad para el cambio social.

A partir de la Carta de Ottawa en 1986 se inició un proyecto para generar los conocimientos en el área de promoción de la salud. El grupo de nivel central elaboró un esquema de promoción de salud cuya meta era la de lograr la salud para todos. El esquema señalaba tres grandes retos: reducir inequidades, incrementar la prevención y aumentar la capacidad de solución. Los mecanismos propuestos fueron el auto-cuidado, la ayuda mutua y los ambientes saludables. Las estrategias de implantación incluyeron el fomento de la participación pública, el fortalecimiento de servicios de salud comunitaria y la coordinación de políticas públicas saludables.

El proyecto produjo una serie de documentos incluyendo revisiones bibliográficas sobre promoción de la salud y áreas afines. Sin embargo, en una serie de talleres regionales de revisión de los avances de cada proyecto se concluyó que habían estimulado varios procesos de investigación sobre la promoción de la salud en Canadá, incluyendo dos conferencias regionales sobre este tema. Actualmente se tienen seis (6) centros de investigación en promoción de la salud y una red de investigadores en este campo. Se recomienda que el proyecto debe profundizar en lo avanzado a la fecha, necesita mayor intersectorialidad, convocar a otros actores para esta tarea, mantener los seis centros de investigación con el financiamiento necesario, y desarrollar mayores esfuerzos en las áreas de educación y capacitación en promoción de la salud.

El análisis de la perspectiva provincial incluye una revisión de la promoción de la salud en Alberta, British Columbia, Manitoba, Saskatchewan, Ontario, Quebec, en las provincias de la costa Atlántica y en los territorios de Yukon y del Noroeste.

En la experiencia de la provincia de Colombia Británica, el desarrollo del proyecto de comunidades saludables involucró a 100 municipios en la elaboración de políticas y programas de promoción de la salud. El concepto integral de salud logró mayor aceptación y los profesionales reconocieron la capacidad de la comunidad para identificar y proponer soluciones a sus problemas y necesidades de salud. El proyecto de comunidades saludables tuvo éxito debido a que se logró involucrar a la comunidad, políticos y profesionales desde un principio.

Las principales conclusiones de la experiencia de la provincia de Alberta son: a) la imposición de ideas desde afuera no tuvo éxito, fue necesario partir de la experiencia de la provincia y elaborar un concepto y modelo propio de promoción de la salud y de comunidades saludables; b) el análisis crítico y riguroso del contexto, la experiencia local, capacidades, asuntos prioritarios, barreras y posiciones de quienes se ven afectados fue importante; c) antes de influenciar las políticas de los otros sectores es necesario cambiar la práctica de la promoción de la salud, democratizar todos los niveles; d) es importante reconocer las diferentes agendas e intereses para lograr coaliciones y pactos viables y duraderos dentro y fuera del sector salud.

En la provincia de Saskatchewan se dio un fenómeno de filosofías políticas opuestas. Mientras la promoción de la salud se centró en programas de educación para la salud para modificar los estilos de vida, las políticas públicas fueron más progresistas. El proyecto de comunidades saludables y el de fortalecimiento de la comunidad tuvieron poco impacto en esta provincia. Sin embargo, tienen ejemplos extraordinarios de proyectos de desarrollo comunitario que han tenido un efecto dramático en promover la salud y empoderar a la población al nivel local para lograr las metas de salud que se proponen. Se concluye que el concepto de promoción de la salud en esta provincia es un reto. La experiencia de los pueblos indígenas con participación y desarrollo comunitario es extraordinaria.

En la experiencia que relata la provincia de Manitoba se concluye que a pesar de fomentar la promoción de la salud por más de una década, no fue hasta que se avanzó con la reforma del sector que se empezó a lograr la reorientación de los servicios de salud, un cambio de paradigma, del antiguo modelo de promoción de la salud basado en la modificación de conductas y estilos de vida saludables. La reforma del sector permitió un contexto de interacción e intersectorialidad así como afirmar la importancia de políticas públicas saludables, que van más allá de los servicios médicos, y fomentan las coaliciones y los compromisos de diversos actores y sectores con la salud.

El análisis de la promoción de la salud en Ontario señala que el discurso sobre la promoción y educación para la salud tenía más de 20 años de formar parte de la salud pública canadiense, sin embargo, fue a partir del informe Lalonde (1974) que se fomentó cierta infraestructura organizativa para implantar programas. El concepto de promoción de la salud se confundió con el de comunicación y mercadotecnia social. A finales de los ochenta se establecieron tres comités que elaboraron informes sobre la situación de la salud y el sistema de salud, en sus recomendaciones se destacan tres aspectos: a) cambiar la atención de lo curativo a la prevención y promoción; b) lograr un mejor equilibrio entre el sistema de servicios institucionales y servicios basados en la comunidad; y c) aumentar las oportunidades para que los ciudadanos y grupos comunitarios participen con el personal que da los servicios en las decisiones sobre los servicios y programas de salud.

El grupo "Paradigma de Salud" y el Consejo "Premier" de Estrategias de Salud del Departamento de Salud de Toronto, de la Asociación de Salud Pública de Ontario, contribuyeron a definir una visión amplia de la salud como base de una política de salud para Ontario, en la cual se incorporó la promoción de la salud como parte integral de dicha política. Concluye el informe que la promoción de la salud es atractiva por su promesa de mejorar la salud a un menor costo y por su aporte a la formulación (análisis y propuestas) de políticas públicas (Pederson *et al.* 1994). En Ontario surgieron conflictos internos entre los grupos que formaban la coalición por la promoción de la salud a medida que se desarrollaron políticas y estrategias de implantación concretas. La promoción de salud en Ontario ha sido producto de un movimiento social de los intelectuales y profesionales y se ganaron muchos espacios en el sector (puestos, revistas, fondos para investigación, capacitación y formación de recursos humanos, etc.). Para avanzar con esta estrategia se necesita lograr un amplio apoyo popular de las organizaciones de base. Concluyen los autores que el éxito y la sobrevivencia de la promoción de la salud depende de los esfuerzos que actualmente se están haciendo para promover mayor participación de la población.

En la experiencia de Quebec, se relata los esfuerzos por incorporar la promoción de la salud a los programas de salud pública a partir de la Carta de Ottawa (1986). Sobre el desarrollo de la promoción de la salud en el gobierno provincial se dice que fue similar a un vals "un paso para adelante y dos para atrás" (página 266). La promoción de la salud en el gobierno local se desarrolló en el contexto del proyecto de comunidades saludables (Village Santé), formando una red que se considera una de las más exitosas en el mundo. Se informó que pocas personas conocen cuál es el significado del término, es demasiado técnico para las personas que no son del área de la salud. Es decir, la promoción de la salud se da en las políticas y programas a nivel local, a pesar de que las personas trabajando en ello no consideran formalmente que están operando en un esquema de promoción de la salud.

Las organizaciones comunitarias en la provincia de Quebec tienen una larga historia y trayectoria de participación comunitaria y de operar Centros Locales de Servicios Comunitarios (CLSCS). Dichas organizaciones se han fortalecido con el proyecto de la Asociación Canadiense de Salud Pública "Fortalecimiento de la Salud Comunitaria". El informe señala que la promoción de la salud ha recibido menos atención en Quebec que en otras provincias y que hay falta de interés en la promoción de la salud. Sin embargo, se reconoce que los principios que inspiraron la promoción de la salud han sido implantados desde la década de los 70. Los términos de la reforma del sector, que se está dando, son muy parecidos a los que se enunciaban hace 20 años y guardan una estrecha relación con la "nueva promoción de la salud".

c. Lecciones aprendidas de la experiencia canadiense

En 1984 la Oficina Regional de la OMS en Europa publicó un análisis crítico de los principios y conceptos de la promoción de la salud, que generó gran discusión en torno a la necesidad de cambiar el enfoque de la promoción de la salud, de modificar el paradigma. A partir de esta discusión se preparó la Conferencia Internacional sobre la Promoción de la Salud y se lanzó la Carta de Ottawa (1986), conjuntamente con el Departamento de Salud de Canadá. En la Conferencia Internacional de Promoción de la Salud participaron mayormente representantes de los países industrializados, escasos representantes de los países en vías de desarrollo, ninguno de América Latina y sólo dos del Caribe (Antigua, St. Kitts y Nevis).

En su análisis, Green (1992) analiza las similitudes y diferencias en el desarrollo de la promoción de la salud en el contexto estadounidense y el canadiense, y la interacción entre diversos profesionales e investigadores, lo cual contribuyó al desarrollo de este campo en ambos países. Concluye Green que la promoción de salud canadiense ha desarrollado un concepto amplio en lo social, señalando la responsabilidad colectiva por la salud más allá de la individual, prestando menos atención a los factores de riesgo individual y más atención a las condiciones de riesgo.

En su provocativo artículo, "¿Ganamos la batalla y perdimos la guerra?" Trevor Hancock (1994) analiza la lucha por el poder (espacios técnicos, posiciones políticas, etc.) en la promoción de la salud. Relata también la lucha por establecer un nuevo concepto de promoción de la salud distinto al que se manejaba en Canadá sobre educación para la salud, así como por diferenciar la nueva promoción de salud de los enfoques de prevención de enfermedades y de las actividades asistenciales de los servicios de salud. También describe el proceso de elaborar una agenda de promoción de la salud y un marco conceptual para guiar el desarrollo de las acciones en: (a) establecer políticas públicas saludables, (b) reducir la inequidad, (c) crear ambientes y entornos saludables, (d) fortalecer la acción comunitaria, (e) reorientar los servicios de salud, (f) apoyar la investigación, y, (g) desarrollar nuevas estructuras.

En su artículo, Hancock (1994) concluye que el liderazgo y apoyo del gobierno federal canadiense en el establecimiento de la promoción de la salud fue muy importante, principalmente en la etapa inicial, y que actualmente este apoyo ha decaído. En su informe, indica que el gobierno actual no está comprometido con la promoción de la salud. Sin embargo, dice que en el nivel provincial el panorama es más alentador, y que el establecimiento de diversos mecanismos intersectoriales de planeación, como el Consejo "Premier", continúa apoyando la estrategia de promoción de la salud en las provincias. En el nivel local se observa un importante avance de la estrategia de promoción de la salud, especialmente a través de proyectos de salud comunitaria, el movimiento de las ciudades saludables, y la creación de ambientes favorables.

En conclusión, tanto en la experiencia canadiense como la estadounidense, se ha logrado establecer la estrategia de promoción de la salud en la agenda de la salud pública, y a nivel local se han logrado importantes avances, particularmente en el movimiento de ciudades saludables y salud comunitaria. Los mecanismos que se han usado con mayor frecuencia y éxito han sido la educación para la salud, particularmente en las acciones implantadas en el ámbito escolar y comunitario, y la comunicación social, especialmente la promoción de campañas de vacunación a través de los medios masivos y el uso de la mercadotecnia social.

Los autores en su reflexión concluyen que se avanzó en el fortalecimiento de la acción comunitaria en salud y de los movimientos de las ciudades y los municipios por la salud; también, que se necesita avanzar en el establecimiento de políticas públicas saludables y la creación de ambientes y entornos favorables a la salud, para contribuir al mejoramiento de las condiciones de vida con equidad y mejor calidad. Finalmente, se recalca la necesidad de vincular las acciones de la promoción de la salud a las decisiones en el contexto económico, social y político actual. La promoción de la salud necesita formar parte de los movimientos por la paz, la justicia social, el desarrollo y la democracia participativa y la lucha por la protección del ambiente. La promoción de la salud tiene que convertirse en un movimiento popular, con amplia participación social.

4. La nueva promoción de la salud

La promoción de la salud tiene como fin el mejorar la salud individual y colectiva, y contribuir al logro de la equidad y la justicia social. Esto nos lleva a reflexionar sobre los enfoques y las estrategias. ¿Cuál es el enfoque más adecuado, la promoción de la salud a nivel individual y familiar, o bien, la promoción de la salud para lograr cambios estructurales en la sociedad? Esta pregunta nos lleva a la reflexión sobre el significado de las estrategias de promoción para la modificación de conductas y estilos de vida y su relación con la participación comunitaria y social para desarrollar programas de base comunitaria. ¿Cuál debería ser la justa perspectiva de nuestro trabajo en una dimensión y en la otra? Relacionado con esta discusión tenemos el debate de cuál es el sentido de propiedad de la promoción de la salud: ¿se trata de un campo profesional, de competencia del personal de la salud, o se trata de un quehacer público con amplio apoyo social y popular?

La nueva promoción de la salud exige un concepto integral de salud a partir de los determinantes sociales y privilegia la toma de poder y la participación social como una estrategia prioritaria. Sin embargo, es preciso reflexionar sobre las características del poder, y distinguir entre el "poder" para ejecutar una tarea y el "poder" para transformar las estructuras sociales. El poder no se "da" sino que se "toma" (Rissel 1994). Diversos autores señalan que la nueva promoción de la salud ha abrazado este concepto sin analizar a fondo las características, elementos condicionantes y raíces sociopolíticas de las relaciones de poder. Este aspecto amerita un llamado al análisis y a la reflexión.

Entre el concepto de toma de poder (empoderamiento), los principios de la participación social y la práctica de desarrollo comunitario, aún existe bastante confusión y controversia. El concepto de *empowerment* se refiere a la capacidad de las personas de tomar decisiones y llevar a cabo acciones, individualmente y en lo colectivo. Implica acceso y control sobre los recursos necesarios. En términos de un empoderamiento individual se refiere a las características psicológicas de auto-estima, confianza en sí mismo, y buena dosis de control para lograr una meta o interés personal. En términos de un empoderamiento comunitario se refiere a características de organización social, contactos y alianzas entre grupos de presión, influencia en los niveles políticos y de decisión económica, de tal manera que se logre una meta o interés del grupo o la comunidad. Este concepto se generó en un contexto socio-cultural y político democrático particularmente de Canadá y Estados Unidos, donde se logran los intereses mediante la concertación de acciones entre comunidad y gobierno, donde se acostumbra ejercer influencia sobre las decisiones políticas mediante la persuasión o *lobbying*.

La participación social tiene como prioridad la construcción de capacidades, la capacidad de la comunidad para analizar y priorizar sus necesidades, formular y negociar sus propuestas. Se trata de construir lazos de solidaridad en la comunidad; de reconocer la informalidad y flexibilidad de los grupos sociales, de fomentar el intercambio de saberes y el compartir historias y experiencias; y de comprender la incorporación de lo social, la celebración, la tragedia, el sentido de inter-relación y de unión. Este concepto se genera en un contexto político administrativo donde se necesita fortalecer el nivel local, descentralizar las decisiones y el control sobre los recursos al nivel local. La participación social plantea fortalecer las formas democráticwas de gobierno, que en muchos países de la región son recientes y aun bastante frágiles. Esto se plantea frente a la necesidad de una actividad constructivista entre organizaciones sociales y gobierno local. La participación social nace ante la necesidad de lograr la equidad y la justicia social evitando los enfrentamientos y posturas contestatarias desgastantes. Este escenario implica la urgencia de aprender nuevas formas de manejar los conflictos, de construir alianzas y consenso.

El nuevo enfoque en la promoción de la salud fomenta la solidaridad y la participación comunitaria y social y recomienda:

a. Ampliar la definición y el concepto de salud, incorporando los aspectos económicos y sociales que determinan la producción social de la salud.

b. Avanzar más allá de promover los estilos de vida saludables como estrategia para lograr la salud, y examinar aspectos sociales y políticos más globales que permitan diseñar estrategias de mayor dimensión social y política.

c. Incorporar el concepto de toma de poder, en el contexto de la participación social, en lo individual y colectivo, consolidar la gestión participativa en los SILOS y el desarrollo participativo con los municipios, como una estrategia para la promoción de la salud.

d. Fomentar la participación de la comunidad en la identificación y análisis de sus problemas y necesidades, así como proponer las estrategias para enfrentar esos problemas.

Por su parte, Robertson y Minkler (1994) señalan que se está dando una mayor apertura y más amplia dimensión conceptual a la nueva promoción de la salud. No obstante este notable avance en relación al marco conceptual inicial que se tenía en este campo, los autores indican que es necesario crear espacios de análisis y reflexión crítica sobre las nuevas premisas y los nuevos retos de la promoción de la salud; por un lado, para evitar la tiranía con que se identificó la etapa inicial de la promoción de la salud, y, por otro, para que esta revolución conceptual no se quede solamente en el discurso profesional sino que lleve a una verdadera transformación de la práctica de la promoción de la salud. En la próxima década la nueva promoción de la salud se enfrentará a fuertes desafíos, y las perspectivas de éxito en este campo dependen de lograr un alto grado de compromiso político con una amplia base social y de incrementar el apoyo, especialmente, del sector de la salud.

Es importante considerar las implicaciones de vincular el apoderamiento (transformación de las relaciones de poder, para fortalecer aquellos que han sido marginados del proceso de toma de decisiones) como eje fundamental de la promoción de la salud. Por un lado, es necesario examinar de qué manera los burócratas y las instituciones burocráticas, así como los profesionales y las organizaciones gremiales, pueden ejercer un papel importante en el cuestionamiento y la transformación de las estructuras políticas y económicas que ponen en riesgo la salud. Por otro lado, es preciso revisar la noción de apoderamiento o empoderamiento. Es fundamental avanzar en el esclarecimiento del papel de los gobiernos locales en el fortalecimiento de un proceso de desarrollo participativo y democrático. Para esto, es fundamental reflexionar sobre la noción de una participación comunitaria autónoma, en la que los grupos comunitarios se organizan y actúan para resolver problemas de la comunidad tales como contaminación, vivienda, seguridad pública, trabajo y desempleo, y otros. Labonte (1994) identifica dos peligros, por un lado el de co-optar y neutralizar las luchas sociales y los conflictos dentro de las instituciones, y el de ingenuamente esperar que la comunidad tenga la solución de todos los problemas socio-políticos y económicos que inciden en la salud.

Para evitar este riesgo, es necesario reconocer los elementos claves de las relaciones de poder. El acto de articular y reflexionar sobre las experiencias es en sí mismo una actividad que genera cierto "poder". Sin embargo, la cantidad de poder es siempre relativa a cuánto poder se necesita y cuánto se tiene para negociar y lograr satisfacer las necesidades de la comunidad. Para compartir poder es preciso tenerlo. Debemos tener en cuenta que los trabajadores de la salud, especialmente los promotores y trabajadores a nivel comunitario, tienen una cuota de poder limitada. En la mayoría de los casos los trabajadores del nivel local están relativamente desprovistos de poder dentro de las estructuras y relaciones de poder en las instituciones y organizaciones donde trabajan. Esta situación los pone en una posición de necesitar legitimar su base de poder para ser efectivos en su trabajo.

La promoción de la salud insiste en el fortalecimiento de capacidades, protagonismo, oportunidades y escenarios de concertación y negociación entre las diversas instancias de la sociedad en su conjunto para implantar políticas, planes y programas que estimulen la adopción de conductas y estilos de vida saludables en lo individual y colectivo. La conducta social en lo individual y colectivo es uno de los ejes centrales de la promoción y protección de la salud, y por ende es crítico dar prioridad al análisis de los factores sociales, culturales y políticos, especialmente los entornos, principios, valores, conocimientos, actitudes y prácticas cuya interrelación influye en la salud, en las condiciones de vida y en el bienestar.

La promoción de la salud resalta la aplicación de estrategias, métodos y técnicas de educación para la salud, comunicación social y fortalecimiento de las experiencias y procesos de participación social. Dentro de este esquema, un aspecto prioritario es la construcción de capacidades de los actores sociales, su concientización y empoderamiento, la continuidad y sostenibilidad de los escenarios y el fomento de igualdad de condiciones, para mejorar la calidad y condiciones de vida y el bienestar de la población con equidad. En el desarrollo de esta misión se parte de la premisa de que la promoción de la salud, el desarrollo humano y la democratización, así como el desarrollo social participativo y sostenible, requieren incrementar la responsabilidad social y personal de promover y proteger la salud, y también se refiere al compromiso de prevenir, controlar y disminuir los factores y condiciones de riesgo.

En el Cuadro no. 1, presentamos un esquema para guiar el desarrollo, implantación y evaluación de la estrategia de promoción de la salud. Partimos de la premisa de que el principio orientador del sector de la salud y de toda la sociedad es el de "Salud para todos y equidad". Los ámbitos de acción para la promoción de la salud son los escenarios políticos, donde se toman decisiones que afectan la estructura económica y social. Es en este nivel que se necesita analizar las consecuencias de las políticas de desarrollo sobre la salud y la calidad de vida de la población, y sobre el ambiente. En este nivel se necesita actuar para elaborar e implantar políticas públicas saludables, para favorecer el desarrollo humano y evitar factores y condiciones de riesgo, como el consumo de tabaco y alcohol, el desempleo y la violencia doméstica y urbana.

Es necesario actuar sobre los servicios de salud para reorientar sus metas y objetivos y lograr mayor proporción de recursos (humanos, materiales y financieros) destinados a las acciones de promoción de la salud y prevención de enfermedades. También es preciso insistir en estilos de gerencia más democráticos y participativos, fomentar la participación social en las decisiones sobre las acciones de salud, y mayor integración intersectorial en las acciones. La promoción de la salud se lleva a cabo especialmente en el nivel local, sobre todo en la comunidad y las escuelas, involucrando a todos los actores sociales en un plan de desarrollo sostenido; consolidando y fortaleciendo el movimiento de los municipios y las escuelas por la salud, e implantando mecanismos para incrementar y fortalecer los procesos participativos, los programas de educación en salud, así como los programas de comunicación social.

ESQUEMA OPERATIVO PARA LA PROMOCIÓN DE LA SALUD			
META	SALUD PARA TODOS, EQUIDAD Y DESARROLLO HUMANO		
	NIVEL POLITÍCO	**SERVICIOS DE SALUD**	**NIVEL LOCAL**
ESTRATEGIAS	• PROMOVER LA SALUD EN ESCENARIOS POLÍTICOS A NIVEL NACIONAL Y LOCAL • MPLANTAR POLÍTICAS PÚBLICAS SALUDABLES	• REORIENTAR LOS SERVICIOS DE SALUD. MAYOR PROPORCIÓN DE RECURSOS PARA IMPLANTAR LA ESTRATEGIA DE PROMOCIÓN DE LA SALUD • LOGRAR LA INTEGRACIÓN INTERSECTORIAL	• INVOLUCRAR A LAS AUTORIDADES DEL NIVEL LOCAL, ORGANIZACIONES COMUNITARIAS Y *ONGS*, EN ACCIONES DE PROMOCIÓN DE LA SALUD Y DESARROLLO SOSTENIDO • FORTALECER LOS MOVIMIENTOS DE MUNICIPIOS, COMUNIDADES Y ESCUELAS POR LA SALUD
RETOS	• REDUCIR INEQUIDADES • CREAR AMBIENTES Y ENTORNOS SALUDABLES • FORTALECER LOS MOVIMIENTOS DE MUNICIPIOS, COMUNIDADES Y ESCUELAS POR LA SALUD.	• INVOLUCRAR A LOS SERVICIOS DE SALUD EN LA PREVENCIÓN DE FACTORES Y CONDICIONES DE RIESGO Y EN LA PROMOCIÓN DE LA SALUD • COMPARTIR LA INFORMACIÓN SOBRE LA SITUACIÓN DE SALUD	• FORTALECER LA CAPACIDAD CIUDADANA Y COMUNITARIA PARA TOMAR DECISIONES ACERCA DE LA PROMOCIÓN DE LA SALUD • ELABORAR Y NEGOCIAR PROPUESTAS PARA AVANZAR CON LAS INICIATIVAS DE ESCUELAS Y MUNICIPIOS POR LA SALUD
ESTRATEGIAS	• COMUNICACIÓN SOCIAL Y MOBILIZACIÓN SOCIAL • CONSCIENTIZACIÓN Y SENSIBILIZACIÓN DEL NIVEL DE DECISIONES POLÍTICAS	• FORTALECER LA CAPACIDAD DE LA INFRAESTRUCTURA LOCAL PARA LA PROMOCIÓN DE LA SALUD • ESTABLECER ESTILOS DE GERENCIA DEMOCRÁTICA Y PARTICIPATIVA	• ESTABLECER INSTANCIAS DE DIAGNÓSTICO Y PLANEACIÓN PARTICIPATIVA • IMPLANTAR POLÍTICAS PÚBLICAS SALUDABLES, Y DE DESARROLLO COMUNITARIO SOSTENIBLE

ESQUEMA OPERATIVO PARA LA PROMOCIÓN DE LA SALUD

META	SALUD PARA TODOS, EQUIDAD Y DESARROLLO HUMANO		
	NIVEL POLÍTICO	**SERVICIOS DE SALUD**	**NIVEL LOCAL**
ESTRATEGIAS	• CONSTRUCCIÓN DE ALIANZAS Y PACTOS SOCIALES • FORTALECER LA PARTICIPACIÓN CIUDADANA	• LOGRAR ESPACIOS DE PARTICIPACIÓN SOCIAL • CREAR MECANISMOS DE COORDINACIÓN SERVICIOS LOCALES DE SALUD, AUTORIDAD CIVIL Y COMUNIDAD	• IMPLANTAR PROGRAMAS Y ACCIONES DE EDUCACIÓN POPULAR EN SALUD • PROMOCIÓN Y EDUCACIÓN PARA LA SALUD EN ESCUELAS Y EN LOS CENTROS DE TRABAJO, Y CON *ONGs* EN LAS COMUNIDADES
MECANIASMOS DE ACCIÓN	• ANÁLISIS DE SITUACIÓN • ELABORAR POLITÍCAS Y PLANES SECTORIALES • EVALUAR Y FORTALECER LAS EXPERIENCIAS DE PARTICIPACIÓN SOCIAL • FORTALECER VALORES SOLIDARIOS	• DESCENTRALIZAR LOS SERVICIOS DE SALUD • FORTALECER LA GESTIÓN PARTICIPATIVA ENTRE *SILOS* Y MUNICIPIOS • CAPACITAR AL PERSONAL DE DIVERSOS SECTORES, • IMPLANTAR PROGRAMAS EDUCATIVOS Y DE COMUNICACIÓN	• DIAGNÓSTICO, PROGRAMACIÓN Y EVALUACIÓN PARTICIPATIVA • CONCERTACIÓN Y NEGOCIACIÓN DE ACCIONES PARA PREVENIR FACTORES Y CONDICIONES DE RIESGO • IMPLANTAR PROGRAMAS DE EDUCACIÓN PARA LA SALUD Y COMUNICACIÓN SOCIAL PARA ESTIMULAR LA ADOPCIÓN DE CONDUCTAS Y ESTILOS DE VIDA SALUDABLES

5. La nueva educación para la salud

a. Diferentes enfoques y corrientes educativas

La importancia de la educación como medio y estrategia en la lucha contra la pobreza y para lograr las metas de instrucción y de salud para todos, es inigualable. Considerando que su propósito fundamental es el desarrollo del ser humano, la educación de la inteligencia se propone una profunda transformación de la sociedad. Dicha transformación necesariamente comienza por el análisis y la reflexión de los principios y valores sociales y su relación con la situación económica, social y política en el contexto de las precarias condiciones de salud y calidad de vida de una gran mayoría de la población en la Región.

La pobreza tiene muchos factores determinantes, imposibles de analizar en este documento; quizás el más desafortunado está en la mente y el corazón de los que han perdido la capacidad de soñar, de creer en sí mismos y en la capacidad y creatividad de los seres humanos para construir una sociedad mejor. En la lucha por la superación los seres humanos se fortalecen y es en ese proceso de desarrollo reflexivo que el ser humano descubre su motivación interna. Éste es el poder liberador que la educación puede facilitar en los seres humanos. Éste es el poder de una educación participativa y liberadora, una educación de la inteligencia, que desarrolla en los jóvenes su capacidad analítica e investigadora, en un ambiente positivo, de creatividad, que fortalece los principios de respeto a los derechos humanos, y los valores solidarios, contribuyendo así a formar individuos con autoestima, motivación interna, conciencia y compromiso social.

El gran reto a que nos enfrentamos es el desarrollo y fortalecimiento de entornos y ambientes educativos capaces de contribuir a esta meta. En los niveles locales necesitamos animar procesos participativos y reflexivos que contribuyan a construir la capacidad y el protagonismo en los seres humanos para que sean sujetos partícipes de su propio desarrollo y del desarrollo de su comunidad y del país. ¿Seremos capaces de facilitar estos procesos de reflexión? ¿Seremos capaces de avanzar con una educación de la inteligencia? ¿Seguiremos con la educación de la memoria, llenando recipientes con información fuera de contexto y vacía de significado?

El reto es desarrollar e implantar una educación que facilite que las personas tomen el control de sus vidas, sean sujetos de las decisiones que afectan sus vidas. En el área de la educación, existen diversas perspectivas y metodologías alternativas para involucrar a la persona como sujeto de su propio aprendizaje y de su propio destino.

Las diferencias conceptuales en el campo de la educación reflejan sin duda los diferentes intereses de los grupos que las proponen, pero también reflejan en cada caso, las diferencias en el diagnóstico e interpretación de las determinantes culturales, económicas y sociales del desarrollo y por ende de los cambios esenciales que se requieren para alcanzar una mejor calidad de vida.

Existen tres grandes tendencias en la educación, que a continuación revisaremos. Es importante entender las diferencias para determinar cuál es la tendencia más apropiada para el desarrollo e implantación de los programas y actividades de educación en salud con la comunidad.

El desarrollo de habilidades y destrezas para resolver problemas. La necesidad de ayudar a la gente para desarrollar habilidades y destrezas que le permitan resolver problemas es una preocupación real y cotidiana. Esta consideración se refleja en una serie de actividades para enseñar a las personas prácticas y estilos de vida saludables, como son, por ejemplo:

- No consumir agua contaminada, o alimentos contaminados, lavarse las manos, hervir el agua, etc.
- No fumar, no usar drogas ilegales y tóxicas, etc.
- Ingerir alimentos adecuados para el destete, practicar la lactancia materna, etc.
- Proporcionar saneamiento básico, construir letrinas, etc.
- Ingerir alimentos bajos en colesterol y grasa, azúcar, sal, etc.
- Controlar la fertilidad y prevenir el SIDA y ETS.

La estrategia adoptada para inducir el cambio en hábitos y conductas por lo general se basa en dos premisas: (1) que existe desconocimiento, lo cual impide que las personas adopten las nuevas conductas, y (2) que cierta persona o grupo de personas son dueños de esos conocimientos y que están en la posición de transmitirlos o impartirlos a otros. El papel de instructor, entonces, lleva consigo la responsabilidad social de que el más afortunado debe ayudar al menos privilegiado. En esta perspectiva el propósito central de la educación es promover una conducta para resolver o hacer frente a un problema. Este tipo de actividad educativa ha sido ampliamente criticado como la "educación de los remedios y de las recetas".

El fomento de conductas asertivas de abogacía y militancia. Desde esta perspectiva la preocupación se basa en la convicción de que la pobreza no se puede resolver o superar sin enfrentar las causas y factores sociales que la producen y perpetúan. Se concentra en lograr igualdad de condiciones y oportunidades, eliminar inequidades y llevar a cabo reformas sociales. El propósito de la educación es ayudar a los pobres a tener conciencia de su condición de explotados, y reevaluar sus capacidades como personas y como grupo, y prepararlos para que desempeñen acciones colectivas para hacer valer sus derechos. Los problemas a resolver pueden ir desde la explotación por parte de los prestamistas de dinero, la tenencia de la tierra, la protección del empleo, la corrupción, etc. Para enfrentar y resolver estos problemas se estima necesario desarrollar conductas transformadoras en lo colectivo, que logren transformar una realidad social.

La experiencia de la educación popular en salud en América Latina estuvo más vinculada a la lucha de clases, a la concientización de los grupos populares sobre las raíces históricas de la injusticia social, y a la identificación de los factores económicos y sociales que afectaban a la población de escasos recursos. Esta preocupación nació de una necesidad fundamental por la sobrevivencia y la lucha contra la insalubridad del medio, las enfermedades infecciosas, la desnutrición y la mortalidad infantil.

El desarrollo de protagonismo, la construcción de ciudadanía y democracia. Esta perspectiva visualiza un modelo de cogestión del desarrollo, con metas concertadas entre las organizaciones de la comunidad y las instituciones gubernamentales y privadas. Los aspectos claves son el uso efectivo de los recursos, el sostenimiento de las acciones y del desarrollo, y la extensión de los logros y beneficios a toda la población según el principio de equidad. Estos tres aspectos requieren de la capacidad protagónica de las personas, como sujetos en los programas de desarrollo, para lograr pactos sociales. En términos prácticos esto implica que las personas necesitan la capacidad para participar en igualdad de circunstancias en la programación, conducción y gerencia de los planes y programas de desarrollo y de producción social de la salud.

La esencia de esta perspectiva es desarrollar la capacidad de las personas para trascender sus limitaciones y construir y crear acciones basadas en una nueva visión de ellos mismos y de su futuro. La necesidad a la que nos enfrentamos, entonces, es implantar estrategias para construir capacidad protagónica y conductas que trasciendan la realidad actual, construir ciudadanía y construir comunidad.

Las estrategias educativas para fomentar las diferentes conductas y capacidades corresponden esencialmente a tres métodos o enfoques distintos, que no son excluyentes.

El método didáctico: Éste es el más conocido y la estrategia más utilizada, también se conoce como el método tradicional, estilo formal de instrucción, enfoque centrado en contenidos, o enfoque dirigido. Sus variantes incluyen la comunicación en su versión orientada a metas, las estrategias de elaboración de mensajes y la técnica de mercadeo social como medio para producir mensajes con base en la cultura de la comunidad.

El método de concientización o pedagogía liberadora: Es un enfoque que parte del análisis de las causas y condiciones sociales, económicas e históricas de la pobreza y la marginalidad, y busca movilizar a los pobres y desposeídos para iniciar un proceso de transformación social y así liberarlos de la opresión.

El método participativo centrado en el desarrollo humano: Es un enfoque que busca desarrollar la energía social y el poder interno de cada ser humano para transformar su realidad y trascender las condiciones de pobreza en que vive. También se conoce como método de aprender haciendo, técnica orientada y centrada en el educando, estrategia participativa, y técnica no-dirigida. Su propósito es facilitar que las personas descubran y ejerzan ese poder interno en acciones constructivas. Esta estrategia pretende fomentar una revolución en el interior de la persona. Es una estrategia para construir protagonismo, ciudadanía y democracia. Éstas son las grandes tendencias en la Educación de Adultos de las cuales se han desprendido las metodologías utilizadas en la Educación en Salud.

6. La educación para la salud en las Américas.

La educación para la salud es una estrategia para lograr las metas de salud para todos en el año 2000. Como medio, el propósito de la educación para la salud es el de contribuir a construir la capacidad de las personas para que participen activamente en definir las necesidades, negociar e implantar sus propuestas para el logro de las metas de salud. Como fin, el objetivo de la educación para la salud consiste en proporcionar a la población los conocimientos, habilidades y destrezas necesarias para la promoción y protección de su salud individual, la de su familia y la de su comunidad.

En los diversos talleres y reuniones de trabajo sostenidos entre 1993 y 1994 con diversos educadores responsables de los programas de educación para la salud en los países de la Región, se recomendó reforzar el desarrollo de un concepto de educación para la salud activo-participativo y práctico, como proceso social permanente, que sea diseñado para fomentar:

- El análisis y la reflexión sobre los problemas y las necesidades de las comunidades con menor nivel de recursos, para mejorar la salud y la calidad de vida;
- Las acciones intencionales, capaces de influir favorablemente en los comportamientos, actitudes, valores y prácticas de las personas para lograr un mejoramiento de la salud individual y colectiva; y
- Actividades para potenciar y facilitar la participación social en la cogestión de acciones para el desarrollo de la salud.

Los programas de educación para la salud y la participación comunitaria tienen una larga y rica trayectoria en la Región. Conjuntamente con el sector educativo formal, se desarrollan actividades para involucrar a estudiantes, padres y maestros en la promoción de la salud personal, y colectiva y el cuidado del ambiente.

La educación para la salud encuentra en el sistema escolar su escenario por excelencia. En este campo los países avanzan en la implantación de convenios y pactos sociales entre el sector educativo y el sector de la salud. La escuela tiene vínculos establecidos con la comunidad a través de las organizaciones de padres y jóvenes, que facilitan la promoción de acciones comunitarias y pactos sociales para contribuir a las metas tanto de salud como de educación para todos. La motivación de realizar los programas de educación para la salud parte del reconocimiento de que los niños son los actores sociales del mañana y el sistema escolar es una instancia donde todos los niños tienen acceso a la información y al conocimiento que necesitan para construir hábitos de vida saludables.

Sin embargo, la educación para la salud en el ámbito escolar se sigue observando fragmentada y diluida en las diversas materias. La experiencia en los países es que los diferentes programas exigen la atención de los maestros, compitiendo entre sí por el poco tiempo disponible en planes de estudios saturados de información. La falta de capacitación de los maestros dificulta aún más su capacidad de desarrollar una educación para la salud con un enfoque integral e integrador.

Se necesita avanzar hacia un modelo de educación para la salud escolar amplio e integral, incorporando técnicas de comunicación y materiales atractivos vinculados a los procesos formativos, promoviendo la reflexión, el análisis y la acción. Se necesita desarrollar una política de educación para la salud en el ámbito escolar, abarcadora, producto de un esfuerzo conjunto entre ambos sectores. Dicha política debe contemplar los mecanismos de coordinación intersectorial, el desarrollo e implantación de un programa integral, la capacitación de maestros, un sistema de monitoreo de hábitos y conductas en salud, la investigación y la evaluación.

Es imprescindible desarrollar mayores vínculos con las organizaciones no-gubernamentales y fomentar la consolidación de pactos sociales, convenios y acuerdos con diversos sectores para el desarrollo y fortalecimiento de las acciones. Los proyectos de investigación tanto en aspectos culturales sobre conocimientos, actitudes y prácticas en salud como en el desarrollo y validación de modelos de comunicación y materiales educativos en salud son un área que requiere mayor apoyo. Sólo con la investigación lograremos desarrollar e implantar modelos propios para impulsar el desarrollo en nuestra Región.

Educadores y comunicadores necesitan trabajar conjuntamente en actividades de educación y promoción de la salud en los medios de comunicación masiva: radio, televisión, periódicos, revistas, y a través de diversos medios alternativos como teatro infantil, teatro guiñol, canciones, ferias y días dedicados a diversos aspectos de la promoción y protección de la salud y la prevención de las enfermedades. Conjuntamente con el sector educativo se realizan semanas de actividades de promoción y educación para la salud y de un medio ambiente saludable, con los estudiantes de nivel primaria y secundario.

El nuevo enfoque de la educación para la salud parte de la experiencia latinoamericana y de un proceso de análisis crítico-reflexivo y se propone avanzar retomando del movimiento de la educación popular e incorporando la investigación-acción participativa para lograr un modelo más activo-participativo de educación en salud. En este nuevo modelo los programas y actividades de educación para la salud son planificados e implantados a base de las necesidades y prioridades determinadas a nivel local y con la plena participación de la comunidad. La difusión de conocimientos debe partir del intercambio de saberes entre la población y los técnicos y no sólo la transmisión unilateral de mensajes. Debe asegurarse la continuidad de las acciones y evitar que se interrumpan y/o cancelen los programas, lo cual ha causado una pérdida de confianza y credibilidad en las instituciones estatales.

Los educadores en salud de la Región deben insistir en la importancia de continuar coordinando sus actividades con el trabajo de las ONGs en el fortalecimiento del movimiento de educación popular en salud. Es indispensable potenciar experiencias para el desarrollo y fortalecimiento de capacidades en la población para participar en el proceso de cogestión de la salud. Los procesos educativos y de reflexión deben contribuir a la construcción de ciudadanía y de comunidad.

Las campañas de comunicación social para informar y motivar a la población sobre síntomas, causas y medidas puntuales para atender y prevenir enfermedades, deben vincularse aun más con las acciones a nivel comunitario-local para promover un diálogo e intercambio de conocimientos entre lo técnico-científico y lo popular. Se debe avanzar con una estrategia de información, educación y comunicación enfocada a la promoción y desarrollo de la salud.

Es especialmente importante fomentar los espacios de comunicación entre las instituciones y la población para reconocer y comprender los problemas y las necesidades locales y viabilizar acciones mucho más capaces de una respuesta a aquéllas. Es necesario desarrollar y fortalecer la capacidad de los sistemas locales de salud para avanzar con los procesos educativos, estableciendo mecanismos de vinculación entre la información y la comunicación y los escenarios que contribuyan al análisis, reflexión y resolución de problemas y necesidades para mejorar las condiciones de salud y calidad de vida.

No se concibe un proceso de educación en salud sin reflexión y participación de la población. Es urgente avanzar en la consolidación de un modelo que fundamente las acciones en educación para la salud en los SILOS. Esto hace evidente la necesidad de invertir en la formación y desarrollo de personal capaz de potenciar protagonismo y construir capacidad de las personas de la comunidad para presentar propuestas, y facilitar su plena participación en las decisiones relevantes a la programación, conducción y evaluación de las actividades para la producción social de la salud.

En América Latina la educación para la salud tiene una gran trayectoria en todos los países tanto en el quehacer del sector de la salud como en el sector educativo. Es una actividad cotidiana y una experiencia arraigada y vinculada a muchos programas y áreas substantivas y al mismo tiempo es un campo del conocimiento que está en transición. Como muchas otras áreas ésta también está en proceso de cambio y de renovación. Es extraordinaria la riqueza de experiencias y saberes respecto de la educación para la salud que se tiene en todos los niveles y campos.

El desafío es contribuir a la construcción de un campo del saber tradicional con un marco conceptual relativamente nuevo, promover el desarrollo de metodologías viables para la generación de conocimientos, con los propios autores de las experiencias y de los saberes que existen en la comunidad. Avanzar con las experiencias de educación para la salud con participación social implica hacer un esfuerzo novedoso por recuperar el saber existente de manera sistemática, para crear nuevos conocimientos desde y en la misma realidad, por parte de sus protagonistas, con ellos y para ellos. El propósito es convertir este saber en instrumento de impulso a la participación social.

7. La educación para la salud: líneas de acción

La educación para la salud, la comunicación social y la participación comunitaria son las principales herramientas en la implantación de la estrategia de Promoción de la Salud. Estas tres herramientas tienen cada una un sustento teórico conceptual, fundamentalmente se basan en la teoría del conocimiento y los modelos de aprendizaje, concientización y pedagogía crítica; la teoría de la conducta, la persuasión y la difusión de información; y la teoría de desarrollo comunitario, participación democrática y administración co-gestiva.

La educación para la salud es una de las principales estrategias que nos permite generar oportunidades para los procesos de aprendizaje participativo así como crear ambientes positivos para involucrar a personas de todos los grupos a través de los procesos ofreciéndoles conocimientos relevantes para mejorar su salud y su calidad de vida. La educación para la salud, como estrategia y práctica, es un proceso que facilita la adquisición de información, por lo que se concentra en el desarrollo de habilidades y tareas analíticas y metodológicas.

La educación para la salud basada en la comunidad contribuye a las metas de "Salud para todos 2000" a través de la organización, preparación e implantación de programas y eventos educativos para fomentar la participación de diversos grupos en procesos de aprendizaje. De esta forma, las personas adquieren e intercambian los conocimientos esenciales sobre la promoción y protección de su salud, la de su familia y de su comunidad. En cada momento se promueve el análisis crítico y la discusión y reflexión sobre los factores y las condiciones de riesgo para la salud, personal y comunitaria. Los programas educativos facilitan la participación de la comunidad en el cuidado de la salud. La investigación en educación para la salud ha demostrado su efectividad en la promoción de estilos y prácticas de vida saludables, en tres áreas fundamentales: la educación en salud en el ámbito escolar, la educación para la salud en el ámbito comunitario, especialmente los procesos de educación popular, y la capacitación de personal comunitario, formando promotores de salud comunitaria.

La educación para la salud como proceso de aprendizaje, facilita la participación activa de las personas y el intercambio de la información y de las experiencias. Este intercambio genera conocimientos y habilidades que ayudan a transformar los valores, prácticas y estilos de vida de tal manera que sean favorables a la salud. La educación para la salud es una disciplina académica, un campo profesional y una actividad que destaca la importancia que tiene el mejorar los estilos y prácticas de vida. En los países en desarrollo, la educación para la salud se viene implantando desde los principios del siglo, sin embargo, son pocos los programas que se han evaluado, o bien que se han publicado en la literatura científica. Esto implica que las bases teóricas y conceptuales de los programas y proyectos de educación para la salud se diseñan mayormente a base de la investigación realizada en los países industrializados, especialmente en los Estados Unidos de Norte América.

a. Educación para la salud en el ámbito escolar: un enfoque integral

La promoción de la salud en el ámbito escolar tiene tres pilares fundamentales, la educación para la salud, el desarrollo y fortalecimiento de servicios de salud para jóvenes y adolescentes y la creación y mantenimiento de ambientes y entornos saludables. Esta línea de acción comprende el desarrollo y fortalecimiento de las políticas intersectoriales, los convenios entre el sector educativo y el sector de la salud, y el establecimiento de instancias y mecanismos de coordinación intersectorial; también comprende la elaboración de planes y programas escolares (para introducir y/o actualizar contenidos curriculares desde pre-escolar hasta el nivel universitario, incluye la capacitación a maestros y la producción de materiales educativos para maestros y alumnos; además contempla la implantación de sistemas de monitoreo y evaluación.

La promoción de la salud, así como la educación para la salud, exige de la interacción y estrecha colaboración entre escuela, comunidad y servicios de salud. Es indispensable que en los planes y programas de desarrollo local, y en la iniciativa de los municipios saludables, se contemple el fortalecimiento de la salud escolar, especialmente el apoyo a la educación para la salud en el ámbito escolar.

La promoción de la salud y la educación para la salud de escolares y adolescentes requiere de información oportuna sobre las necesidades y expectativas de este importante grupo poblacional. Es indispensable contar con proyectos de investigación operativa que provean de información sobre los conocimientos, actitudes y prácticas de los jóvenes y adolescentes, específicamente en relación a identificar y prevenir los factores y condiciones de riesgo para la salud. Se necesita apoyar la implantación de estudios de caso y encuestas de diagnóstico rápido que sirvan de base para actualizar los contenidos curriculares y las estrategias educativas y de comunicación.

En noviembre de 1993 se llevó a cabo una Reunión de Consulta Regional con representantes de 14 países de América Latina para analizar la situación de la educación para la salud en el ámbito escolar. Se revisaron las áreas prioritarias y se elaboraron recomendaciones para el desarrollo y fortalecimiento de la promoción y educación para la salud en las escuelas (HSS/SILOS-37, OPS 1995). Las recomendaciones más importantes fueron para el desarrollo de instrumentos de diagnóstico rápido de los factores y condiciones de riesgo, la reactivación de las políticas y mecanismos de coordinación intersectorial, el fortalecimiento de la capacitación a los maestros, y el acceso a materiales prácticos y actualizados.

b. Educación popular en salud y el movimiento de municipios saludables

La educación para la salud encuentra en el nivel local un escenario por excelencia para realizar acciones de promoción de la salud. Esta línea de trabajo implica una estrecha coordinación con las diversas ONGs (organizaciones no-gubernamentales) que llevan a cabo una variedad de actividades educativas y de desarrollo comunitario. El trabajo con las comunidades de base siempre ha contemplado un fuerte componente de educación popular en temas de salud y nutrición. La implantación de actividades de educación para la salud y educación nutricional en el contexto de los proyectos de desarrollo comunitario facilita el análisis de los problemas, el uso de metodología participativa es indispensable en el proceso de problematización y reflexión sobre los problemas y las necesidades. La construcción y el fortalecimiento de la capacidad de participación en la toma de decisiones es un área que requiere mayor apoyo en este contexto. Junto con acciones de alfabetización y capacitación para el trabajo, la educación para la salud contribuye a mejorar la situación económica y social de las familias y las comunidades e incluso contribuye a mejorar los ingresos y la calidad de vida.

Esta línea de trabajo requiere de metodología participativa en las actividades educativas, tales como trabajo grupal, socio-dramas, juegos y dinámicas lúdicas y participativas. La educación comunitaria en salud se basa principalmente en las teorías del aprendizaje de adultos (Knowles, Kane-Williams y Bandura) y de pedagogía liberadora o crítica (Freire). El propósito fundamental es facilitar la participación comunitaria en acciones de salud, por lo que comprende una estrecha coordinación con diversas Organizaciones No-Gubernamentales (ONGs) que implantan una variedad de actividades educativas en la comunidad. Gran parte de las actividades están vinculadas a proyectos de desarrollo de base, desarrollo comunitario, alfabetización, capacitación para el trabajo, y otras. Este enfoque requiere convocar a los líderes y miembros de la comunidad a realizar el diagnóstico de las necesidades y problemas en forma conjunta con los representantes de los diversos sectores e instituciones gubernamentales. Este proceso culmina en la elaboración de un plan de trabajo, con actividades, tareas, recursos, tiempos definidos y personas responsables de hacer el seguimiento.

Esta línea de trabajo es parte de la estrategia de promoción de la salud y del movimiento de municipios y comunidades saludables. En el nivel local la promoción de la salud facilita y promueve la participación comunitaria y fortalece la acción comunitaria para mejorar las condiciones y la calidad de vida en la comunidad. La evaluación de los resultados también requiere de la participación de todos, es decir, que se necesita evaluar tanto el logro de los objetivos de las actividades de educación comunitaria en salud como el proceso mismo de la participación social. Reflexionar sobre el proceso participativo requiere analizar quién, cómo y en qué participan las personas.

c. Capacitación de promotores de salud comunitaria

Esta línea de acción también tiene una amplia trayectoria en nuestra Región. En todos los países de América Latina y el Caribe se ha invertido una gran cantidad de recursos en la formación y capacitación de promotores comunitarios. En algunos casos estas personas son voluntarias y en otros son remuneradas. La mayoría de los programas de capacitación tienen un curso inicial que puede durar entre dos y tres meses, reforzado con cursos o talleres cada año, para actualizar conocimientos. Muchos programas tienen un componente de supervisión donde la educación continua es un elemento importante, esto permite también reforzar el conocimiento, fortalecer destrezas, resolver dudas que se presentan en el terreno y mejorar la estrategia de educación comunitaria. La capacitación de promotores de la salud se basa en diversas teorías de la educación de adultos, la teoría de aprendizaje social (Bandura) y los principios de la educación problematizadora (Freire), además de juntar aspectos de la administración y la teoría organizacional con los modelos de capacitación participativa adaptados para la Atención Primaria en Salud (Storms, Srinivasan, OPS/OMS y Werner).

Los gobiernos miembros han invertido muchos recursos en la capacitación de promotores de la comunidad, para la implantación de actividades preventivas y de promoción de la salud comunitaria, con la expectativa de que siendo personas originarias de la comunidad, serían capaces de adaptar el conocimiento técnico al contexto cultural en cada comunidad. Otras expectativas de la estrategia de formar promotores comunitarios han sido que sean representantes de su comunidad y sean capaces de elaborar propuestas y planes de acción que respondan a las prioridades de ésta. Esta expectativa en parte se está logrando, en parte ha sido difícil de lograr por diversas razones, una es que se requiere de la participación de la comunidad para ello, y en la capacitación de los promotores no siempre se contempla el desarrollo de técnicas y metodología participativa. Otro elemento que no ha permitido mayor participación comunitaria ha sido la falta de apertura, de espacios para la participación, en la elaboración de los planes institucionales.

Se plantea que la capacitación de personal comunitario se enfoque en fortalecer la iniciativa de municipios y comunidades saludables, por lo cual se busca capacitar al personal de las alcaldías y municipalidades, así como a los líderes y representantes de las organizaciones comunitarias. La capacitación debe incluir al personal de los servicios para facilitar y propiciar la coordinación intersectorial y el apoyo a la iniciativa de municipios y comunidades saludables. Como producto de esta línea de acción se espera contar con planes de acción a nivel local, en cada municipio, elaborados en forma conjunta entre los representantes de diversos sectores, instituciones gubernamentales (salud, educación y otras) y ONGs. Los planes de acción deben contemplar los elementos básicos de la promoción de la salud, programas de comunicación social, programas de educación para la salud, y una estrategia de participación social clara, definida y operativa.

REFERENCIAS BIBLIOGRÁFICAS

Airhienbuwa, C.O. (1994). "Health Promotion and the Discourse on Culture: Implications for Empowerment." *Health Ed. Quarterly* 21 (3):345-353.

Bandura, A. (1986) *Social Foundations of Thought and Action*. Prentice Hall. Englewood Cliffs, N.J.

_______. (1977) *Social Learning Theory*. Prentice Hall. Englewood Cliffs, N.J.

Bastien, J.W. (1990) Community Health Workers in Bolivia. Adapting to Traditional Roles in the Andean Community. *Soc. Sci. Med.* 30 (3):281-287.

Bender, D.E. and K. Pitkin (1987) The Village Health Worker as the Conrnerstone of the Primary Health Care Model. *Sco. Sci. Med.* 24 (6):515-528.

Berman P. Gwatkin, D.R. and S.E. Burger (1986) Community-Based Health Workers: Head Start or False Start Toward Health for All. PHN World Bank Paper 86-3.

Boud, D. (1987) A Facilitator's View of Adult Learning, In: Appreciating Adult Learning from the Learner's Perspective. Eds. D Boud and V Griffin, Kogan Page, London.

Cerqueira, M.T. and C.M. Olson. (1995) Nutrition Education in Developing Countries, An Examination of Recent Successful Projects. In: Child Growth and Nutrition in Developing Countries. Eds. P Pinstrup-Andersen, D Pelletier and H Alderman. Cornell University Press, Ithaca and London.

Declaración de Alma Ata (1978) La estrategia de atención primaria en salud. WHO, UNICEF, Ginebra, Suiza.

Dhillon, H.S. and L. Philip (1994) Health Promotion and Community Action for Health in Developing Countries. WHO, Geneva.

Etzioni, A. (1993) The Spirit of Community, Rights, Responsibilities and the Communitarian Agenda. Crown Publishers, Inc, NY.

Freire, P. (1970) *Pedagogía del oprimido*. Ed. Siglo XXI, México.

_______. (1971) *La educación como práctica de la libertad*. Ed. Siglo XXI, México.

_______. (1973) *Education for critical consciousness*. Seabury Press, NY.

_______. (1974) *Concientización*. Ed. Siglo XXI, México.

Glanz, K. Lewis F.M. and B.K. Rimer (1990) *Health Behavior and Health Education. Theory, Research and Practice.* Jossey-Bass Publishers. San Francisco, CA.

Green, L.W. and M.W. Kreuter (1991) Health Promotion Planning: An Education and Environmental Approach. Mayfield Pub. Co. Toronto.

Greidanus, I. and I. Contento (1989) The Relationship Between the Ability to Solve Practical Nutrition Problems in an Adult Population and Piagetian Cognitive Levels. *J. Nut. Ed.* 21 (2):73-81.

Hancock, T (1994) Health Promotion in Canadá: Did We Win the Battle But Lose the War? In *Health Promotion in Canadá*, Editors: A. Pederson, M. O'Neill and I Rootman. WB Sauders, Toronto, Canadá.

Healthy People (1979) *The Surgeon General's Report on Health Promotion and Disease Prevention.* US Department of Health, Education and Welfare, Washington, DC.

Hirshman, A. (1984) *Getting Ahead Collectively. Grass Roots Experiences in Latin America.* Pergamon Press.

Hope, A. and S. Timmel (1990) *Training and Supervision. A Handbook for Community Health Workers.* Mambo Press, Zimbabwe and PACT, Inc. NY.

Israel B. Checkoway, B. Schulz A. and M. Zimmerman (1994) Health Education and Community Empowerment: Conceptualizing and Measuring Perceptions of Individual, Organizational and Community Control. Health *Ed. Quarterly* 21 (2):149-170.

Kaasam, Y. (1985) Participatory Research, Adult Education and Empowerment. International Council for Adult Education. ICAE, Participatory Research Network Series, Toronto

Kane-Williams, E. Salisbury, Z.T. and L. Benson (1989) Training of Persons to Deliver the Staying Healthy Program. *Health Ed. Quarterly* 16 (40):473-483.

Knowles, M. (1984) *Andragogy in Action.* Jossey-Bass Publishers, San Francisco.

________. (1981) *The Modern Practice of Adult Education from Pedagogy to Andragogy.* Cambridge University Press.

Labonte, R. (1994) Health Promotion and Empowerment: Reflections on Professional Practice. *Health Ed. Quarterly* 21 (2):253-268.

Lalonde, M. (1974) *A New Perspective on the Health of Canadians. Information Canadá. Health and Welfare*, Ottawa, Canadá.

Lynton, R.P. and U. Pareek (1990) *Training for Development.* Kumarian Press, Inc. Hartford, Conn.

Mangelsdorf, K.R. (1988) The Selection and Training of Primary Health Care Community Workers in Ecuador: Issues and Alternatives for Public Policy. *Int. J. Health Services* 18 (3):471-493.

Merriam, S.B. (1988) Finding Your Way Through the Maze: A Guide to the Literature on Adult Learning. In: *Lifelong Learning: An Omnibus of Practice and Research* 11 (6) University of Georgia, Athens.

NFE (Non-Formal Education) Exchange (1979) New Roles for Community Health Workers.Institute for International Studies and Education. Michigan State University. Issue 15/1.

Oakley, P. (1989) Community Involvement in Health Development. An Examination of the Critical Issues. WHO, Geneva.

O'Neill, M. (1992) Community Participation in Quebec's Health System: A Strategy to Curtail Community Empowerment? *Int. J. Health Services*, 22 (2):287-301.

OPS/OMS (1995) Lineamiento metodológico para la ejecución de un análisis sectorial en promoción de la salud, HPP/DSI, PAHO/HPP/94.14, Washington, DC.

__________. (1993) Plan de acción regional para la promoción de la salud en las Américas. XXXVII Reunión del Consejo Directivo. CD37/17.

__________. (1992) Promoción de la salud y equidad. Declaración de la Conferencia Internacional de Promoción de la Salud. Una Conferencia patrocinada por la Organización Panamericana de la Salud y el Ministerio de Salud de Colombia, noviembre de 1992.

OPS/OMS/UNESCO (1994) Por una política de comunicación para la promoción de la salud en América Latina.

Osborne, D. and T. Gaebler (1992) *Reinventing Government*. Addison-Wesley Publishing Company, Inc. N.Y.

Ottawa Charter for Health Promotion. The Move Towards a New Public Health. An International Conference sponsored by The World Health Organization, Health and Welfare Canadá and The Canadian Public Health Association. November 1986.

PAHO (1994) Evaluación y apoyo a los procesos de participación social para la promoción y el desarrollo de la salud. HSS/HSD-HED/94.18

__________. (1992) Health Promotion and Equity: Declaration of the Bogotá Conference on Health Promotion. Ministry of Health of Colombia.

PAHO/WHO (1990) La participación social. HSD/SILOS-3, Washington, DC.

__________. (1990) Estudios de caso sobre participación social. HSD/SILOS-7, Washington, DC.

__________. (1991) Making Health Communication Programmes Work in Latin America and the Caribbean: A Manual for Action.

__________. (1993) Caribbean Charter for Health Promotion.

__________.O (1993) *La participación social en el desarrollo de la salud*. HSS/SILOS-26, Washington, D.C.

__________. (1995) Educación para la salud en el ámbito escolar: una perspectiva integral. HSS/SILOS-37, Washington, D. C.

Pederson, A; O'Neill, M and I Rootman (1994) Health Promotion in Canada: Provincial, National and International Perspectives, WB Saunders, Toronto, Canadá.

Restrepo, H. E. (1992) La promoción de la salud en la OPS. Programa Promoción de la Salud, Washington, D.C., agosto de 1992.

Rifkin, S., F. Muller and W. Bichmann (1988) Primary Health Care: On Measuring Participation. *Soc. Sci. Med.* 26 (9)931-940.

Rissel, C. (1994) Empowerment: The Holy Grail of Health Promotion? *Health Promotion Int.* 9 (1):39-46.

Robertson, A. and M. Minkler (1994) The New Health Promotion Movement: A Critical Examination. *Health Ed. Quarterly* 21 (3):295-312.

Robinson, S.A. and D.E. Larsen (1990) The Relative Influence of the Community and the Health System. A Case Study of Community Health Workers in Colombia. *Soc. Sci. Med.* 30 (10):1041-1048.

Schol, E.A. (1985) An Assessment of Health Workers in Nicaragua. *Soc. Sci. Med.* 20 (3):207-214.

Shoo, R. (1991) Training Primary Health Care Workers to Foster Community Participation. *World Health Forum* 12 (1):55-62.

Sigerist, H.E. (1941) Medicine and Human Welfare. Yale University Press, New Haven, Conn, Sigerist, HE (1946) The University at the Crossroads: Addresses and Essays. Henry Schuman, New York (p. 127).

Srinivasan, L. (1992) Options for Educators: A Monograph for Decision Makers on Alternative Participatory Strategies. PACT/CDS, Inc. N.Y.

__________. (1990) Tools for Community Participation. A Manual for Training of Trainers in Participatory Techniques. PROWESS/UNDP, PACT, Inc. NY

Storms, D.M. (1979) Training and Use of Auxiliary Health Workers: Lessons from Developing Countries. American Public Health Association, International Monograph Series No. 3.

Terris, M. (1992) Conceptos sobre promoción de la salud: Dualidades en la teoría de la salud pública. Programa Promoción de la Salud. OPS/OMS, Washington, D.C.

Uphoff, N. (1992) *Learning From Gal Oya.* Possibilities for Participatory Development and Post-Newtonian Social Science. Cornell University Press, Ithaca and London.

Wallerstein, N. (1992) Powerlessness, Empowerment, and Health: Implications for Health Promotion Programs. *Am. J. Health Promotion* 6:197-205.

Wallerstein, N. and E. Bernstein (1988) Empowerment Education: Freire's Ideas Adapted to Health Education. *Health Ed. Quarterly* 15 (4):379-394.

Werner, D. and B. Bower (1982) Helping Health Workers Learn. Hesperian Foundation, Palo Alto, CA.

WHO (1991) Community Involvement in Health Development. Technical Report Series No. 809, Geneva.

WHO (1989) Strengthening the Performance of Community Health Workers in Primary Health Care. Technical Report Series No. 780, Geneva.

__________. (1988) Learning Together to Work Together for Health. Technical Report Series No. 769, Geneva.

__________. (1987) Community-Based Health Education for Health Personnel. Technical Report Series No. 746, Geneva.

__________. (1986) Ottawa Charter for Health Promotion. Health and Welfare Canada, Canada Public Health Association and WHO, Geneva.

__________. (1986) Guidelines for Training Community Health Workers in Nutrition, 2nd. Ed. Geneva.

__________. (1983) Education for Health. A Manual on Health Education in Primary Health Care, Geneva.

__________. (1983) New Approaches to Health Education in Primary Health Care. Technical Report Series No. 690, Geneva.

WHO/IUHE (1988) Meeting Global Health Challenges. A Position Paper on Health Education. Paris/Geneva.

WHO/UNESCO/UNICEF (1991) Comprehensive School Health Education. Suggested Guidelines for Action. WHO/92.2 Geneva.

Winslow, C.E.A. (1920) The Untilled Fields of Public Health. *Science* 51:23.

__________. (1923) The Evolution and Significance of the Modern Public Health Campaign. Yale University Press, New Haven, Conn.

Zimmerman, M. (1990) Taking Action in Empowerment Research: On the Distinction Between Individual and Psychological Conceptions. *Am. J. Community Psychology* 18 (1):169-177.

Zimmerman, M. and J. Rappoport (1988) Citizen Participation, Perceived Control and Psychological Empowerment. *Am. J. Community Psychology* 16 (5):725-750.

PERFIL DESCRIPTIVO-SITUACIONAL DEL SECTOR DE LA PROMOCIÓN DE LA SALUD Y EDUCACIÓN PARA LA SALUD EN LOS PAÍSES DE AMÉRICA LATINA

ARGENTINA

Dra. Haydée Elena De Luca[1]
Dr. Juan Carlos Arrosi[2]

Trasfondo histórico[3]

La educación para la salud nace, como disciplina más o menos formal, aunque con distintas denominaciones, a principios de siglo. Ha sufrido a lo largo del tiempo una marcada evolución esencialmente relacionada con los principales cambios conceptuales que se fueron operando en el campo de la salud. La evolución ha tenido que ver también, obviamente, con la influencia que ejercieron, en las diversas épocas, las teorías de modificación de los comportamientos en salud, especialmente las vinculadas con enfoques tradicionales: las psicosociológicas, con el modelo de creencias de salud (*Health Belief Model*), los modelos teóricos procedentes de las investigaciones en comunicación persuasiva –conocimientos-actitudes-prácticas (*Knowledge, Attitudes and Practices*)– y más recientemente, el modelo teórico basado en la política económica. Todos estos modelos sufrieron en su momento fundados cuestionamientos.

Fueron superadas definitivamente las etapas meramente informativas o de motivación actitudinal, en las que se suponía equivocadamente sin duda, que la sola incorporación de nuevos conocimientos o la adopción de actitudes positivas, por otra parte "trabajadas"

---

[1] Presidenta del Comité Argentino de Educación para la Salud de la Población (CAESPO). Miembro, Consejo de Administración de la Unión Internacional de Promoción de la Salud y Educación para la Salud.

[2] Director de Educación para la Salud, Ministerio de Salud y Acción Social de la Nación. Secretaría de Salud. Dirección Nacional de Medicina Sanitaria, Educación para la Salud.

[3] Información tomada del documento *Reunión Nacional de Autoridades de Educación para la Salud* (1992).

a través de metodologías verticalistas –las más veces paternalistas o autoritarias– podían bastar para lograr los cambios propuestos sobre el comportamiento de la gente. A partir de la década del 60 va perfilándose un nuevo esquema conceptual que enriquecido con la experiencia de las tres últimas décadas, es el que considera válido actualmente la mayor parte de los especialistas.

Se trata de un modelo con enfoque pragmático, multifactorial, holístico o participativo, en que al contrario de lo que sucedía con las viejas concepciones, ya no se considera que la responsabilidad de los comportamientos negativos resultan, prácticamente en forma exclusiva, de factores individuales que forman el conocimiento o a las actitudes de las personas o las poblaciones (según concepciones anteriores, son las personas o las poblaciones las que no saben o no quieren actuar como deben). En este nuevo modelo se supone que, además de tales factores individuales, hay también responsabilidades colectivas y sociales. Las personas o las poblaciones, muchas veces, por razones que escapan a sus posibilidades no pueden actuar como desearían.

En otras palabras, lo expresado significa que la educación para la salud, como disciplina en su concepción más actualizada, tanto como el educador sanitario institucional o comunitario, deben seguir operando sobre los factores individuales que hacen al conocimiento, las actitudes o las prácticas de las personas, pero deben hacerlo, al mismo tiempo, sobre el contexto social-político, económico, cultural, etc., tratando de modificar estos factores en sentido favorable en todo cuanto sea posible. Y esto debe hacerse utilizando todos los medios y mecanismos legítimos que están a su alcance, fundamentalmente a través de la acción intersectorial programada.

En este moderno enfoque multifactorial se destacan algunos otros caracteres distintivos que hacen a lo operativo: se trabaja con sentido participativo, "para y con" la comunidad, los educadores no se identifican sólo con los médicos o la autoridad sanitaria o con los técnicos y otros trabajadores de la salud. Los multiplicadores, retransmisores o mediatizadores de la tarea educativa sanitaria son todos: la familia, el equipo de salud en pleno, los docentes de la educación sistemática, los empresarios y trabajadores, la comunidad. La comunicación a que se apela es de tipo horizontal, en la que no hay arriba ni abajo, ni superior ni inferior, ni alguien que sabe de un lado y alguien que no sabe del otro ("proceso de enseñanza-aprendizaje"). Los mensajes, en general, corresponden a un modelo de comunicación persuasiva (mensaje, por ejemplo, de tipo informativo, al que se le agrega un componente motivacional para pasar a la acción), pero en este caso incorporando además otros componentes destinados a que el destinatario pueda superar las llamadas "contingencias situacionales."

La educación en salud entendida de la manera expuesta se corresponde en plenitud con el moderno concepto de la promoción de la salud, que consiste "en proporcionar a los pueblos los medios necesarios para mejorar la salud y ejercer un mayor control sobre la misma" (Carta de Ottawa/Noviembre de 1986).

La participación comunitaria y social, por ser elementos sustantivos de la educación para la salud actual, merecen algunas consideraciones particulares. En primer lugar, debe consignarse que no hay un modelo único ideal para promover y lograr la participación. Se acepta que existen casi tantos modelos posibles como realidades distintas de todo tipo en las comunidades. Puede sí decirse que en general en todo proyecto de promoción de la participación, desde una primera etapa, en la que el monopolio de las propuestas suelen tenerlo los agentes externos, hasta el ideal de autogestión democrática de las propias bases sociales –si se prefiere, de gestión compartida en plenitud por las instituciones y la comunidad– hay todo un proceso dinámico, de aprendizaje constante, que pasa por momentos intermedios de participación y de avances graduales –en los que pueden abundar los altibajos– hasta la asunción cada vez mayor de responsabilidades por las bases sociales.

Hecha la salvedad anterior, pueden de todas maneras citarse algunos atributos que, por lo menos en teoría caracterizarían una participación ideal: activa, consciente, responsable, organizada, solidaria, voluntaria e integral. Este último atributo, por su extraordinaria relevancia, merece ser bien definido. Quiere decir que la participación debe lograrse en todas las etapas de la planificación, ejecución y evaluación de los proyectos, y debe hacerse en plenitud, con poder de decisión y capacidad operativa suficiente como para que logre los mejores resultados. La participación irá desde la definición misma de los problemas prioritarios a resolver al manejo de los propios recursos. Si no se diera de esta forma, cosa que habitualmente ocurre en muchas de las experiencias que se definen como participativas, se estaría en una seudoparticipación, en la que se niega el acceso a la comunidad o a los demás actores sociales, a la toma de decisiones. En estos casos, tras un aparente discurso participativo, muchas veces lo único que se pretende es obtener mano de obra barata o relevar al Estado de lo que son obligaciones indelegables.

Razonablemente no puede esperarse que la participación ocurra de manera natural y espontánea en la mayor parte de las comunidades; de ahí que, generalmente, sea un objetivo promover, orientar y motivar, en un principio, desde afuera, a través de una tarea que será fundamentalmente de educación para la salud, uno de cuyos propósitos principales será entonces estimular el espíritu comunitario y social de autorresponsabilidad y autoayuda y lograr que los grupos e instituciones de la comunidad y todos los actores sociales en general se reconozcan como un recurso de utilidad en todo proyecto orientado hacia el bienestar general. La educación para la salud, en definitiva, tiene incorporada la participación como objetivo fundamental de su quehacer y como instrumento de sus propias propuestas e iniciativas.

En cualquier proceso participativo pueden actuar factores facilitadores u obstaculizadores, que deben ser tenidos especialmente en cuenta en la conducción de los proyectos, para que estos puedan desarrollarse de la mejor manera posible. Tales factores pueden estar vinculados con la propia estructura y características de los programas de salud tanto como con las particularidades de las comunidades y su dinámica social. Puede señalarse en sentido positivo la existencia de políticas definidas en favor del trabajo para y con la comunidad, el contar con un adecuado respaldo técnico financiero, efectos de demostración con soluciones realistas a problemas concretos, el respeto a los sistemas culturales tradicionales comunitarios, la existencia de liderazgo progresista, una organización comunal flexible y orientada hacia cambios positivos y la visita o intercambio de informaciones con comunidades en etapas más avanzadas de participación.

Se señala, en sentido negativo, la persistencia en enfoques tradicionales de atención médica curativa e intramural, la ausencia de coordinaciones intersectoriales, la insuficiente o nula disponibilidad de recursos, el escepticismo por experiencias frustradas anteriormente y la dispersión poblacional en comunidades rurales.

Al margen de los factores expuestos deben considerarse como de la más alta significación aquellos vinculados con el personal de salud, tanto profesional como técnico, administrativo o auxiliar. Si la actitud y el comportamiento de este personal no armonizan plenamente con los propósitos y alcances del trabajo para y con la comunidad, pocas serán las expectativas de resultados positivos en plazos razonables. De ahí la necesidad de insistir en la importancia de la formación y capacitación del personal de salud, quien debe comprender el sentido de las nuevas funciones y objetivos, aceptar su nueva tarea y actividades dentro del equipo de salud y estar capacitado para desempeñar esa nueva tarea, funciones y actividades de la manera más efectiva posible.

Metodología

En términos generales, la educación para la salud se maneja con los dos sistemas básicos comunicacionales: el de comunicación social por medios masivos, que tiene una enorme importancia, especialmente en el logro de objetivos de conscientización o de información básica a grandes grupos de población y en el que se utilizan preferentemente las técnicas de promoción o propaganda comercial, y el de comunicación directa, interpersonal, cara a cara, donde las técnicas tienen un fundamento más pedagógico, y los objetivos están más centrados en el logro de actitudes y comportamientos dados. Ambos sistemas, aunque disímiles en cuanto a que cada uno de ellos tiene sus mejores posibilidades en relación a distintas formas de influir en sus destinatarios, son complementarios y deben utilizarse racionalmente con un criterio integrador, según las propuestas y objetivos que se persigan en una determinada planificación.

Las técnicas para desarrollar una determinada estrategia de educación en cualquiera de los dos sistemas mencionados son diversas –charlas, sociodramas, narraciones, canciones, juegos, grabaciones, teatro, cineforo, visitas domiciliarias, grupos de discusión, demostraciones- y deben seleccionarse según los objetivos propuestos y criterios de tiempo, factibilidad, eficiencia, autoconfianza, motivación personal, análisis de audiencia, relevancia y efectividad.

Una vez ejecutada una determinada técnica es importante evaluar su efectividad, teniendo en cuenta principalmente criterios de aceptación de la audiencia, nivel y calidad de participación alcanzada, comprensión de propósitos e instrucciones, comprensión de los mensajes, utilización del aprendizaje, seguimiento o consolidación, impacto en la comunidad.

Evaluación

Se trata de una actividad que no ha sido incorporada, en general, a los programas educativos sanitarios. Sin embargo, se insiste cada vez más en la necesidad de diseñar y realizar actividades evaluativas como parte integrante del proceso de planificación y ejecución y no como una actividad final, llevada a cabo en forma independiente de las demás etapas. La evaluación "es un conjunto de actividades, observaciones, y recolección de información que permite saber cuánto se ha avanzado y cuanto falta para el cumplimiento de los objetivos y metas propuestas, identificar cuáles son los logros y las limitaciones u obstáculos encontrados y decidir qué modificaciones y cambios son necesarios para perfeccionar la ejecución del programa.

Definición

En virtud de todo lo expuesto, podría proponerse una definición operativa de la educación para la salud:

> ...proceso de enseñanza-aprendizaje esencialmente interdisciplinario, intersectorial, dinámico y participativo, basado en la ciencia, la técnica y el respeto al ser humano que actúa fundamentalmente en el contexto de la atención primaria y de los sistemas locales de salud, sobre factores tanto personales como sociales, con el propósito de elevar el nivel de salud y de calidad de vida de los individuos, familias y comunidades mediante el logro de actitudes y conductas positivas, conscientes, responsables y solidarias.

La educación para la salud en algunos ámbitos especiales

Organizaciones No Gubernamentales (O.N.G.)

En las últimas décadas a los sectores tradicionalmente vinculados a la acción de salud (público-seguridad social-privado), se han ido agregando, cada vez con una influencia más trascendente y significativa, dos nuevos subsectores: el informal constituido por el de los grupos comunitarios que actúan en función de los principios básicos de la solidaridad mutua, la autorresponsabilidad y la autoayuda; y el de las organizaciones no gubernamentales.

Las O.N.G. a pesar de su heterogeneidad y de una denominación ya consagrada por el uso, pero que no da idea cabal de su filosofía ni principal quehacer, pueden definirse, en el mundo en desarrollo, como "organizaciones privadas sin fines de lucro, con personería jurídica, cuya principal función es llevar a cabo proyectos de desarrollo que favorezcan a los sectores populares y que reciban apoyo financiero. Las fuentes de financiamiento son casi siempre otras

O.N.G. de países o regiones desarrolladas que operan en el esquema de la cooperación internacional. Cubre en gran medida necesidades comunitarias no satisfechas por los demás sectores."

El crecimiento explosivo de las O.N.G. en número y recursos humanos y financieros, la común interacción que se da entre ellas mismas, así como el reconocimiento social de que gozan en general, las han convertido en un factor de peso en todo cuanto se vincula con el desarrollo social. Su capacidad y flexibilidad para incorporar nuevas tecnologías y estrategias de acción, según las necesidades comunitarias, la intersectorialidad propia de su accionar, la habitual capacidad de incorporar concepciones innovadoras de desarrollo integral, constituyen también características que remarcan la importancia de las O.N.G.

Por lo expuesto, y siendo las O.N.G. actores de primer orden, tanto en el sector de los servicios de salud como en los sectores del desarrollo en general, e instrumento válido de promoción, organización y participación social se hace indispensable incorporarlas en plenitud a las políticas nacionales y locales, implantando mecanismos apropiados de apoyo e interacción. El Comité Argentino de Educación para la Salud de la Población (CAESPO) tiene un convenio con este Ministerio.

Medios masivos o de comunicación social

Se ha destacado anteriormente la importancia de estos medios, especialmente en relación a determinados objetivos del proceso de cambio de comportamientos de individuos y comunidades.

En la práctica, los intereses propios de la publicidad comercial y los mecanismos habituales de que se valen las empresas y los comunicadores que de ellas dependen, para captar audiencias masivas en un contexto de competencia sumamente agresivo, configuran una "lógica de los medios" que no sólo no apoya, muchas veces, la acción educativo-sanitaria, es decir, no se corresponden con la "lógica de la salud", sino que la contradicen más o menos abiertamente, generando un proceso de desinformación difícil de revertir. Por otra parte, los receptores de los mensajes, por la propia multiplicación de estos medios, están sometidos a una permanente sobre-información indiscriminada que, en general no está en condiciones de seleccionar y valorar.

Esta realidad remarca la necesidad de encarar una acción orgánica sostenida de interacción con los medios –las empresas y sus comunicadores– tratando de motivar una compatibilización, en todo cuanto sea posible, de las lógicas de ambos sectores, conscientizando sobre la responsabilidad que cabe a la comunicación social en el camino hacia una sociedad cada vez mejor. La realización periódica y regular de jornadas o seminarios intersectoriales, así como la constitución de comisiones o grupos intersectoriales, pueden ayudar mucho a encontrar y concretar las fórmulas más convenientes para resolver los problemas planteados.

Educación sistemática

Uno de los campos fundamentales en que debe operar la educación para la salud, es el de la enseñanza sistemática en todos sus niveles. Sin embargo, esta educación ha venido adoleciendo históricamente en nuestro país de carencias y deficiencias estructurales tales, que han dificultado o imposibilitado en gran medida el ejercicio pleno de su enorme potencial formador de valores y motivador de conductas útiles a la vida práctica del individuo y la sociedad.

Un diagnóstico de la situación actual, podría resumirse en los siguientes términos: (a) falta de adecuada formación docente en temas de salud, (b) falta de adecuados contenidos de salud en el currículo de nivel primario y secundario; los temas de salud son abordados en general con un criterio enciclopedista, teórico y, en general, de manera parcial, sin mayor relación con un enfoque global que considere a la salud como concepto básico de integralidad psicofísica y social y sin que se ponga el necesario acento en la promoción de hábitos, prácticas y estilos de vida saludables. (c) actividad docente/escolar casi exclusivamente intramural, con una muy insuficiente proyección hacia los padres y la comunidad.

Tal estado de situación obliga a considerar la necesidad de establecer o perfeccionar, según corresponda en cada jurisdicción, un sistema orgánico y sistemático de acción conjunta coordinada entre ambos sectores que vaya considerando e implantando alternativas válidas de solución a cada uno de los problemas planteados, con el objeto de que la educación sistemática sirva a objetivos de promoción de la salud y de una mejor calidad de vida para toda la población, en la medida de sus muy grandes posibilidades.

El propósito fundamental de la interacción propuesta, sería en definitiva, posibilitar que la escuela pueda complementar, cada vez más en la medida de sus muy grandes posibilidades, su misión natural de promotora de la salud, a través no sólo del desarrollo curricular de apropiados contenidos de salud, sino también de su participación activa en la identificación de los problemas de salud de la comunidad y en la planificación y ejecución de los programas de acción que pudieran convenirse en el marco de los sistemas locales de salud de los que forma parte.

Bases para un proyecto de programa nacional de educación para la salud

Las áreas específicas de educación para la salud en sus distintos niveles, han aquilatado hasta el presente una ya larga experiencia, particularmente en cuanto a estrategias operativas para la modificación de actitudes y conductas individuales y colectivas. En esa experiencia, que resulta hoy valiosa para redefinir tareas y funciones en relación al proceso de reorganización planteado, pueden distinguirse aspectos que han influido particularmente, tanto facilitando como obstaculizando dicho proceso.

Entre los aspectos facilitadores, pueden señalarse: a) la tradicional visualización de estas áreas como espacios de articulación para actividades preventivas y asistenciales, b) la incorporación de equipos profesionales interdisciplinarios, c) sus antecedentes de trabajos en y con la comunidad, su vinculación con grupos e instituciones intra y extrasectoriales de la más diversa naturaleza y d) la frecuente utilización de modelos operativos y metodológicos alternativos.

Entre los aspectos obstaculizadores, siempre en términos generales, pueden citarse: (a) la falta de decisiones políticas superiores orientadas hacia una adecuada priorización y una consecuente asignación suficiente de recursos, (b) la falta de continuidad en las conducciones de las árcas, (c) la adopción dc idcologías excesivamente antiasistencialistas, con la natural resistencia que conllevan en otros sectores de la estructura o por el contrario, demasiado vinculadas o dependientes de modelos de salud de atención médica, c)la poca frecuencia con que el equipo de salud se considera sujeto protagónico de toda propuesta innovadora, sobre todo en el campo de la educación sanitaria o la participación comunitaria y social, d) el no poner en correspondencia con la comunidad, limitaciones o carencias de cualquier tipo, lo que genera expectativas no satisfactoriamente resueltas, convertidas a posteriori en barreras difíciles de superar.

Misiones y funciones propias de los distintos niveles

En los distintos niveles centrales (nacional, regional, provincial) y locales, se considerarán misiones y funciones acordes con las políticas del sector y propias de un sistema de planificación participante en el que el proceso sea interrelacionado y se realimente de manera continua y regular con la información y experiencia generada en cada uno de ellos y compartida por el resto.

En tal esquema de interrelación, cabe a los *niveles centrales*, a partir de la información generada, según los casos, en los niveles locales y regionales/provinciales, principalmente el dictado de políticas generales o la elaboración de normas o criterios de acción políticas, pero ajustadas a las realidades de cada jurisdicción; la planificación y normalización global, la cooperación técnica y de gestión; el apoyo en recursos propios y alternativos, la coordinación intra y extrasectorial que corresponda y la coordinación y supervisión general. Los *niveles locales* tendrán una competencia específica altamente significativa en las actividades de ejecución y articulación y coordinación con todos los acordes comunitarios y sociales y, por ende, en la identificación de problemas, priorización de necesidades, consideración de alternativas de solución, programación, ejecución y evaluación local de acciones. En cualquiera de los niveles considerados, las áreas de educación para la salud deben hacer todo lo posible por identificar recursos intra y extrasectoriales que puedan ser coordinados y dirigidos hacia el logro de los objetivos generales del desarrollo. La participación comunitaria y social es esencial para el establecimiento de objetivos realistas que respondan a necesidades sentidas.

Estructura orgánico-funcional

Los organismos específicos de educación para la salud en cada nivel o jurisdicción, propondrán una estructura adaptada a los requerimientos del área geográfica poblacional a la que sirvan y a la misión y funciones que les competen, en virtud de las nuevas políticas del sector.

Sin embargo, en términos generales, podrían establecerse algunas pautas básicas:

1. Dependencia de un nivel superior y general de conducción, que les permita desempeñar sus actividades de coordinación intra y extrasectorial con la suficiente jerarquía y autoridad. La

tradicional dependencia de los organismos de educación para la salud de un área específica, ha constituido limitaciones, a veces significativas, para el mejor cumplimiento de sus objetivos. En tal sentido, habría que considerar a la educación para la salud como un servicio técnico general, que sirva a todas las demás áreas técnicas de la estructura, pero que tenga, además, la posibilidad y responsabilidad de generar y ejecutar proyectos propios de acción.

2. Disponer de un recurso humano interdisciplinario, con la integración de equipos de trabajo en los que participen profesionales y técnicos, básicamente de ciencias de la salud y la conducta, educación y la comunicación social.

3. Posibilidad de constituir, de juntas o comités consultivos, asesores honorarios, integrados con especialistas de distintas disciplinas con antecedentes de indiscutido prestigio en el campo de la educación para la salud o de materias afines. Tales comités podrían significar un aporte sumamente interesante, ampliando la base de sustentación orgánico profesional interdisciplinaria.

4. Según la planificación de actividades propuestas en cada jurisdicción y nivel, debe contarse con una apropiada estructura en áreas funcionales principales, de todos modos absolutamente interrelacionadas. Podrían considerarse por ejemplo, las de investigación y normalización, capacitación de recursos humanos, promoción y organización comunitaria, producción de materiales educativos, comunicación social, relaciones institucionales y eventos especiales.

Investigación y normalización

Entre las cuestiones de importancia que pueden ser propuestas como temas de investigación, con el propósito de que los resultados sirvan a una mejor planificación y ejecución de actividades, se consideran:

1. las relacionadas con la comunidad: modos de desarrollar recursos de carácter no profesional, datos sobre creencias, conocimientos, actitudes y prácticas de las poblaciones; y datos sobre sus necesidades y prioridades, su percepción de los servicios de salud y su comportamiento en la búsqueda de tratamiento.

2. las relacionadas con los prestadores de atención de salud: datos epidemiológicos, datos sobre disponibilidad, accesibilidad y utilización de los servicios e información sobre cómo los prestadores perciben los problemas de salud de las comunidades atendidas por ellos y sobre su comprensión de las culturas y actitudes locales en relación con la salud (Nuevos métodos de educación sanitaria en APS/OPS-OMS –Serie de informes técnicos 690/1983).

Para atender a la generalizada falta de información actualizada sobre las cuestiones planteadas, se propone la realización de una encuesta nacional de salud, planificada según metodología científica, de manera consensuada por todas las jurisdicciones provinciales, eventualmente coordinada y financiada por el nivel nacional y ejecutada a nivel de distintos locales a determinar, representativos de zonas o regiones mucho más abarcadoras.

La normalización general sobre contenidos, técnicas y métodos educativo-sanitarios, que tendría que tener naturalmente carácter flexible y dinámico, para poder adaptarse a los requerimientos de niveles locales, y que por lo menos en parte podría ser resultante de la encuesta nacional propuesta, puede considerarse asimismo una necesidad prioritaria. Ella podría llevarse a cabo también de manera conjunta coordinada por todas las jurisdicciones, según el procedimiento de interconsulta a considerar.

En el área de investigación, se propone la constitución de bancos de datos, con información de interés de la más variada naturaleza, incluida la bibliográfica y la de muchas otras áreas de interés. Estos bancos de datos tendrían una complejidad y sistema operatorio adaptado a las necesidades y posibilidades de la jurisdicción o nivel de que se trate. Servirían tanto para el intercambio de informaciones entre las distintas jurisdicciones como para constituirse eventualmente en servicios a la comunidad.

Capacitación de recursos humanos

Considerada actividad de importancia capital, debe plantearse tanto a nivel de los educadores como del resto del personal de salud y retransmisores o multiplicadores institucionales y comunitarios. Se propone realizar un relevamiento permanente de necesidades en tal sentido, en todos los niveles y jurisdicciones, y convenir, de acuerdo a la información que se vaya procesando, un ambicioso programa de capacitación; con cursos de acción nacionales, regionales, provinciales así como de organizaciones internacionales o no gubernamentales que pudieran interesarse en este programa.

Promoción y organización comunitaria

Sobre la base de propuestas concretas de las áreas provinciales, se elaboraría un programa de acción, en conjunto con las áreas competentes de la Secretaría de Acción Social de la Nación, para desarrollar, con financiamiento nacional, actividades específicas en distritos o localidades que resulten de interés prioritario.

Producción de materiales educativos

Las áreas provinciales se encargarían de producir el material de ayuda destinado al desarrollo de sus programas. El nivel nacional produciría sólo modelos innovadores o alternativos, que serían distribuidos a las provincias para su consideración y experimentación. Quedaría también reservado al nivel central la producción de materiales destinados a medios de comunicación social de alcance nacional o regional. Se propone asimismo la constitución a nivel nacional de un banco de materiales educativos, que pueda convertirse en una muestra permanente del material propio, de las provincias, de otros países y de organismos internacionales.

Comunicación social

Las áreas provinciales harán uso de los medios locales en función de sus propios programas de acción. El nivel nacional utilizará los medios de alcance nacional o regional, según temas y contenidos a acordar periódica y regularmente con todas las jurisdicciones. La constitución de un comité interjurisdiccional sobre el tema específico de comunicación social, según la propuesta que en general se formula en el punto siguiente, podría resultar un mecanismo útil para compatibilizar proyectos de divulgación o encarar actividades de interacción con escuelas de formación de personal, vinculado a la comunicación social, como escuelas de periodismo, publicidad, etc.

Relaciones interinstitucionales

Una intensiva interacción y coordinación intra y extra sectorial debe ser una actividad clave a desarrollar por las áreas educativas sanitarias en todos los niveles. Entre los niveles centrales, provinciales y locales se establecerán mecanismos permanentes de intercambio de experiencias, información básica y propuestas e iniciativas. La realización con carácter periódico regular de reuniones nacionales y el establecimiento de comités regionales sobre temas generales o específicos, puede contribuir eficazmente al logro de tal objetivo.

Asimismo, también en todos los niveles se constituirán o perfeccionarán, según corresponda, comisiones permanentes intersectoriales, especialmente con el sector de la educación sistemática, de los medios de comunicación social y de las organizaciones no gubernamentales. En el nivel nacional se alentarán, además relaciones orgánicas permanentes con las áreas específicas de educación para la salud de organismos internacionales y de otros países, especialmente de la Región. Para el próximo año, podría preverse la convocatoria a una reunión de autoridades de educación para la salud de países del Cono Sur, como paso previo a un encuentro mucho más abarcador en un plazo a determinar. En los niveles locales, se promoverá la constitución de espacios orgánicos de articulación permanente con los grupos y sectores representativos de la propia comunidad y de otros actores sociales involucrados en los procesos de mejoramiento de salud y el desarrollo.

Eventos especiales

La programación y realización periódica regular de eventos especiales, como exposiciones, concursos de arte, festivales, actividades deportivas o de recreación, exhibición de materiales, etc., constituyen una forma válida de "ganar la calle" produciendo efectos muchas veces de alto impacto, tanto a nivel de población general como de grupos o sectores que interesen particularmente, según objetivos que se definan claramente en cada caso.

En tal sentido, el intercambio de experiencias, la posibilidad de compartir recursos, materiales o modelos de organización entre las distintas jurisdicciones, podría resultar una actividad de interés común, cuya consideración podría quedar a cargo de una de las comisiones interjurisdiccionales propuestas en el punto correspondiente.

En síntesis, desde el ámbito nacional, a partir de una actualización conceptual de la disciplina y en el marco de las nuevas políticas nacionales de salud, se formula una propuesta de interacción orgánica y sistemática de todas las áreas y niveles jurisdiccionales, para reactivar o fortalecer a pleno el quehacer de la educación para la salud en todo el país, con el fin de que pueda constituirse, en el contexto de los principios básicos de la atención primaria y los sistemas locales de salud, en un aporte del más alto valor para el logro de la meta "Salud para todos" en un plazo razonable.

La experiencia del Comité Argentino de Educación para la Salud de la Población (CAESPO)

CAESPO fue creado con motivo de un pedido formulado por autoridades del Organismo Mundial UIES –que no es oficial–, llamado actualmente UIPES: Unión Internacional de Promoción de la Salud y Educación para la Salud, con sede en París, al entonces Director Nacional de Educación para la Salud de Argentina. Se trataba de concertar una organización no gubernamental –que reuniera profesionales y técnicos de distintas disciplinas así como representantes de instituciones privadas de prestigio que tenían relación con la salud, interesados en las acciones educativas sanitarias, sin finalidad política, racial ni religiosa. Así surgió CAESPO, el 19 de diciembre de 1958, con el apoyo de destacadas entidades argentinas, tales como la Cruz Roja Argentina, Liga contra el Cáncer, Liga contra la Tuberculosis, etc. Cabe destacar que CAESPO, junto al Comité Americano, fueron los primeros Comités Nacionales, constituyentes de la entonces UIES –fundada ésta en 1951.

Por la resolución No. 7698 del 7 de abril de 1966, CAESPO firma un convenio para coordinar actividades con el Ministerio de Salud y Acción Social de la Nación y el 27 de julio de 1967, se aprueba el reglamento correspondiente, según la resolución 327 del 4 de agosto de 1967.

Es de señalar que CAESPO tiene cincuenta instituciones miembros, que tienen autonomía, aunando esta coordinación esfuerzos de éstas y de otras instituciones oficiales y/o privadas, para promover la salud a través de la educación.

La personería jurídica de CAESPO lleva el No. 000389 del 21 de diciembre de 1966, lo que le da independencia para su trabajo como entidad de Bien Público, sin fines de lucro, siendo sus integrantes voluntarios que aportan su colaboración *ad-honorem*.

1. El marco filosófico parte de la categorización de la salud como "el equilibrio dinámico psico-físico y socio-cultural" (tomado este último concepto de cultura como todo el quehacer del hombre), donde la participación de la gente es fundamental. De allí que el abordaje sea interdisciplinario y multisectorial, tendiendo a fo-

mentar el protagonismo comunitario responsable para mejorar la calidad de vida.

1. El propósito de CAESPO es coordinar actividades con sus entidades miembros, o sus Comités Regionales y con otras organizaciones privadas y/o bien oficiales para lograr la intervención activa de la población en bien de la salud personal, familiar y social sin discriminaciones.

Entre sus objetivos se señalan:

1. Organización de actividades que puedan satisfacer necesidades, expectativas y requerimientos de diferentes regiones del país contando con la participación de éstas, teniendo en cuenta las características socioculturales de cada área.

2. Colaboración con los distintos programas estatales.

3. Realización de tareas de capacitación, especialmente para quienes puedan actuar como agentes multiplicadores: integrantes del equipo de salud, docentes de los diferentes niveles de enseñanza, padres y voluntarios.

4. Edición y colaboración en publicaciones (oficiales y/o privadas) del país y del extranjero.

5. Intervención en los medios de comunicación social con mensajes claros y atractivos, fomentando hábitos de vida sana.

6. Producción de medios e instrumentos para apoyar programas vigentes o a implantar.

7. Programación de investigaciones específicas. Intercambio de informaciones y experiencias con organizaciones argentinas y de otras naciones.

8. Optimizar la comunicación con UIPES y con la Organización Regional Latinoamericana (ORLA).

Las prioridades son establecidas por CAESPO y los representantes de los destinatarios de las acciones a implantar, en las distintas regiones del país, previo estudio de necesidad y factibilidad. Cabe destacar lo siguiente:

1. La Ley Nacional No. 15767 del año 1960, donde se declara de interés nacional la enseñanza de principios de salud, avaló la mayor demanda de actividades de educación para la salud, si bien estas acciones se estaban incrementando con anterioridad.

2. Nuestro vasto territorio tiene condiciones geográficas muy heterogéneas con diversas asincronías sociales, por lo que los abordajes relativos a capacitación tienen modalidades diversas. CAESPO ha organizado talleres, cursos, seminarios, etc. de formación personal, coordinando con universidades, municipalidades, provincias y entes no gubernamentales. Los destinatarios son fundamentalmente integrantes del equipo de salud: médicos, odontólogos, asistentes sociales, antropólogos, enfermeras, agentes sanitarios, docentes (pre-escolar, primario, especial o diferenciado, secundario y universitario), padres y voluntarios.

3. La organización de la labor de educación para la salud en CAESPO es dirigida por su Presidenta, doctora en Ciencias Sociales. Colaboran en distintas tareas: médicos, sanitaristas, odontóloga, asistente social, farmacéutica, bióloga, doctora en filosofía, docentes –todos integrantes del Comité Ejecutivo. Asimismo, se requiere el aporte de diferentes expertos, de acuerdo al objetivo y característica de cada reunión.

4. Los integrantes de CAESPO, que realizan acciones educativas sanitarias, tienen tareas y funciones de acuerdo a su especialidad y operatividad, según la convocatoria y necesidad, apoyados, en distintos lugares del país, por profesionales y técnicos de esas zonas.

5. Los programas de CAESPO, se realizan a base de las solicitudes efectuadas por representantes de entidades oficiales y/o no gubernamentales de diferentes lugares del territorio. El abordaje se efectúa en coordinación con representantes de esas instituciones, estableciéndose previamente objetivos, metodología, contenidos y evaluaciones. En apretada síntesis, se resume lo más relevante desarrollado:

a. VII Conferencia Internacional de Educación para la Salud, en colaboración con el Ministerio Nacional y auspiciada por organismos internacionales, en Buenos Aires.

b. Concurso Mundial de Fotografía, resaltando el valor positivo de la salud.

c. Doce Encuentros Nacionales, efectuados en diferentes provincias, con el aporte de expertos nacionales e internacionales y con asistencia de quinientos mil cien participantes, en cada uno de ellos. Los temas tratados fueron considerados en grupos de trabajo.

d. CAESPO fue el primer organismo de los oficiales y O.N.G. que trató públicamente el tema "SIDA, un nuevo problema de salud pública," en la Academia Nacional de Medicina, en Buenos Aires, en 1984, con aporte de los principales especialistas.

e. Realización de un corto metraje relativo a prevención de diarreas infantiles que fuera difundido por todo el país a través del Súper Circuito Nacional, en salas de cine, cabeceras de zona, salas de estreno y reestreno y cines de carácter popular, iniciando su proyección en 27 cines por semana y posteriormente hasta cubrir 500 cines en todo el territorio.

f. Concurso, para estudiantes de artes gráficas, para la compaginación de dos cortos metrajes relativos a "Mejoramiento del Medio" y "Nutrición".

g. Implantación del programa de "Educación sexual", para integrarlo al currículo primario, en una provincia de la Patagonia.

h. Publicación de folletos sobre: rabia, prevención de alcoholismo, accidentes en el hogar, en el trabajo y en la calle, diarreas infantiles, drogas, salud mental, educación sexual, etc. Asimismo, anualmente edita un señalador almanaque con el lema de la OMS para cada año.

i. Organización de la Feria de la Salud en una ciudad del Gran Buenos Aires, donde intervinieron 150 escuelas primarias, efectuándose previamente la capacitación del personal docente, quienes tuvieron a su cargo los 15 puestos, donde se exhibieron afiches, títeres, maquetas, láminas, dramatizaciones, etc. CAESPO compartió esta responsabilidad con autoridades municipales y educacionales.

j. Organización de mesas redondas, talleres, cursos, etc., según los pedidos, fueron organizados con CAESPO en muchas ciudades. Previamente se acuerda con las autoridades e interesados locales las características de cada reunión: temas, métodos, integración de grupos participativos, evaluaciones.

k. Varios talleres trabajados para y con adolescentes, padres, docentes. Temas considerados, entre otros: prevención de la violencia, del uso indebido de drogas, del alcohol, del tabaco, de las diarreas infantiles, de las enfermedades de transmisión sexual, de la enfermedad de Chagas, del cólera, etc. Asimismo, se trataron aspectos relativos a: salud mental, nutrición, el curanderismo.

l. Organización con el Ministerio Nacional de dos concursos nacionales de fotografía con distinciones ofrecidas por OPS, UNICEF y organizaciones argentinas.

ll. Exposiciones en vidrieras de edificios céntricos, organizadas con el ente oficial, de folletos, afiches y estadísticas mundiales referentes al SIDA.

m.Clases participativas en la sede de CAESPO de alumnos de la Cátedra de Salud Mental de la Universidad Nacional de Buenos Aires, Facultad de Medicina.

n. Organización del Paseo de la Salud, desarrollado durante una semana en calles céntricas de la cuidad de Buenos Aires. Se instalaron 40 puestos, atendidos por miembros de las entidades que integran CAESPO. Se efectuaron detecciones de grupos sanguíneos, colesterol, toma de presión, asesoramiento en SIDA, diabetes, arteriosclerosis, etc.

o. Con motivo de la evaluación efectuada por la publicación del Diccionario de los Medicamentos para el Botiquín Familiar y Escolar, distribuido gratuitamente especialmente en escuelas del interior del país, en zonas periféricas suburbanas de fronteras, se editó el nuevo diccionario que ha sido muy bien recibo.

p. Participación en distintos medios de comunicación social.

Se han realizado varios trabajos de investigación, focalizándolos en zonas prioritarias y con tratamiento interdisciplinario. Por ejemplo, con el apoyo del Municipio Urbano de la Costa, se efectuó una investigación acerca del uso indebido de drogas en época estival, donde acuden muchos adolescentes.

Las asociaciones gremiales de educación para la salud no son suficientes ni tienen mayor alcance. Se está gestando un movimiento en tal sentido. Cabe destacar que la formación profesional está vigente en la escuela universitaria.

A nivel de CAESPO, que ha desarrollado una intensa labor, teniendo en cuenta su carácter voluntario significa un real desafío continuar con sus tareas, siendo su mayor dificultad los inconvenientes de índole económico.

Educación para la salud en la provincia de Buenos Aires

La estructura del país comprende los niveles: Nación, Provincias y Municipios. Esta provincia está integrada por once zonas sanitarias –lo que descentraliza la actividad provincial. A su vez, cada una de estas zonas sanitarias trabaja con diez municipios.

Obtuvimos que cada una de esas zonas tuviera un responsable de educación para la salud. Fueron designados para esa función profesionales de diferentes disciplinas: médicos, sociólogos, enfermeras sanitarias, odontólogos, asistentes sociales, etc., quienes cumplieron cursos de capacitación. Al mismo tiempo gestionamos que cada municipio nombrara un profesional para dirigir las acciones educativas sanitarias. Este personal también fue capacitado. De acuerdo a los requerimientos, concretamos distintos talleres relativos a "salud y comunicación," "micro y macromedios," "participación comunitaria," etc.

Por solicitud de diversos municipios organizamos conjuntamente: talleres, seminarios, jornadas, etc., con temas diversos y destinatarios especiales: enfermeras, docentes, padres, etc.

En relación con las publicaciones, fueron de temas –fundamentalmente– que apoyaban programas vigentes. Como experiencia especial, destaco que con motivo de la edición de cinco mil folletos ilustrados en forma de cuento, referentes a la prevención de diarreas infantiles, se imprimieron con errores ortográficos, por lo que debí encontrar la solución creando el concurso "Descubra el error." Así programé con autoridades de un municipio del Gran Buenos Aires, reuniones de asesoramiento con directoras y asistentes sociales de 150 escuelas de ese distrito, con el apoyo del Servicio de Pediatría del Hospital Zonal. Formando así a agentes multiplicadores para prevención de las diarreas, llegó a todo el personal de educadores y las familias del área de cada uno de los establecimientos educacionales la información pertinente. Los alumnos –asesorados en el tema– realizaron interesante labor al crear dibujos, maquetas, grabaciones, etc., que se expusieron en el salón de actos municipal y en el Ateneo Médico, con gran afluencia de público. La municipalidad gratificó el trabajo de las escuelas otorgando un botiquín equipado por establecimiento. Descubierto el error, e informando acerca de la prevención de las diarreas infantiles, pudimos así editar 50,000 ejemplares que fueron distribuidos en los centros de salud de zonas prioritarias (Cabe destacar que previamente se había efectuado un chequeo de opinión, entre las madres que concurren a centros de atención primaria, para elaborar el texto que se imprimió en los folletos mencionados).

Educación para la salud en el municipio de Lomas de Zamora

Lomas de Zamora está ubicada a 13 kilómetros al sur de la cuidad de Buenos Aires, es decir, la Capital Federal. Tiene un área de 89 km.^{2} y una población de 850,000 habitantes. Allí he creado el primer Departamento en Educación en Salud de la Provincia de Buenos Aires, logrando la colaboración de un importante equipo. Cabe mencionar, que a raíz de un convenio tripartito de Nación-Provincia y Municipio se organizó un trabajo de comunidad en una zona suburbana, de este municipio donde trabajamos dos años, logrando la participación activa de la gente. De todo este esfuerzo mancomunado, logramos mejorar la calidad de vida de la población al posibilitar la edificación y funcionamiento de un hospital, de una agencia de registro civil, la creación de una guardería infantil –para madres trabajadoras fuera del hogar– y el mejoramiento de calles, etc. Éste fue el primer trabajo de estas características en el país.

Por otra parte organizamos cursos, seminarios, talleres, etc., para docentes, farmacéuticos, personal de guarderías, líderes comunitarios, etc.

Se efectuaron distintas investigaciones, entre las que se destacó la realizada para conocer hábitos alimentarios en zonas periféricas. Ésta se realizó con alumnos y padres de ochenta escuelas. Fueron obtenidas tres mil encuestas a cargo de alumnas de la Escuela Nutricionista de la Facultad de Medicina de la Universidad Nacional de Buenos Aires. Luego se concretaron reuniones con docentes y padres, de asesoramiento para conocer principios alimenticios y formas de cocinar las comidas.

BOLIVIA[*]

Trasfondo histórico

En Bolivia se desarrollan algunas experiencias de educación para la salud aisladas, algunas no estructuradas y temporales. Éstas se dieron a nivel escolar, o de comunidades y ninguna de ellas se pudo institucionalizar. En este esfuerzo se incluye la Secretaría Nacional de Salud, las secretarías regionales, las ONG's y la Iglesia Católica.

La experiencia en este caso es un esfuerzo más que abre un espacio para la educación para la salud. Desde el 1987 se buscan alternativas que subsanen esta carencia, identificándose y desarrollándose los procesos de investigación y planificación con los conscriptos que cumplen su año de servicio militar en las Fuerzas Armadas de la Nación, sabiendo que luego, ellos serán los actores en sus comunidades. De esta manera, se identifica esta oportunidad ideal, para dotar al futuro jefe de familia del conocimiento preciso para tomar decisiones y asumir responsabilidades en su familia y su comunidad en relación a la salud. Así en 1989, se firma un convenio de acciones conjuntas entre el Ministro de Defensa y la Secretaria Nacional de Salud, que a la fecha apunta a la institucionalización definitiva de la educación para la salud en el Servicio Militar Obligatorio.

En ese sentido, el Plan de Instrucción Integral del Soldado "Centinela de la Salud", es la experiencia más significativa de educación sanitaria en el campo no formal. Sin embargo, la actual gestión gubernamental comenzó a trabajar desde 1993, con la institucionalización de la educación para la salud en el sistema escolar.

---

* Documento elaborado por la Dirección Nacional de Recursos Humanos. El mismo ha sido referido por Dr. Phillippe Lamy de la Representación de la Organización Panamericana de la Salud.

Marco ideológico y filosófico

La educación para la salud se ha identificado como una estrategia de protección al capital en nuestro país. El análisis situacional y geopolítico, muestra que es imperante desarrollar políticas de protección social, teniendo en cuenta que en el campo de la salud los problemas básicos son los indicadores de salud que muestran tasas elevadas de morbimortalidad materno-infantil ocasionada en gran medida por enfermedades transmisibles y previsibles. La mortalidad materna, la baja expectativa de vida, y la falta de recursos económicos, obligan a establecer una estrategia de participación comunitaria para la resolución de estos problemas; en este sentido, vale la pena mencionar que se construyó un perfil deseado, que básicamente observe las características de un capital humano "capaz de responder a las políticas sanitarias y sociales", con el fin de conquistar un mejor nivel de vida.

Metas y objetivos

Bolivia, al enfrentarse al desafío de un nuevo siglo, ha tomado conciencia de que es impostergable la necesidad de utilizar todas las estructuras del Estado, para encaminar la solución de problemas que como el caso de la salud, son susceptibles de modificación con una adecuada estrategia de democratización del conocimiento, promoviendo la formación integral de su capital humano; sin embargo, para dar sostenibilidad a estos procesos, se motiva además a la participación popular en la solución de los problemas, campo en el cual se ha avanzado incluso con la promulgación de Leyes de la República que posibiliten y pongan al alcance de las comunidades los recursos económicos que apoyen a su desarrollo local.

Legislación y política pública

Las metas que se trabajan en este momento corresponden a la institucionalización de la educación para la salud en el Servicio Militar Obligatorio y desean alcanzar a corto plazo contar con un capital humano cuyo perfil sea capaz de responder a las políticas sociales de protección, y sea motivado para protagonizar la conquista de mejores niveles de salud.

A mediano plazo, la meta es institucionalizar la educación para la salud en el sistema de educación formal e institutos de formación.

Formación de personal

La formación de personal de educación para la salud en nuestro país todavía no cuenta con una estructura suficiente sustentada por el Estado. Los cursos de capacitación para este personal se adaptan a los procesos que cada proyecto y cada institución tiene para desarrollar. Sin embargo, se exige un currículo mínimo que se enriquece con cursos que refuerzan el perfil deseado para el capacitador en el caso del Plan de Instrucción Integral del Soldado "Centinela de la Salud", que enseña los contenidos del programa de salud a los instructores militares, quienes actúan como facilitadores y poseen la formación y experiencia necesarias para aplicar un proceso de enseñanza *suigeneris*. Por esto, el equipo monitor está conformado con exclusividad por profesionales médicos, a los cuales asesoran puntual y temporalmente profesionales de la comunicación, pedagogos y otros.

En el caso de otros procesos tenemos entendido que en niveles regionales o locales, es el personal médico o paramédico de la posta sanitaria quien al margen de su labor asistencial, se ocupa de desarrollar los procesos de educación para la salud en la comunidad.

Personal

En el plan "Centinela de la Salud", que aplica la educación para la salud a mayor escala, se cuenta con un equipo central, cuyo perfil corresponde a profesionales médicos recién egresados, con sólida formación académica y conocimientos de salud pública, a quienes se capacitó con las bases de pedagogía, didáctica y comunicación social. Empero, ellos tienen la misión de enseñar a manejar contenidos de salud a profesionales experimentados en enseñanza de otros procesos, como la instrucción militar, los cuales aplican su propia metodología para enseñar a los soldados.

Para desarrollar procesos específicos, como por ejemplo la evaluación, se cuenta con profesionales de intervención decisiva, pero temporal.

Tareas y funciones del personal

El nivel estratégico define políticas y líneas estratégicas. A nivel operativo, la Coordinación Nacional define la organización y la planificación de los procesos; con el asesoramiento de un equipo multidisciplinario, se define el currículo mínimo del programa de enseñanza. El equipo central cumple el papel de enseñar el manejo de los contenidos para el personal que aplica la enseñanza y desempeña además el monitoreo, seguimiento y evaluación del impacto del proceso.

El equipo de instructores militares cumple el propósito de aplicar la enseñanza adaptada a la metodología que acostumbra desarrollar y cuya eficacia fue previamente probada.

BRASIL

Vera Lucía G. Pereira Lima, L.D. (Dr.)[1]
Nora Z. Ribeiro Campos, M.E.[2]

Educación en salud: sinopsis histórica y algunas tendencias

En el curso del siglo XX, se identifican fases en la historia de la educación en salud, que surgen gracias a la conjugación dinámica de múltiples factores socio-culturales, científicos y político-ideológicos, respecto de la evolución de la sociedad brasileña como un todo y se reflejan en las políticas y en las prácticas referentes y en la educación.

En estas fases, caracterizadas por la preponderancia de formas particulares de entender la vida, el hombre, la sociedad, la salud y la enfermedad; y de valorizar fines y medios, se pueden reconocer conceptos de educación y de salud que irán, necesariamente, a permear la teoría y la práctica educativa en salud.

Siglo XX: La acción educativa en salud hasta la década de los ochenta

En una sinopsis de la acción educativa en salud en el Brasil, en el transcurso del siglo XX, se distinguen nítidamente algunas fases, como se pretende sintetizar a continuación.

En el comienzo del siglo, se presenta la llamada fase epidemiológica, con acento en la prevención de enfermedades por medio de la vacunación y del combate a los vectores transmisores, impuestos autoritariamente en un tipo de acción educativa que se limitaba a las

---

[1] Profesora Titular de la Universidad Federal de Río de Janeiro (UFRJ), Representante de la Sub-región de Brasil al Comité Regional Latinoamericano (ORLA) de la Unión Internacional de Promoción de la Salud y Educación de la Salud.

[2] Maestrada en Educación de la UFRJ, Asesora de Coordinación de la UIPES/ORLA.

campañas informativas dirigidas para problemas específicos. Es caracterizada también como fase de la "biologización" de la salud, que se mantendrá presente con mayor o menor interés en las décadas siguientes. Según Melo, "el estudio de las sociedades, con métodos de Biología, puede biologizar, despolitizando lo social, sin preocupaciones y reflexiones políticas" (Melo, 1981).

Después de 1920, se configura la llamada fase higienista, que se relaciona al desarrollo de la ciencia médica, difunde los cuidados con la higiene, con la asepsia, con los buenos hábitos de vida y favorece lo que Melo caracterizó como la psicologización de la salud (*ibid* 1981), reforzada por la divulgación de conocimientos del área de la psicología. La acción educativa pretende entonces, la "formación de hábitos saludables con rutinas disciplinadas en las prácticas de puericultura, actitudes favorables a la adquisición de conocimiento"(*ibid* 1981). Se afirma, gradualmente, lo que convencionalmente se llamó como optimismo pedagógico, inspirado en las ideas del filósofo norteamericano John Dewey, incorporadas por el movimiento de la "Escola Nova" en Brasil (con Anísio Teixeira, Fernando de Azevedo, Lourenço Filho y otros), que defendía la enseñanza universal, laica y gratuita. Se habla de "educación para la vida", así como de "educación para la salud".

Después de 1940, el movimiento de interiorización en la Amazonia para la extracción de materia prima durante la Segunda Guerra Mundial, hace evidente las malas condiciones de vida de las poblaciones del interior y la necesidad de superar estas condiciones, superando las barreras económicas y sociales; procurando también garantizar la integridad física de los técnicos que participaban de las actividades de naturaleza estratégica.

Según Ribeiro Campos (1994), "estas políticas fueron también formuladas en función de los intereses de los Estados Unidos (que habían firmado un acuerdo con el Brasil para explotar el caucho y producir más alimentos, actitud justificada por los intereses de la Segunda Guerra Mundial), para cuya implantación se creó una infraestructura médico-sanitaria (Servicio Especial de Salud Pública - SESP)"; de acuerdo con Melo (1981), "con menores riesgos para la producción que aquellos sufridos con ocasión de la apertura del canal de Panamá" (p.36).

Se crea el Servicio Especial de Salud Pública (SESP), inspirado en el modelo norteamericano, iniciando un intenso intercambio entre Brasil y los Estados Unidos, en el área de salud pública. La acción educativa en salud incorpora la preocupación con el desarrollo de la organización comunitaria y con la introducción de nuevos recursos metodológicos.

En 1948, con la creación de la Organización Mundial de Salud (OMS) y la divulgación de su concepto de salud en términos de "completo bienestar físico, mental y social y no apenas falta de enfermedad", se hace hincapié en el ser humano, su totalidad psicosomática y la calidad de vida como producto de la interacción de las dimensiones física, psicológica y social, con consecuencias evidentes sobre la concepción de educación en salud –su foco de acción y sus objetivos. Se insiste en la responsabilidad personal y la educación se orienta para el comportamiento "responsable". La expresión "educación en salud" pasa a ser reconocida por muchos en Brasil, como la que mejor expresa el nuevo significado (hay controversias con relación al contenido semántico de otras expresiones en portugués como "educación de la salud" y "educación para la salud", que se asocian a concepciones específicas y distintas de la acción educativa).

En 1967, es reabierto el curso de Educación Sanitaria de la Facultad de Salud Pública de la Universidad de Sao Paulo (USP), cerrado en 1961 (cuyos orígenes se remontan a 1925 con el nombre de Instituto de Higiene, vinculado al Departamento de Higiene de la Facultad de Medicina de Sao Paulo), pasando a ofrecer a los profesionales de nivel superior, inclusive del área de las Ciencias Sociales el curso de Educación en Salud Pública. Según Melo, "la salud-enfermedad es comprendida en su multi-causalidad –pero la solución aún es dada por la educación" y la acción educativa deberá recaer en los grupos de salud (1981).

En la década de los 70 (iniciada a partir de la segunda mitad de los años 60), Brasil vive un período de régimen políticamente autoritario. Se afirma en el área de la educación en general (la educación en salud no fue la excepción), una visión marcadamente tecnicista y autoritaria, con insistencia, por consiguiente, en la planeación vertical y centralizada, en la utilización de medios y técnicas de enseñanza, como estrategia para conseguir los objetivos, sobreponiéndose a los demás aspectos de la actividad educativa. Es la fase de la instrucción programada, de la educación por objetivos (taxonomía), de la acentuada valorización de los recursos tecnológicos.

Después de 1975, en el período final del régimen autoritario, el país vive un lapso de distensión política, que precede a la "apertura" a la redemocratización y se inicia la crisis económica. Se crean programas de interiorización de las acciones de la salud (como el Plan de Interiorización de las Acciones de Salud-PIAS); se intensifica la acción social de la Iglesia Católica a través de las comunidades eclesiales de base; hay una afirmación creciente del movimiento sindical;

se discute una política nacional de salud. Se fortalece, a partir de la década de los 80, la concepción de la salud como ejercicio de la ciudadanía, y de la educación en salud, con connotación de educación política, en el sentido de la conscientización y de la acción en defensa de los derechos individuales y sociales.

Según registra el *Boletín de la Comisión Nacional de Educación Popular en Salud* (1993), citado por Ribeiro Campos (1994) "las experiencias de la educación popular en salud comenzaron en el Brasil en los años 70, a partir de profesionales de la salud insatisfechos con los modelos mercantilizados y patronizados de los servicios de salud oficiales destinados a las clases populares".

A pesar de estar referidas en una perspectiva temporal o cronológica, las diferentes concepciones de lo que será llamado como "educación sanitaria" (fase epidemiológica), "educación para la salud", "educación de la salud" o "educación en salud" aún inspiran las prácticas actuales. En realidad, no hubo substitución por conceptos más recientes, pero, sí se acrecentaron nuevos conceptos y propuestas que en dicho momento se volvieron preponderantes. Por lo tanto, de acuerdo con los conceptos utilizados, la metodología empleada, el tipo de relación educativa que se establece en ciertos grupos, instituciones o programas, se podrá aún caracterizar la acción educativa que se desarrolla orientada en una perspectiva higienista, tecnicista, cientificista o crítica, etc.

Nuevos rumbos de la educación en salud en Brasil en las décadas de los ochenta y noventa

Se pueden identificar algunos acontecimientos o eventos marcantes del ámbito nacional o internacional que, aliados al progreso histórico, político, social y cultural del país, refuerzan o traducen los nuevos rumbos de la educación en salud en las décadas de los 80 y 90. Son ellos:

1. La Conferencia de ALMA-ATA sobre la atención primaria en salud, realizada en 1978, que tuvo gran repercusión en los países en desarrollo, con la propuesta de nuevas prioridades, métodos y acciones como la atención a los cuidados primarios, al uso de tecnologías simplificadas, a la valorización de los equipos multiprofesionales y a los líderes naturales de las comunidades, a la preparación de agentes de salud, al respeto de las prácticas populares con su legitimización siempre que sea posible, etc.

2. La VIII Conferencia Nacional de Salud, realizada en Brasilia en 1986, que movilizó a la sociedad brasilera a través de representa-

ciones de grupos, de instituciones públicas y privadas, de asociaciones de profesionales del sector de la salud, de partidos políticos y de sindicatos, promoviendo una amplia discusión iniciada en la fase anterior a la realización de la conferencia lo que permitió gran representatividad social. La relación consolidada de los trabajos de grupo de la VIII Conferencia vino a inspirar el texto de la Constitución Brasilera de 1988 y, en su tema I –Salud como derecho, presenta el siguiente concepto: "... la salud es el conjunto de las condiciones de alimentación, habitación, educación, renta, medioambiente, trabajo, transporte, empleo y diversión, así como el acceso a los servicios de salud. Es éste, principalmente, el resultado de las formas de organización social de la producción, las cuales pueden generar grandes desigualdades en los niveles de vida" (Conferencia Nacional de Salud, 1986).

3. El pensamiento educacional de Paulo Freire entre otros, de línea progresista, rediscute la relación educador-educando, caracterizándola como una relación horizontal de cambio, en que ambos actores aprenden y enseñan, estimulando, por lo tanto, una amplia discusión sobre los métodos educativos, favoreciendo la utilización de metodologías participativas y la evaluación cualitativa. De acuerdo con la afirmación de Rocha, citado por Ribeiro Campos (1993), "la educación en salud pasó a ser entendida como un proceso de transformación que desarrolla la conciencia crítica de las personas, respecto de sus problemas de salud y estimula la búsqueda de soluciones para resolverlos" (p.96).

4. El constructivismo como teoría pedagógica influye, de forma marcada, en la enseñanza en general y, también, en las prácticas educativas en salud, con base, principalmente, en la contribución de Jean Piaget y seguidores, entendiendo que es el sujeto que aprende quien construye el propio conocimiento, a partir de su experiencia, en un proceso continuo de aprendizaje, en la medida en que problematiza la realidad y formula preguntas e hipótesis (Nery, 1994). Aunque su principal teórico tenga desarrollados sus estudios sobre el aprendizaje y el desarrollo de la inteligencia en la infancia y adolescencia, la influencia del constructivismo se extiende a programas orientados para otros niveles de población, importando nuevas revisiones de métodos y técnicas, pasando el papel del educador a ser, principalmente, el de estimulador y provocador.

5. El movimiento ambientalista que se difunde en el Brasil, de forma más acentuada en la década de los 90, tiene su divulgación

intensificada con la ECO 92 (Conferencia Mundial sobre el Medio Ambiente, realizada en Rio de Janeiro en 1992) e inspira en los sectores interesados en la educación en salud la profundización de la discusión sobre su dimensión ambiental, principalmente en lo que respecta al "ambiente de vida" (Dél Rey. Lima, 1991). La visión holística de la salud, incorpora la preocupación con el medio ambiente y la trasciende, al valorizar la integración de todas las dimensiones de la vida humana, en su perspectiva histórica y en dinámica interacción con el ambiente físico, biológico y social (Proyecto de Diagnóstico de las Acciones de Educación en Salud en Brasil, Unión Internacional de Promoción de la Salud–UIPES/ORLA, subregión Brasil, 1994). Capra afirma que "la salud es una experiencia de bienestar, resultante de un equilibrio dinámico que envuelve los aspectos físicos y psicológicos, así como sus interacciones con el medio ambiente natural y social"(Capra, 1982). La concepción de educación en salud, aunque ampliada, enfoca especialmente la interacción del hombre con el medio ambiente en el sentido más amplio y, por lo tanto, con las condiciones que benefician su calidad.

6. La preocupación internacional con la promoción de la salud, se hace evidente con la realización, en 1986, de la I Conferencia Internacional de Promoción de la Salud, en Ottawa, Canadá. La acción educativa en salud (orientada hacia la conscientización y el "comportamiento responsable"), reconocida importante y necesaria, no era entendida como la única solución para la mejoría de los niveles de salud de las poblaciones. Se imponían otras soluciones que viabilizaran condiciones de vida favorables, por lo tanto, no agresivas a la calidad de vida. La carta de Ottawa resalta que la PROMOCIÓN se propone "trabajar por la solidaridad y por la equidad social, condiciones indispensables para la salud y el desarrollo"(1993). El mismo documento propone la definición de la promoción de la salud como el "proceso de capacitación de las personas para mejorar y aumentar el control sobre la salud" y añade que, "no es apenas responsabilidad del sector de la salud, sino que trasciende al estilo de vida saludable en dirección del bienestar"(Ottawa Charter for Health Promotion, 1986). Es importante señalar que, este último documento consagra, en realidad, posiciones defendidas en Brasil, desde la década de los '70, reafirmadas en ocasión de la VIII Conferencia Nacional de Salud (1986), incluidas en su relación y que vienen a ser incorporadas en el texto constitucional (como ya fue dicho), expresando la convicción

de que la educación en salud no puede omitir el ejercicio de los derechos de la ciudadanía, que pasa por las condiciones dignas de vida.

La educación en salud como área de referencia nacional

La educación en salud en Brasil como área institucional, inicia su historia en 1934, en el antiguo Ministerio de Educación y Salud, con la denominación de Sección de Propaganda y Educación Sanitaria, de la entonces Directoría Nacional de Salud y Asistencia Médico-Social (UIPES/ORLA, Sub-región Brasil, 1995). En 1942, se reorganizaba el Departamento Nacional de Salud y fue redimensionada el área de educación para atender las políticas de salud, constituyéndose el Servicio Nacional de Educación Sanitaria, SNES (*Ibíd*, 1995).

La educación en salud vendría a asumir un papel relevante para concretar las políticas nacionales en la década de los 70, delante de los desafíos de la "salud para todos en el año 2000", de acuerdo con recomendaciones internacionales. Se reestructura entonces, el sector de la salud, con la creación de la División Nacional de Educación en Salud (DNES), localizada en la Secretaría de las Acciones Básicas en Salud (SNABS), del Ministerio de Salud, como consecuencia del interés concedido a la atención primaria en salud, lo que vendría a limitar su intervención en otros sectores del ministerio (*Ibíd*, 1995).

El reconocimiento de la importante contribución de la DNES, para la efectivación de las acciones de la salud en Brasil, no obstante, no impidió que la división fuese extinta en 1990, con la reforma administrativa del nuevo gobierno (UIPES/ORLA, Sub-región Brasil, 1995).

Desde la extinción de la División Nacional de Educación en Salud (DNES), no existe un órgano normativo a nivel ministerial, que actúe como referencia nacional de la promoción y de la educación en salud, en Brasil, lo que tiene serias repercusiones, como la dispersión de las acciones educativas en salud, con reflejos en el área de formación de recursos humanos, dada la inexistencia de normas que reglamenten, cualitativamente, los programas de formación.

A nivel nacional, la estructura organizacional más elevada para el área es la Gerencia de Educación en Salud, creada en agosto de 1994 y localizada en la Coordinación de Comunicación y Documentación (COMED), un órgano de Asesoría de Planeación Estratégica (AS-PLAN), de la Fundación Nacional de Salud, uno de los órganos del Ministerio de Salud que actúa a nivel estadual a través de Coordinaciones de Educación en Salud que, a su vez, se articulan con las Secretarías Estatales. Mientras tanto, el 3 de marzo de 1993, el

Consejo Nacional de Salud (Ministerio de Salud de la República Federativa de Brasil), basado en su competencia regimental y en sus atribuciones legales (Ley 8.142 de 28/12/90 y Ley 8.080 de 19/09/90) aprobaba la siguiente resolución:

1. Aprobar el primer parecer de la Comisión Relatoria sobre el documento "Municipalización de las Acciones y Servicios de la Salud: La osadía de cumplir y hacer cumplir la ley", en forma anexa a esta resolución.
2. Que el documento sobre "municipalización", y otros que tratan sobre la operacionalización del Sistema Único de Salud (SUS), incluyan la EDUCACIÓN EN SALUD, basada en criterios epidemiológicos, como atribución de todos los niveles del SUS, en los niveles Federal, Estatal y Municipal, Brasilia, 04/3/93.

Actualmente, los educadores en salud pública en Brasil, se movilizan para revertir la situación creada con la extinción del DNES y proponen la recreación de un área de referencia nacional de educación en salud, en el Ministerio de Salud (UIPES/ORLA, Sub-región Brasil, 1995).

Algunas tendencias conceptuales en las prácticas de Educación en Salud

Aunque reconociendo la persistencia de concepciones y métodos de décadas anteriores en propuestas y programas de acción educativa en salud, se identifica actualmente en Brasil el predominio de algunas tendencias como:

1. La comunicación social en salud, que utiliza marcadamente las técnicas y recursos de la comunicación social, intentando maximizar los resultados a corto plazo, sin predominio de trabajo educativo de mayor profundidad. Se observa esta tendencia en algunos programas del Ministerio de Salud, caracterizados por algunos como acciones focales de comunicación social en salud.
2. La educación popular en salud, en una perspectiva de valorización de la iniciativa popular y de la articulación de experiencias de trabajos comunitarios que encuentra en la Escuela Nacional de Salud Pública de la Fundación Oswaldo Cruz (ENSP/FIOCRUZ, en Rio de Janeiro) uno de sus baluartes con influencia nacional, y que vino a favorecer la creación de la Comisión Nacional de Educación Popular en Salud. Sin embargo, como afirma Vasconcelos (1993),

la educación popular en salud aún es vista como una metodología alternativa, con actividades diseminadas en varias áreas y experiencias centradas a nivel de las acciones cotidianas, sin grandes teorizaciones.

3. La educación en salud del trabajador, que pretende incorporar la planeación y la implantación de las acciones educativas relativas a la prevención y a la promoción de la salud del trabajador, con su participación en el proceso de vigilancia en salud que, en este momento, es una propuesta, por ejemplo, de un gran proyecto de carácter multi-profesional e interdisciplinario de la Universidad Federal de Rio de Janeiro.

4. La educación en salud y medio ambiente, que pretende discutir las intersecciones entre la educación en salud y la educación ambiental y la cuestión del medio ambiente en el contexto de la vida cotidiana de las personas. La Facultad de Educación de la Universidad Federal de Rio de Janeiro (UFRJ), por ejemplo, creó en su núcleo de Educación en Salud, el Grupo de Estudios de educación ambiental, que viene discutiendo y produciendo trabajos en esa área. Propone aún, un paradigma que presenta una nueva perspectiva conceptual de la educación en salud, identificando en el área cuatro dimensiones, a saber: (1) Ambiente de vida, (2) Crecimiento y Desarrollo (etapa de vida), (3) Prácticas pedagógicas en salud y (4) Políticas de salud y de educación (Dél-Rey e Pereira Lima, 1991). La educación en salud en una perspectiva holística es una afirmación de esta tendencia, que inspira reflexiones, discusiones y alguna práctica.

Consideraciones finales

La primera mitad de la década de los noventa ha sido marcada por serios desafíos en la vida brasileña, con su fase más crítica en los años 92-93, cuando la eclosión de una crisis ética y política sin precedentes, vino a agravar las dificultades de naturaleza económica y social que se acentuaban progresivamente. Tales condiciones se reflejaron en la sociedad como un todo, especialmente sobre los sectores más pobres de la población, con un evidente deterioro de su calidad de vida.

En el semestre de 1994, una fase de transición para el nuevo gobierno electo, se pronostica un proceso de recuperación económica, a través del control de la inflación y de otras medidas político-económicas que tienden a la consolidación del nuevo modelo de estado, proceso tal que se afirma en 1995.

De acuerdo a lo que consta en la justificación del "Proyecto de Diagnóstico de las Acciones de Educación en Salud en Brasil" (Unión Internacional de Promoción de la Salud y Educación para la Salud - UIPES/ORLA, Sub-región Brasil, 1994), "la problematización de la educación en salud en Brasil hace evidente un elenco de dificultades, como: el desconocimiento de las prácticas de educación en salud que están aconteciendo en las distintas regiones del país, la falta de articulación entre instituciones, grupos y los educadores en salud, la deficiencia y heterogeneidad de los recursos disponibles, la discontinuidad programática, la deficiente divulgación del conocimiento producido, la multiplicidad de los enfoques conceptuales"; y aun, considera que "tales dificultades expresan, en su diversidad e incidencia, la heterogeneidad de la realidad socio-económica, apoyada en las alarmantes desigualdades de la distribución de renta de la población y sus consecuencias, así como la diversidad del perfil profesional y su formación" (p.5).

Sin embargo, hay una pluralidad de propuestas y programas de educación en salud coordinados a nivel federal, estatal, municipal y local, bajo la responsabilidad de organismos públicos o privados, y dentro de estos últimos, laicos y religiosos. Tales programas son implantados por los sectores de prestación de servicios, de formación de recursos humanos y de investigación. Se calcula que cerca de 5000 organizaciones no gubernamentales operan en el país, con distintos niveles de funcionamiento efectivo y de eficacia, con propuestas de naturaleza social, en gran parte relacionadas directa o indirectamente a la promoción y a la educación en salud.

Es sentida por los profesionales que actúan en el área, la necesidad de disponer de un diagnóstico de las acciones de educación en el país, como un instrumento de conocimiento de la realidad, de divulgación de programas, de identificación de necesidades, dificultades y prioridades con el fin de favorecer la articulación de grupos, instituciones y personas, estimular las parcerías y crear condiciones más favorables para el desarrollo de esta área en Brasil, con vista en la mejoría de la calidad de vida de su pueblo.

REFERENCIAS BIBLIOGRÁFICAS

Conferência Nacional de Saúde, VIII, Saúde como Direito, Brasília, 1986. Relatório Consolidado dos Trabalhos de Grupo, Brasília, DF: Departamento de Congressos, 1986.

Constituição da República Federativa do Brasil. Brasília, DF, 1988.

Conselho Nacional De Saúde, Resolução N.41 de 04/3/93. Brasília, Ministério de Saúde.

DÉL-REY D.C.H. e LIMA V.L.G.P., Educación Ambiental: un Nuevo Paradigma de la Educación para la Salud en el Espacio Escolar. Helsinki, Finlandia: Conferencia Mundial de Educación para la Salud, 1991.

LÁBBATE S., SMEKE E.L.M., OSHIRO J.H., A educação como exercício da ciudadanía. Saúde em debate, n.37/ dezembro, 1992.

MELO MACHADO A.A., Diretrizes em educação em Saúde. Brasília, Ministério da Saúde, Fundação Nacional de Saúde, COMED/ASPLAN Documento, novembro, 1994.

MELO J.A.C., Educação Sanitária: Uma visão crítica. In: Educação e Saúde. Caderno CEDES (4), Ed. Cortez, 1981.

Ministerio de la Salud, Chile, Escuela de Salud Pública, Facultad de Medicina, Universidad de Chile, OPS/OMS, Promoción de la Salud: XI Jornadas Nacionales Interdisciplinarias de Educación para la Salud, Santiago, Chile, 1993.

NERY R., Construtivismo, uma revolução pedagógica do ensino. Brasília, Caminhos, N.3, junho, 1994.

Ottawa Charter for Health Promotion. An International Conference on Health Promotion. Ottawa, Ontario, Canadá, WHO, nov. 1986.

SINTURF, Jornal do Sindicato dos trabalhadores em educação da UFRJ: Saúde do trabalhador, o desafio da universidade. Universidade Federal de Rio de Janeiro, Ano X, N. 142, de 8/11/94.

RIBEIRO CAMPOS N.Z., Educação em Saúde: Conceituações, Práticas e Direitos do Cidadão nos Estabelecimentos oficiais de Ensino do Rio de Janeiro. UFRJ (FE), Dissertação de Mestrado, 1994.

UIPES/ORLA (União Internacional de Promoção da Saúde e Educação para a Saúde, Sub-região Brasil (Coord.), Proposta de (Re) Criação da Área de educão em Saúde no Ministério da Saúde, Documento, Rio de Janeiro, 1995.

VALLA V. (Coord.) CARVALHO M. de, ASSIS M. de, Participação popular e os serviços de Saúde: o controle social como Exercício da Cidadanía. Rio de Janeiro: PARES/FIOCRUZ - ENSP, 1993.

VASCONCELOS A.M., O I Encontro Nacional de Educação Popular em Saúde. Rio de Janeiro, Boletim do CONEPS,n.2, maio/1993.

CHILE

Mercedes Báez Cruz[1]
Enrique Mandiola[2]

Trasfondo histórico

La historia de la educación para la salud en Chile está jalonada por anticipaciones del reconocimiento oficial de su importancia. En ella han intervenido muchas personas de gran talento y prestigio como educadores, médicos, legisladores y otros especialistas graduados en el extranjero y en el país que han sellado el valor de la educación en la conservación de la salud.

El desarrollo cronológico de la educación para la salud presenta las siguientes etapas:

1. La información educativa para todo público especialmente durante el estallido de epidemias.

2. La educación en el área escolar con los servicios médicos y la incorporación de la "instrucción" higiénica en el aula.

3. El desarrollo de planes con metas más relevantes que van desde la disminución de la morbimortalidad infantil hasta el enfoque actual de promoción de la salud, participación y comunicación social para el mejoramiento de la calidad de vida, los cuales tienen un enfoque más integral y holístico, comprometiendo no sólo al sector salud, sino a muchos otros sectores y a la comunidad cuyas acciones son fundamentales para los logros deseados.

[1] Encargada de la Unidad de Educación para la Salud del Ministerio de Salud de Chile.

[2] Profesor responsable del Área de Educación para la Salud, Escuela de Salud Pública, Universidad de Chile.

En Chile las metas alcanzadas en esta disciplina son el resultado de una larga evolución que data desde antes de los comienzos de la República.

- Durante el período de la Conquista y Colonia los indígenas del territorio no contaban con un sistema de educación, sólo un esbozo de educación familiar dirigida a formar jóvenes fuertes y guerreros.

- Para estos indígenas el origen de las enfermedades tenía una concepción demoníaca, la medicina mapuche era una mezcla de mitos, magia y algunos conocimientos sobre el valor terapéutico de ciertos vegetales.

- En 1803 el Rey Carlos V designó una comisión de médicos para propagar la vacuna antivariólica recién descubierta por Jenner. Cuatro años más tarde esta vacuna llegó a Chile. La resistencia del pueblo a esta vacuna fue grande y hubo que realizar mucha propaganda a través de carteles en distintos lugares e información en los templos durante las prédicas.

Durante el período de la independencia y república (1810) se formula el Primer Plan de la Constitución que planea en uno de sus artículos: "el gobierno de la República establecerá un gran instituto para las ciencias, artes, oficios, instrucción militar, religión y ejercicios físicos que den actividades, vigor y salud y cuanto pueda formar el carácter físico y moral del ciudadano." En el año 1822 se creó la Junta de Sanidad cuya responsabilidad fue "fijar ciertas normas tendientes a divulgar algunos consejos provechosos para la conservación de la salud del pueblo." En ese mismo año se publicó el primer manual para enseñar a los vacunadores la técnica de vacunación.

- En 1830 aparece un artículo en la prensa titulado "Nuevo método de propaganda de la vacuna por medio de las comadres" donde se recomienda el esfuerzo del sexo femenino por esta tarea.

- En 1833 se publica un primer folleto sobre los medios para precaverse del cólera y en 1842 el Dr. Nataniel Cox propone "la educación del pueblo para que por sí mismo tome precauciones higiénicas."

- En 1880 el Dr. Lucio Córdova establece la Cátedra de Higiene en la Escuela de Medicina y la enseñanza de higiene se hace obligatoria en la Escuela Naval y Militar, en los Liceos de Hombres y de Señoritas y en las Escuelas Normales. Esto se extiende en 1894 a las escuelas de Instrucción Primaria.

- En 1925 se crea el Primer Departamento de Educación Sanitaria dependiente de la Dirección General de Sanidad que significó dar un gran impulso a esta labor que se refuerza en 1929 con la creación en el Ministerio de Educación Pública de la Dirección General de Educación Sanitaria, el Consejo Nacional de Educación Sanitaria y la Escuela Nacional de Higiene.

- A partir de 1931 se estructura un Departamento de Educación Sanitaria en el Servicio Nacional de Salubridad y en la caja de Seguro Obrero.

- En 1948 se inician en la Escuela de Salubridad los primeros cursos de entrenamiento en Educación Sanitaria para funcionarios de salud y educación y en 1957 el postgrado para la formación de especialistas en educación para la salud.

- Posteriormente se fusionaron las instituciones que se preocupaban de la salud de la población dando origen en 1952 al Servicio Nacional de Salud.

- Esta institución otorgó gran importancia a las actividades de educación ya que en la dirección general se formó un Departamento de Educación para la Salud e igualmente se le consideró en los niveles regionales y locales.

- Entre 1954 y 1955 se crea la Comisión Mixta de Salud y Educación oficializada por ambos Ministerios e integrada por profesionales de gran prestigio. Esta comisión ha funcionado hasta la fecha y actualmente se ha reformulado e intensificado su labor.

- En 1968 se estableció oficialmente que la actividad educativa era una función inherente a la labor de todo profesional de salud, asignándosele horas dentro de la planificación de su trabajo. Esta planificación desapareció en 1974 restituyéndose dos años más tarde. Posteriormente se valoraron económicamente todas las actividades de salud, pero el valor asignado a esta actividad fue uno de los más bajos.

- Conjuntamente con esto el número de los profesionales educadores para la salud fue disminuyendo significativamente: de 102 educadores en 1968, se llegó a 20 en 1990 (ocurriendo la baja más importante entre los años 1973 al 1976.)

- Un estudio realizado en 1983 sobre la formación de los profesionales de salud en educación para la salud reveló que la mayoría de las escuelas de formación profesional (Enfermería, Obstetricia, Servicio Social, Nutrición, etc.) tenían sólo 36 horas dentro de su curriculum de formación y Medicina no incluía esta cátedra.

- Además estudios anteriores reafirmaron que la educación que impartía el equipo de salud estaba más orientada a los contenidos y de acuerdo a las necesidades del docente.

- Esto dio origen en 1980 a que la Unidad de Educación para la Salud del Ministerio de Salud formulara el "Proyecto Aprender a Enseñar" de 250 horas de duración teórico-práctico con tres niveles de complejidad creciente para capacitar al personal. Estos niveles fueron los siguientes: Primer Nivel: "Programación educativa y metodologías participativas," Segundo Nivel: "Participación Comunitaria y Evaluación", Tercer Nivel: "Metodología de la Investigación".

El proyecto funcionó en forma intensiva hasta 1990 llegando a capacitarse un "porcentaje significativo ($\pm$ 60%) del personal del primer nivel de atención existente en ese período."

Durante el período de 1980-1990 funcionaron en el país un número significativo de ONG, quienes realizaron trabajo comunitario con las poblaciones estimulándolas a organizarse para solucionar sus problemas más contingentes. Su labor, si bien no fue amplia en cobertura, lo fue en profundidad y dentro de las comunidades que trabajaron dejando valiosas experiencias y personas capacitadas en estas metodologías y estrategias.

- Otra iniciativa importante fue la realización de Jornadas Nacionales Multidisciplinarias de Educación para la Salud. Se iniciaron en 1983, período en que la educación para la salud era la actividad menos valorada económicamente. Su finalidad fue ofrecer tribuna y aunar esfuerzos para estimular al personal en esta área. En 1994 se realizan las decimosegundas jornadas y en ellas participan principalmente los servicios de salud (30%), Universidades (30%) Educación (10%), O.N.G. (28%) y otros sectores (2%).

- En 1981 la Facultad de Medicina, Escuela de Salud Pública instituyó el Magister en Salud Pública con mención en Educación para la Salud.

- En 1991 a raíz del problema de cólera en el país, fue posible contratar a 36 profesores para que asumieran la función de educadores. Ellos se han ido capacitando en el servicio y algunos en la Escuela de Salud Pública. Con esta dotación casi el 100% de los servicios de salud cuenta con uno o dos de estos profesionales.

Marco ideológico y filosófico

Los fundamentos de educación para la salud los encontramos en la Salud Pública, las Ciencias Sociales y la Educación. Desde los inicios de la etapa de profesionalización de la disciplina ha estado claro que su misión es contribuir al mejoramiento del nivel de salud de la población, formando las conductas necesarias para el fomento, la protección, la recuperación y la rehabilitación de la salud individual y colectiva. Ello supone la capacitación para el autocuidado y para el uso adecuado de los recursos de salud disponibles, de manera tal que los individuos y las comunidades asuman el nivel de responsabilidad que les compete en el cuidado de la salud. Especial relevancia se le ha asignado a las acciones de promoción de la salud.

Como disciplina educacional, Educación para la Salud tiene un sólido fundamento humanista. Se pretende contribuir al desarrollo integral del individuo para que se transforme en un elemento activo para enfrentar los problemas de salud de su comunidad.

En este proceso se postula un irrestricto respeto a sus creencias, actitudes, prácticas y valores. El proceso de cambio, cuando sea necesario, debe realizarlo el propio individuo o la propia comunidad con el apoyo y la orientación del educador. Éste actúa como un facilitador que crea condiciones, facilita la comprensión y estimula las actitudes necesarias para el cambio.

Desde la creación del Servicio Nacional de Salud se le ha asignado especial relevancia al trabajo con la comunidad a través de programas de organización y desarrollo en la comunidad en las décadas de los 50 y 60 y en estos últimos períodos la estrategia de participación comunitaria y social. Desde la década de los 50 se ha reconocido la importancia que la escuela tiene en la formación de estilos de vida saludables.

Metas y objetivos de Educación para la Salud

- Incorporar actividades de prevención en todos los programas de salud, tanto los básicos (adultos, niños, adolescentes y de la mujer), como en los subprogramas transversales (Cáncer, ETS, Salud Ocupacional, Salud Mental, etc.).

- Incentivar en el 100% de los servicios de salud proyectos educativos de promoción de la salud que tiendan a que la comunidad, sectores estatales y privados participen en la identificación y búsqueda de solución de problemas que contribuyan al desarrollo social.

- Desarrollar investigaciones operacionales para lograr diagnósticos más integrales y que identifiquen, no sólo aspectos epidemiológicos sino los aspectos socioculturales y educativos y que permitan focalizar y optimizar el enfoque educativo en promoción.

- Estimular la incorporación de las principales estrategias de información, educación y comunicación en el currículo de formación de los profesionales de la salud.

- Lograr que el 80 por ciento del personal de salud destine un cinco por ciento de su tiempo funcional para realizar acciones de promoción de la salud.

- Lograr que el 60 por ciento del personal se capacite para realizar actividades educativas.

- Establecer una red operacional de educación y promoción de la salud a nivel local y nacional en sectores estatales y privados que permita aunar esfuerzos y estimule la creatividad local.

- Impulsar proyectos que permitan aumentar la dotación de personal de educación para la salud, en un período de cinco años, a un educador por cada 150,000 habitantes.

- Incorporar el componente de promoción y prevención de la salud en el currículo de enseñanza básica y media.

- Incorporar el componente de educación y promoción de la salud en todas las carreras de formación de profesionales de salud.

Legislación y política pública

En el país, recién en 1925 con la dictación del Segundo Código Sanitario, aparece una referencia específica a educación sanitaria, lo que permitió crear Departamentos en las instituciones de salud y otros organismos para respaldar esta actividad.

El código sanitario dictado en 1931 refuerza esta actividad responsabilizando al Servicio Nacional de Salubridad de reforzarla.

- En 1952 se dictó la Ley 10383 que crea una institución única de salud, "El Servicio Nacional de Salud". Esta institución dio gran importancia a esta disciplina a nivel nacional, regional y local.
- En 1955 se dictan los decretos con fuerza de ley para crear la Comisión Mixta de Salud y Educación.
- En 1980, una nueva ley reestructura el sector de Salud Estatal, desapareciendo Educación para la Salud como Departamento, quedando sólo como una unidad. Esta situación continúa hasta la fecha.
- A partir de 1991, con el cambio de gobierno, se plantea mejorar la calidad de vida y disminuir la pobreza de acuerdo a los siguientes principios éticos: equidad, integridad, participación social. Estos principios están sustentados en los siguientes conceptos instrumentales: focalización, descentralización, intersectorialidad y atención primaria dentro de una acción integral. Se incorpora la estrategia de promoción de la salud a todo nivel con un enfoque eminentemente intersectorial, ya que la salud depende de muchos factores que son del ámbito de otras instituciones.

Formación del personal

En Chile la formación profesional del educador para la salud se inicia en la Escuela de Salubridad de la Universidad de Chile, fundada en 1944, que en 1948 inicia cursos cortos de educación para la salud. En la década del 50 se inicia, junto con el Servicio Nacional de Salud, un programa cuyo propósito era formar educadores sanitarios profesionales para trabajar en los niveles operativos. El Programa tuvo un carácter de postgrado para profesores de Educación Media de las áreas biológicas y de ciencias sociales. Tenía una duración académica de nueve meses y tres meses de práctica en terreno. Este programa se convierte primero en una Licenciatura en Educación para la Salud y finalmente en 1981, en la actual Escuela de Salud se crea el Magister de Salud Pública con Mención en Educación para la Salud. Este Programa dura dos semestres académicos más un semestre para la tesis de grado.

Personal

La actividad de educación para la salud directa al usuario la realizan los diferentes profesionales, auxiliares y otros funcionarios. Esta labor es coordinada y asesorada por un profesional educador para la salud, el cual también capacita al equipo de salud en aspectos educativos, tanto en el sistema de salud como del extra sistema.

Perfil normativo

De acuerdo a las disposiciones oficiales del Colegio Profesional y por tradición de más de treinta años se reconoce como educador para la salud a un:

1. Profesional con formación pedagógica acreditada por un título.
2. Además deben hacer un curso de post-grado, licenciatura o magister en una Escuela de Salud Pública en el país o en el extranjero.

Perfil psicológico y social del educador para la salud

Por las características de su labor, este profesional debe presentar los siguientes requisitos:

1. Condiciones intelectuales promedio

   a. Capacidad de juicio, comprensión
   b. Capacidad de expresión
   c. Capacidad de crítica (constructiva)
   d. Capacidad de organización y planificación.
   e. Capacidad de observación (buena percepción y sentido de alerta)
   f. Capacidad de razonamiento lógico
   g. Capacidad creativa

2. Desde el punto de vista de personalidad, se requiere:

   a. Personalidad armónica, emocionalmente madura y estable, es decir: personalidad adaptable (capaz de enfrentar con éxito situaciones nuevas y resolver problemas variados); de criterio amplio; con capacidad de comunicación y de disfrutar el trabajo con grupos o personas de cualquier nivel socioeconómico; personalidad objetiva.

3. Desde el punto de vista social, se requiere:

a. Sentido social (comprensión para los demás)

b. Buen contacto interpersonal

c. Conocimiento de la realidad socioeconómica

c. Perfil de desempeño laboral

Con la incorporación de profesores al Programa del Cólera y por interés de algunos servicios de salud, se cuenta actualmente con una dotación de 40 educadores nuevos con un promedio de dos años de trabajo, y los educadores para la salud existentes tienen un promedio de 18 años de trabajo. El grupo total está constituido por un 93 por ciento de profesores de enseñanza media, 3.4 por ciento educadores de párvulos y 3.4 por ciento de otras profesiones.

Del mismo grupo, menos del diez por ciento tiene cursos en la Escuela de Salud Pública, pero han recibido seis cursos de capacitación anual (348 horas) en planificación estratégica, elaboración de instrumentos y estrategias para el cambio. De acuerdo a un estudio en 1990, el 81 por ciento de los educadores trabajan con el equipo de salud y un 48 por ciento con profesionales de terreno. En general existen dos educadores por servicio de salud, lo cual impide que puedan profundizar algunas áreas.

Tareas y funciones del personal

La tarea del educador para la salud se desarrolla en tres ámbitos: uno eminentemente educativo, en el cual su función fundamental es aplicar el proceso educativo para lograr comportamientos adecuados en la salud de las personas. Otro, es la aplicación del proceso educativo en la capacitación del personal con fines de mejoramiento del desempeño técnico y de su misión de agente de cambio en su comunidad y por último un ámbito de gestión administrativa y financiera fundamental para la ejecución de los programas y proyectos educativos.

Funciones

1. Planifica y programa las actividades educativas o según los programas de salud.

2. Realiza diagnósticos cualicuantitativos de educación para la salud de acuerdo al nivel que se desempeña.

3. Diseña estrategias educativas en función de las problemáticas de salud existentes.

4. Selecciona métodos educativos y propone materiales de apoyo.

5. Diseña y elabora formularios de registro y de recolección de información en educación para la salud en conjunto con el equipo de salud.

6. Planifica y programa cursos, talleres, etc. de metodología educativa para los equipos de salud.

7. Promueve la organización y funcionamiento de las comisiones mixtas de salud y educación, y funge como secretaria ejecutiva.

8. Participa anualmente junto a las jefaturas y miembros del departamento en la selección y priorización de los problemas de salud, actividades, normas e instrumentos relacionados con la programación y en la definición de las actividades de promoción de la salud a todo nivel.

Asesoría

1. Asesora a los equipos de salud en programas y proyectos específicos de educación para la salud.

2. Asesora a las comisiones mixtas de Salud y Educación en el nivel que corresponda.

3. Asesora en metodología de la investigación en Educación para la Salud Pública.

4. Asesora a profesionales de salud en la programación, ejecución y evaluación de cursos de capacitación en los diferentes niveles de atención de salud y del extrasistema.

Supervisión

1. Supervisa en forma individual o en conjunto con el equipo de salud, la aplicación de la programación educativa realizada, aplicación de instrumentos de evaluación y cumplimiento de las actividades.

2. Supervisa el desarrollo de investigaciones educativas operacionales.

3. Supervisa el cumplimiento de la norma general de educación para la salud y propone los ajustes correspondientes de acuerdo al nivel de atención de salud.

Coordinación

1. Orienta consultas técnicas educativas de profesionales de la salud, profesores, estudiantes, representantes de instituciones y/o de organismos de la comunidad.
2. Promueve y participa en la Secretaría de la Comisión Mixta de Salud y Educación y en subcomisiones técnicas de trabajo tanto a nivel nacional, regional y de servicio de salud.
3. Coordina las actividades educativas que tengan relación con los programas de las personas y del ambiente con otras instituciones.

Evaluación

1. Elabora un plan de evaluación, su diseño y los registros necesarios de recolección. Valida los instrumentos necesarios para evaluar cuanti y cualitativamente la educación que se realiza en los distintos niveles de salud.
2. Realiza evaluaciones periódicas y verifica el cumplimiento de las metas programáticas.
3. Interviene en procesos evaluativos de programas de salud y proyectos específicos.
4. Valida el material técnico educativo que se elabora a través de los diferentes programas.

Investigación

1. Propone y participa en investigaciones diagnósticas y de impacto en conocimientos, actitudes, prácticas y percepciones de la población para definir el tipo de intervención educativa que se requiere en determinados problemas y para analizar los resultados alcanzados para reforzar el proceso.
2. Propone y participa en investigaciones operacionales que detecten aspectos epidemiológicos socioculturales, económicos y educativos de la población.

Docencia y capacitación

1. Elabora y ejecuta programas de capacitación para el personal de salud, en materias específicas de su especialidad.
2. Realiza docencia en talleres, jornadas, seminarios, cursos y otros en aspectos educativos que ayuden a la promoción de la salud.

Funciones administrativas

1. Elabora un plan de trabajo anual de su unidad definiendo sus metas específicas.
2. Realiza funciones de gestión técnica, administrativa y financiera en programas o proyectos.
3. Maneja personal bajo su dependencia, si corresponde.

Programas y proyectos

En general, el componente educativo está inserto en todos los programas básicos (adultos, infantil, de la mujer, adolescentes) y en los programas transversales (cáncer, enfermedades digestivas, salud mental, tuberculosis, etc,), pero se ha hecho hincapié en este último quinquenio a los problemas de salud prioritarios en los cuales se han ido incorporando las estrategias de comunicación social, participación social y coordinación intersectorial con el fin de ir revirtiendo el proceso en el que había vivido el país en este último período. Problemas del cólera, hepatitis, meningitis meningocócicas y las infecciones respiratorias aguas (IRA) han afectado el país. Estas enfermedades están condicionadas por problemas sociales, económicos y educacionales.

Algunos de estos programas (Cólera, IRA) se han trabajado durante cuatro años seguidos. Los fines de la intervención educativa en estos problemas estuvieron orientados a: (1) contribuir a la prevención y control de estas enfermedades a través de acciones educativas, (2) propender que todas las instancias sociales asuman su papel, tanto en la toma de decisiones para la solución de factores que condicionan estas enfermedades, como en la adopción de conductas de autocuidado. Las estrategias que se han realizado son las siguientes:

- **Formación de un comité multiprofesional**. Para definir las normas técnicas epidemiológicas y de tratamiento de las enfermedades, además de estudiar los comportamientos que se esperan de la población para prevenir y controlar estas enfermedades.

- **Diagnóstico educativo.** El factor de emergencia no permitió realizarlo previamente a la intervención, pero existían estudios en las IRA y Cólera y fue posible hacer investigaciones durante el proceso. En Cólera, se efectuaron tres investigaciones: un estudio de mercadeo en las madres de todo nivel socioeconómico y dos estudios de seguimiento en profesores y alumnos.

- **Coordinación intersectorial.** Se recalcó en la coordinación en todos aquellos sectores de mayor impacto para el proceso educativo que variaron según el problema de salud. Especialmente participaron el Sector Educación, Junta de Jardines Infantiles, Servicio Agrícola Granadero, Municipalidades, Obras Públicas, etc.

- **Producción de material educativo.** En conjunto educadores y periodistas prepararon material educativo destinado a acción directa y a través de los medios de comunicación. Se seleccionó una "Imagen Corporativa" para cólera y hepatitis y otra para enfermedades del invierno. Todo el material educativo fue validado previamente a través de jueces y con grupos focales en población objetiva. Es importante destacar que a nivel nacional se elaboró un material educativo básico y se estimuló a los niveles locales que prepararan su propio material educativo con participación de la comunidad de acuerdo con sus realidades. Fue impactante constatar la creatividad local. Se trabajó a base de paquetes educativos, cartillas, volantes, videos educativos, spots de televisión, laminarios, etc.

- **Campaña de los medios masivos de comunicación.** Se dio amplia cobertura a los mensajes claves y para la iniciación de cada campaña fue fundamental la participación de las autoridades máximas del sistema de salud en conferencias y entrevistas de prensa.

- **Capacitación de personal.** Se realizaron talleres de capacitación, tanto para el personal de salud, como del extrasistema en los 27 servicios de salud. Inicialmente se capacitan los responsables de estos programas a nivel nacional para que ellos realicen esta función en sus servicios de salud, tanto al personal de salud, como al extrasistema.

Con la Campaña del Cólera (1991) se inició el proceso de Descentralización y Participación y Comunicación Social, pero fue necesario incentivarlo desde el nivel Ministerial para apoyar esta labor en los Servicios de Salud ya que estas prácticas de salir a la comunidad estuvieron mucho tiempo olvidadas.

Era necesario "abrir las puertas de los consultorios a la comunidad," sin embargo, la respuesta del personal ha sido sumamente positiva e igualmente la comunidad y el proceso se ha hecho más expedito y autosuficiente en los niveles locales.

Evaluación

La evaluación educativa se hizo ya iniciado el proceso educativo (Cólera); en IRA se tenía estudios previos, pero sólo de un servicio de salud del país. En Cólera se constató que la campaña estaba teniendo impacto en la población; el público tenía muchos conocimientos claros, pero había que reforzar algunos conceptos confusos como el tiempo de cocer las verduras y la necesidad de cocer las verduras que crecen a ras del suelo. Entre las prácticas se constató que al inicio se habían tomado muchas precauciones por el temor, pero las estaban dejando.

En Santiago el 32 por ciento consumía lechuga, pero el 97 por ciento de la clase media y baja la consumían cruda. El consumo de pescados y mariscos crudos en el país es bajo. El mayor éxito se tuvo en el aseo de los baños y cocinas, ya que el 100 por ciento dijeron que usaban cloro. También se constató la credibilidad que tienen los mensajes educativos del Ministerio de Salud. Los resultados en profesores y alumnos fueron muy parecidos, constatándose el importante efecto multiplicador del profesor en esta actividad.

Promoción de la salud

Actualmente se está realizando un proyecto de promoción de la salud cuyo objetivo es:

- Impulsar un proceso de cambio en la concepción de salud considerando las variables socioculturales de la población para realizar una planificación y gestión conjunta entre la comunidad, el sector salud y otras instituciones con el fin de contribuir al desarrollo social y mejoramiento de la calidad de vida.

Con este fin se está formulando una Política de Promoción que estimulará: la formación de un comité de promoción de carácter intersectorial en los servicios de salud, provincias y comunas, que se implantará en aspecto financiero a los servicios de salud. Se capacitarán los equipos profesionales del intra y extra sistema. Se realizarán diagnósticos participativos con la comunidad para estudiar los comportamientos existentes que influyen en los factores de riesgo de salud y cada localidad implantará proyectos específicos de acuerdo a sus realidades locales.

Investigación

La mayor parte son investigaciones operacionales realizadas por los profesionales de salud a nivel local, ochocientas de ellas están publicadas en las monografías de las Jornadas Anuales de Educación para la Salud.

Las investigaciones más relevantes en este último decenio a nivel nacional han sido las siguientes:

Investigaciones realizadas en el Ministerio de Salud (MINSAL):

- Percepción sobre la importancia de la vacunación en madres de los sectores urbanos y rurales del país.

- Diagnóstico de conducta de los profesores y alumnos de la Región Metropolitana en alcohol y drogas.

- Diagnóstico sobre los conocimientos, actitudes y prácticas sobre SIDA y las medidas de prevención.

- Estudio de hábitos de percepciones en relación al Cólera de mujeres dueñas de casa.

- Estudio (I de 1991) de conocimientos, actitudes y prácticas en relación al Cólera en alumnos y profesores.

- Estudio (II de 1992) de conocimientos, actitudes y prácticas en relación al Cólera en alumnos y profesores.

- Estudio de conocimientos, actitudes y prácticas de las madres en infecciones respiratorias agudas en un Servicio de Salud de Santiago.

- Estudio C.A.P. de profesores y algunos en relación a accidentes S.S. Santiago.

- Estudio de conocimientos, actitudes y prácticas de las madres en accidentes del hogar.

Investigaciones de la Escuela de Salud Pública (1894-1994)

- Efectividad de diferentes modelos de educación en la prevención de alcohol y drogas en alumnos de la región metropolitana.

- Educación para la salud escolar con enfoque centrado en la persona en alumnos de Escuela Básica y Media en Osorno.

- Estrategias educativas en la prevención de conductas de riesgo en adolescentes.

- Conductas de riesgo percibidas en población que participa en Programas de Fiebre Tifoidea.

- Evaluación del Programa de Capacitación a equipos de salud en prevención del SIDA.

- Evaluación de instrumentos para promover la participación comunitaria en salud.

- Conducta sexual favorecedora de contactos ETS en estudiantes universitarios.

- Evaluación del proyecto de paternidad responsable para sectores de extrema pobreza.

- Actitud de la mujer en edad fértil frente a la interrupción del embarazo.

- Evaluación cualitativa de los resultados de un Proyecto de Educación para la Salud con participación comunitaria (El Salvador).

- Evaluación de un modelo de auto instrucción en Educación para la Salud.

- Motivación de los alumnos de enfermería hacia educación sanitaria.

- Antropología estructural aplicada a la Educación para la Salud.

- Evaluación del modelo productivo en cáncer de mamas, Equipo de Salud de Valparaíso.

Organización profesional

Entre los años 1959-1972 funcionó una Asociación Nacional de Educadores para la Salud con respaldo gremial, pero sin respaldo jurídico, la cual se preocupó del reconocimiento legal del educador en el sistema de salud.

Posteriormente en 1988, a pesar de ser un número reducido de profesionales educadores para la salud en el país (más o menos 36) se logró crear a nivel nacional el Colegio Profesional de Educadores para la Salud con reconocimiento legal en el cual quedaron estipulados los requisitos para ser Educador para la Salud, su finalidad, actividades y organización. Este colegio sigue funcionando hasta la fecha.

Retos y planificación futura

Actualmente a raíz de las variadas estrategias propiciadas por la OPS/OMS se ha producido un interés por determinar cuál de las siguientes es la más importante: Participación Social; Comunicación Social; Promoción y Educación para la Salud. Todas estas estrategias tienen componente educativo. Para 1995 la Unidad de Educación para la Salud va a contar con aporte nacional importante para estimular proyectos de promoción en los 27 servicios de salud. Con lo cual se espera incorporar estrategias de Comunicación y Participación Social como parte de cada uno de los proyectos elaborados en los niveles locales. La Escuela de Salud Pública ha iniciado con la Municipalidad de Lampa, un Proyecto Integral de Salud con participación comunitaria.

También se inició la estrategia de Ciudades Saludables en Valdivia y para el futuro se visualiza mucho interés en otras ciudades, comunas y escuelas para trabajar en esta línea que compromete a todos y en todo.

COLOMBIA

Martha Lucía Gutiérrez[1] / Elkin Martínez[2]
Consuelo García[3] / Jesús Rico Velasco[4]
Álvaro Franco[5] / Leonor Cuéllar[6]

Trasfondo histórico

Antecedentes:

No se puede desconocer la influencia que ha tenido el desarrollo del término de promoción de la salud en otros contextos y su especial ubicación en el enfoque de los sistemas de salud de países desarrollados.

En este sentido se debe incluir dentro de los antecedentes formales que el país puede enumerar frente al resurgimiento y nuevo actuar de la promoción de la salud, hechos tales como:

1. El planteamiento explícito hecho por Herry Sigerist en 1945, al definir las cuatro grandes tareas de la medicina:

   a. Promoción de la salud.

   b. Prevención de la enfermedad.

   c. Curación de enfermos.

   d. Rehabilitación.

---

[1] Profesora de Enfermería en salud colectiva. Facultad de Enfermería. Pontificia Universidad Javeriana. Bogotá. Colombia

[2] Profesor de Salud Pública y Promoción de la Salud. Facultad Nacional de Salud Pública. Universidad de Antioquía. Medellín. Colombia.

[3] Directora del posgrado en Promoción de la Salud. Facultad de Enfermería. Universidad de Caldas. Manizales. Colombia.

[4] Director. Escuela de Salud Pública. Universidad del Valle. Cali. Colombia.

[5] Decano. Facultad Nacional de Salud Pública. Universidad de Antioquía. Medellín. Colombia.

[6] Profesora. Escuela de Enfermería. Universidad del Valle. Cali. Colombia.

2. Los aportes hechos por (Villerné- 826, Virchow-1847, Snow-1936) La medicina social y la epidemiología que señalaron relaciones fuertes entre las condiciones de vida y el mantenimiento o deterioro de las condiciones de salud.

3. El fuerte impulso que los sistemas de salud de Estados Unidos y las agencias de cooperación internacional le dan a la educación del público para el autocuidado y el uso adecuado de los servicios de salud, en la década de los sesenta.

4. El "Informe Lalonde", (Canadá- 1974) que además de evaluar el sistema médico-curativo como un sistema costoso y poco benéfico para el cambio en las condiciones de salud, plantea el concepto de salud centrado en el modelo de las cuatro fuerzas, donde la promoción de la salud es concebida como una estrategia orientada a modificar los estilos de vida (comportamiento), considerándolos como los factores etimológicos en las ocurrencias de las enfermedades crónicas. El concepto de estilos de vida fue interpretado como los conocimientos, actitudes, hábitos y prácticas de las personas y grupos que pueden influir positiva y negativamente sobre el proceso salud/enfermedad.

5. El papel de las fundaciones internacionales que brindan cooperación financiera o técnica en salud, tales como la Fundación W. K. Kellog que conformó en 1977 un grupo de expertos en educación en salud y cambio de comportamientos para la salud. El fin de esta iniciativa fue diseñar estrategias de acción y financiación de proyectos orientados a la promoción de estilos saludables. En consecuencia, por varios años esta fundación y otras más de cooperación internacional financiaron proyectos cuyo centro fue la promoción de la salud en sitios de trabajo, escuelas y comunidades. (Green, Kreuter, Marsal 1991).

6. El liderazgo de las agencias de cooperación técnica internacional como OPS y OMS, que han incidido en el cambio del concepto de salud y la forma de abordarlo, no solo desde la estrategia de APS (Atención Primaria en Salud) sino también desde los nuevos planteamientos que exige la promoción de la salud.

En este sentido la estrategia de atención primaria en salud y su meta "Salud para todos en el año 2000", marcó un hito importante, al identificar como objetivos fundamentales:

a. La promoción de estilos de vida más sanos.

b. La prevención de enfermedades evitables.

c. La rehabilitación.

Adicionalmente, de una manera directa, el documento "Orientaciones estratégicas y prioridades programáticas" (OEPP-OPS-199-1994) invitó al desarrollo de acciones de promoción de la salud y al fomento de estilos de vida saludables, fijando dos metas a cumplir en el trienio:

a. El fortalecimiento de la salud positiva.

b. El estímulo a la formulación de planes intersectoriales en pro de la salud, sobre una base de apoyo y fortalecimiento del sistema social en los países.

7. La posición fuerte y preponderante que adquirió la promoción de la salud, en la política de salud pública de los Estados Unidos (1979), consignada en el documento "Healthy People: the Surgeon General's Report on Health Promotion and Disease Prevention" y en consecuencia en los planes posteriores de salud, de este país.

Con este acento se redefine la promoción como el cambio en los estilos de vida, contrastándolo con el término prevención, referido a las medidas de protección de las personas frente a los factores de riesgo ambiental y social. En este informe se da camino a un importante impulso de la promoción de la salud en planes y proyectos de salud, privilegiando el autocuidado, la participación de la gente en el cuidado de la salud y el desarrollo de estrategias de comunicación masivas y cara a cara.

8. Las reuniones de consenso a nivel mundial, que definitivamente han aportado mediante su debate, mayor contenido al concepto de la promoción y, por supuesto, a la forma de hacerlo posible en las realidades de cada país y continente. Es importante enunciar entre otras:

a. IX Conferencia de Educación en Salud. (USA 1979)

b. Grupo Europeo de trabajo sobre el concepto y los principios de Promoción de la Salud (1984).

c. I Conferencia Internacional sobre Promoción de la Salud. (Ottawa 1986). Donde se emite la carta de Ottawa que recalca en la salud como un medio para el bienestar y define los requisitos, componentes y áreas operativas a desarrollar en la promoción de la salud. Este aporte ha sido vital para el desarrollo de la promoción de la salud en Colombia ya que sus principios y orientaciones básicas han sido asumidas por el país en el que formulasen la política y operativa de la misma.

d. La II Conferencia Internacional de Promoción de la Salud en Adelaida (Australia-1988), el apoyo a la salud femenina, la seguridad alimentaria, la creación de ambientes de apoyo y la reducción del cultivo, producción y consumo del tabaco.

e. El grupo de trabajo sobre promoción de la salud que emite el documento "Un llamado para la acción", (Ginebra - 1989) donde se insiste en: (a) la generación de acciones sociales y políticas públicas de apoyo a la salud, (b) el fortalecimiento de las capacidades nacionales y la voluntad política para promoción de la salud, (c) la búsqueda de estrategias para facultar a la población para ejercer un mayor control sobre su salud.

f. La conferencia de Sundsvall (Suecia 1991) que profundiza en el desarrollo y creación de ambientes saludables, referidos a lo social, cultural, político y físico, y en la necesidad de desarrollar estrategias de acción comunitaria para lograrlo.

g. La Conferencia Internacional de Promoción de la Salud (Colombia 1992) donde se emite la carta de Santafé de Bogotá, que analiza el impacto de los programas de ajuste macroeconómicos en el desarrollo de los pueblos y recalca en la búsqueda de iniciativas ciudadanas y pactos sociales en favor de la salud y la equidad.

h. La primera conferencia del Caribe sobre promoción de la salud (Trinidad y Tobago 1993), que centra su análisis en la equidad y la interdisciplinariedad como forma de alcanzar la acción social para la salud.

i. La reunión de Promoción de la Salud en los sistemas locales de salud de Centro América y República Dominicana que desarrolló la discusión de integración de la promoción de la salud integrada en los sistemas locales de salud y sus posibilidades de ejecución.

9. El desarrollo de experiencias comunitarias novedosas realizadas en Colombia en el área de la educación en salud, de las cuales vale la pena nombrar la realizada en Antioquia[7] en la década de los cincuenta, relacionada con la formación de líderes comunitarios (llamados voluntarios de salud) que ejercían la labor de educadores en salud de su propia comunidad, en principio vinculados con los programas materno–infantiles. Esta iniciativa fue un punto sobresaliente en la visualización de la promoción en salud y educación para la salud, ya que el eje central de acción de este

---

[7] Antioquia: departamento (se homologa a estado) de Colombia.

recurso humano, fue y ha sido el fomento de hábitos sanos, no solo para la comunidad objeto de su trabajo, sino también, para ellos mismos como multiplicadores de la información que poseen.

Esta experiencia fue retomada por el país como modelo en la atención en salud y en 1976 fue avalada y asumida por el Sistema Nacional de Salud, como estrategia para la ampliación de coberturas (MAC 1 y MAC 2 = Modelo Ampliado de Coberturas, el 1 a nivel rural, el 2 a nivel urbano).

La capacitación de estos líderes, llamados a partir de este momento promotores de salud, fue formalizada y asumida por el Sistema Nacional de Salud; en este momento esta capacitación dura tres meses. El proceso de selección se asignó fundamentalmente a las comunidades, quienes sugieren al servicio local o regional de salud los candidatos. Terminado su entrenamiento, los promotores de salud, se integran al sistema público de salud y a las plazas vacantes para ejercer su misión a nivel rural y urbano.

El conjunto de tareas que ejecutan se podría agrupar en cuatro grandes categorías de funciones:

a. Educación en salud

b. Censo comunitario

c. Elaboración del perfil de salud de la comunidad asignada y monitoreo de condiciones de salud de las familias de alto riesgo

d. Diagnóstico y tratamiento de enfermedades prevalecientes (malaria, parasitismo intestinal, tuberculosis, etc). Esta última función se observa especialmente en zonas aisladas del país, donde el único recurso de salud al alcance es el promotor.

10. En 1984 el Ministerio de salud impulsó de nuevo el componente participativo en los planes de salud, mediante el desarrollo de un conjunto de lineamientos para lograr la participación comunitaria en salud. En los manuales operativos, el eje central fue la promoción de la salud. El componente participativo no estuvo nada claro y estuvo más orientado al autocuidado, es decir a la participación individual en el propio cuidado de la salud. Esta propuesta fue desarrollada ampliamente durante el cuatrienio del gobierno del presidente Betancur; desde sus postulados aporta a nuestro encuadre histórico una definición de promoción, un conjunto de tareas a desarrollar por niveles (nacional, seccional, regional y local) y las guías para diseñar una estrategia promocional centrada en la educación.

Es necesario anotar que en la lectura retrospectiva de esta propuesta no se distinguen claramente los términos: promoción, educación y comunicación, parecieran lo mismo, apuntando al mismo fin. Ejemplo de ello se puede percibir en la definición allí incluida: "Promoción de la salud es la acción de diseñar, producir y emitir información sobre la salud buscando sensibilizar a la población objeto para que inicie cambios en su comportamiento frente al autocuidado".[8]

11. En 1991 el Ministerio de salud lanza su programa *familia sana en ambiente sano*, fuertemente centrada en la promoción de la salud y la búsqueda de condiciones físicas, sociales y familiares óptimas para la salud.

    Del plan sectorial de ese entonces (1991-1992) surgen una serie de publicaciones sobre promoción de la salud, que impulsan: (a) la descentralización en salud, (b) la iniciativa de municipios saludables y (c) un nuevo enfoque de la salud pública, ubicado en la promoción de la salud y su desarrollo.

De estos documentos vale la pena resaltar el enunciado que se realiza respecto a los *campos de la promoción*, a saber:

   a. Las políticas saludables
   b. Los estilos de vida
   c. El ambiente
   d. Las desigualdades en la salud
   e. La convivencia, solidaridad y democracia

   Y los *pilares de la promoción*:

   a. La participación comunitaria
   b. La comunicación
   c. La educación
   d. El compromiso y la movilización de voluntades

12. En 1993 se emite en Colombia la ley de Seguridad Social que altera sustancialmente el esquema de prestación de servicios de salud. Una fuerte influencia de la tendencia neoliberal del

---

[8] Ministerio de Salud. República de Colombia. Dirección de participación de la comunidad. "Manuales". Bogotá, Diciembre de 1984.

gobierno genera esta transformación que busca universalizar las coberturas y mejorar la calidad de los servicios sobre la base de una sana competencia entre las llamadas Empresas Promotoras de Salud, con plena cabida a la inversión privada.

Se incluye en la ley, espacios y fuentes financieras para acciones específicas de promoción en salud, orientadas tanto a la comunidad (acciones de amplio espectro), como a los individuos (acciones dentro de los planes de salud obligatorios).

Estos hechos crean en el país la necesidad imperiosa del saber: Qué es y cómo se hace la promoción de la salud. El Ministerio de Salud, las universidades, las empresas promotoras de salud, las instituciones prestadoras de servicio y los profesionales de la salud, comienzan a generar una creciente presión para el desarrollo conceptual y operativo de esta nueva forma de comprender la salud.

En este sentido se inician programas formales de educación superior para formar profesionales del área de la salud en promoción de la salud a nivel de posgrado (Universidad de Caldas-Manizales 1994) y se fortalecen de los existentes con un acento en el tema, mediante el desarrollo de cursos al interior de los posgrados de salud pública y similares (Universidad del Valle y Universidad de Antioquía); y cursos de educación continuada sobre el tema, con diferentes orientaciones (Universidad Javeriana).

La preocupación supera al Ministerio de Salud y a los centros de formación, a tal punto que, por ejemplo, el sistema de seguridad social promueve foros nacionales y regionales sobre Promoción de la Salud (1995) con el fin de sensibilizar tanto a los trabajadores de salud como a los sectores hoy fuertemente involucrados en esta propuesta por la salud y el desarrollo.[9]

Marco ideológico/conceptual

Existe una importante tendencia en los profesionales de la salud vinculados a diversos sectores (educativo, operativo y ministerial) a concebir la promoción como un sinónimo de prevención o de educación en salud, muchas veces las equiparan o las enuncian indistintamente.

---

[9] La síntesis del foro nacional se encuentra publicada en el documento "La promoción de la salud y la seguridad social". Autores: Franco, S. Ochoa, D. Hernández, M. Editado por: Seguro Social y Corporación de Salud y Desarrollo. Bogotá- 7 de julio de 1995.

La sustitución del término puede ser comprensible, tal vez, desde las concepciones formadas en otros países que han mostrado un desarrollo teórico polarizado o hacia un énfasis en lo individual o comportamental, o hacia un énfasis en lo estructural o macro social.

Adicionalmente, la complejidad de la propuesta de promoción de la salud, en unión con las posibilidades reales de desarrollo de este enfoque en países como el nuestro, caracterizado por condiciones de inequidad y precarias opciones de acceso a bienes y servicios sociales, hacen de ella un elemento un poco repelente, idealista y retórico. Pareciera mas viable ejecutar acciones de prevención y educación en salud, que trabajar hacia el desarrollo de condiciones de vida y justicia mas dignas para los seres humanos.

Superando esta perspectiva es necesario aclarar, que desde la concepción de quienes redactan este informe, se entenderá la promoción de la salud como:

> El conjunto de *actividades, procesos y recursos, del orden institucional, gubernamental o ciudadano,* orientados a *propiciar el mejoramiento de condiciones* de bienestar y acceso a bienes y servicios sociales, que *favorezcan* el desarrollo de conocimientos, actitudes y comportamientos favorables al *cuidado de la salud* y el *desarrollo de estrategias* que le *permitan* a la población colombiana *mayor control sobre su salud y sus condiciones de vida,* a nivel individual y colectivo.[10]

Desde esta perspectiva, la adecuación en salud será considerada como un medio o instrumento para viabilizar la promoción de la salud, no se considera equiparable la una a la otra.

Un aspecto a resaltar en el desarrollo conceptual que ha explicitado el país sobre el tema de la promoción de la salud es que los principios, requisitos y áreas operativas de la promoción de la salud enunciados en la carta de Ottawa:

(1) Generación de ambientes saludables, (2) Fortalecimiento de la acción comunitaria, (3) Formulación de políticas publicas saludables, (4) Generación de aptitudes personales para el autocuidado, (5) Reorientación de los servicios de salud, han sido asumidos y retomados como líneas orientadoras para el actuar de los organismos de salud tanto del nivel nacional (rector) como operativo y educativo del sector salud. Algunas interpretaciones particulares de adaptación

---

[10] Gutiérrez, Martha L. -1994. *La formación y desempeño de enfermería con énfasis en la promoción de la salud: Un posicionamiento estratégico a favor de la salud.* Bogotá. 1994. En proceso de publicación.

a la realidad específica de Colombia y sus recursos se hacen visibles sanamente para su actuar en los diferentes escenarios.

La Conferencia Internacional de Promoción de la Salud realizada en Bogotá en 1992, confirmó la idea de que la promoción de la salud es una realidad histórica que se genera en contextos específicos y que por tanto, todos podemos ser colaboradores de la creación de esa idea.

El punto de partida ha sido considerar la salud como un medio para el logro de una vida digna, la equidad como una necesidad social e individual y la salud como un proceso de construcción social, que puede desarrollarse desde el concurso de todos y la articulación de recursos y saberes para un mejor vivir.

Un punto crítico ha sido la línea divisoria entre la promoción y la prevención, con frecuencia en el contenido teórico se diferencia pero en la práctica se equipara; parece que aunque es difícil de visualizar en la práctica, cada día se aclara más los elementos más característicos de una que de la otra, la tendencia de trabajo en promoción de la salud en el país, integra las dos áreas: la promoción en su amplia acepción y la protección específica o prevención. Desde la política nacional se realiza la subdivisión de los diferentes niveles de prevención (primaria, secundaria, terciaria y cuaternaria) con el fin de asignar tareas específicas a cada una.[11]

Podría decirse que la promoción es más dinámica y ambiciosa que la prevención. Quien se ocupa de prevenir la enfermedad, considerará exitosa su gestión, en tanto logre que los individuos estén exentos de enfermedad. Pero salud no es simplemente ausencia de enfermedad. Quienes se encuentran exentos de evidencia clínica de enfermedad, todavía tendrían la posibilidad de progresar hacia estados de mayor fortaleza estructural, mayor capacidad funcional y mayores sensaciones subjetivas de bienestar y objetivas de desarrollo individual y colectivo. Éste es, en esencia, el verdadero sentido de la promoción de la salud propiamente dicha.

Lo anterior muestra que la promoción de la salud apunta a tres blancos:[12]

---

[11] Consultar: Ministerio de Salud. Dirección general de promoción y prevención."Promoción de la salud y prevención de la enfermedad en el sistema general de seguridad social en salud (RESUMEN) - Documento preliminar". Santafé de Bogotá. 17/01/96

[12] Síntesis de la propuesta de Franco, S.; Ochoa, D.; Hernández, M.; "La promoción de la salud y la seguridad social". Seguro Social, Corporación de salud y desarrollo. Santafé de Bogotá. 7 de julio de 1995. p 9 - 11.

1. Busca modificar condiciones de vida para que sean dignas y adecuadas. Apunta a la transformación positiva de las condiciones de vida en concreto. Por tanto, un núcleo esencial de trabajo es la búsqueda de la distribución social equitativa de recursos, adecuados a las necesidades e identidades de las poblaciones.

2. Apunta a la transformación de los procesos individuales de toma de decisiones para que sean predominantemente favorables a la calidad de vida y de salud. Aquí pretende tocar el complejo sistema de motivaciones, creencias bajo las cuales se mueven las decisiones individuales, con el fin de hacer de la salud una opción de vida individual prioritaria que a su vez incida en los proyectos de convivencia y vida colectiva.

3. Se orienta al conjunto de acciones y decisiones colectivas que puedan favorecer la salud y el mejoramiento de condiciones de bienestar de los pueblos. En este sentido su núcleo de trabajo es la búsqueda de un espacio político y social de prioridad, que valore e impulse la salud como medio para el bienestar y compromiso social a desarrollar.

La prevención, a diferencia de la promoción, se orienta más a las acciones de detección, control y debilitamiento de factores de riesgo o factores causales de grupos de enfermedades o de una enfermedad específica. Su centro es la enfermedad y los mecanismos para atacarla mediante el impacto sobre los factores más íntimos que la generan o la precipitan. La promoción y la prevención son estrategias complementarias entre sí pero no equiparables.

Para la prevención, el evitar la enfermedad es el objetivo final, y por lo tanto la ausencia de enfermedad sería un logro suficiente. Para la promoción de la salud, el objetivo continuo es propender por el óptimo nivel de vida y de salud, por lo tanto la ausencia de enfermedad no es suficiente, sino que ante cualquier nivel de salud que pueda ser registrado en un individuo, siempre habrá algo que hacer para promoverse hacia un nivel de salud mejor y hacia condiciones de vida más satisfactorias.

El trabajo en promoción de la salud implica partir de un concepto de salud centrado en la vida y el desarrollo humano, aspecto difícil y novedoso para los trabajadores de la salud, dado que la práctica prevaleciente en salud ha estado centrada en la enfermedad y su control o erradicación.

Este camino de búsqueda de una salud positiva, deberá ser recorrido en cooperación con los grupos sociales, sectores y organizaciones, desde el ámbito de construcción social de la salud.

La propuesta de promoción de la salud a desarrollar en el país deberá integrar tanto el abordaje individual (cambio de estilos de vida) como el sistémico (cambio de condiciones de vida y salud para la población).[13] Ambos abordajes son importantes y mutuamente complementarios, acciones en ambos frentes deben simultáneamente emprenderse. Aunque hay que admitir que para los agentes de salud los dos campos de acción resultan de alguna manera exóticos y poco explorados, a pesar de que la acción comunitaria se ha venido dando ampliamente.

El desarrollo de esta fusión sinérgica, a su vez exige una amplia comprensión de las dimensiones[14] derivadas de la propuesta de promoción de la salud:

1. La dimensión cultural: La promoción debe partir de integrar el conjunto de saberes y prácticas de los individuos y su colectividad para traspasar las representaciones y relaciones que se establecen entre los diferentes actores sociales y así llegar a una transformación cultural favorable a la salud y el bienestar.

2. La dimensión política: La promoción no ignora que la salud se gesta en todos los espacios de la vida individual y colectiva, por ello la promoción incide tanto por factores de comportamiento y microespaciales, como por factores estructurales y macro espaciales del orden económico, político y social. En este sentido la propuesta de promoción como ya se ha resaltado en líneas anteriores, asume la salud como una construcción social, como un bien social, como un valor, como derecho y un deber ciudadano. Desde esta perspectiva tienen responsabilidad los actores sociales, políticos y económicos, en la construcción y desarrollo de la salud, y los trabajadores de la salud en la búsqueda de un espacio real de la salud en las agendas de estos sectores y del desarrollo nacional.

3. La dimensión ética: La promoción de la salud es portadora de un compromiso ético con la equidad con el fin de eliminar las desigualdades que limitan las oportunidades de tener mayor control sobre la salud.

---

13. Bracht, Neil, visualiza dos corrientes opuestas en la conceptulización y práctica de la promoción de la salud : la individual y la sistémica. Capítulo 1 del libro: *Health Promotion at the community level.* USA. 1990.

14. Síntesis de: Franco, Ochoa, Hernández. "La promoción de la salud y la seguridad social". Foro de promoción de la salud en la seguridad social. pp 11-15. Santafé de Bogotá. julio 7 de 1995.

Por lo tanto, la promoción de la salud reclama una acción decidida interinstitucional, intersectorial, interregional para asumir acciones con la meta de producir bienestar.

Finalmente, es necesario reflexionar acerca del papel de los diferentes actores sociales en la promoción de la salud y con especial cuidado mirar el nuevo rol a desarrollar por los profesionales de la salud tradicionalmente responsabilizados de las acciones sanitarias.

Pareciera que la promoción de la salud desde sus planteamientos y áreas operativas exhibe un genuino propósito de integración disciplinaria, que hasta el momento no ha sido muy común en la acción en salud. El propósito de avanzar en el desarrollo y la disminución de las inequidades, exige la acción intersectorial y ciudadana en función de la salud. Desde esta perspectiva los trabajadores de la salud serían todos los interesados en apoyar los pactos sociales en favor de la salud. Los médicos, enfermeras y otros serían cooperantes de un gran proyecto de vida y salud concertado, donde su acción complementaría el desarrollo específico de ciertas áreas definidas pero no las únicas a lograr.

Metas y objetivos propuestos

En el marco de la seguridad social, existe un plan ministerial para la promoción y educación de la salud el cual está dimensionado en los siguientes criterios de focalización:

- Perfil epidemiológico.
- Población con necesidades básicas insatisfechas.
- Participación Social.
- Desarrollo administrativo.
- Características epidemiológicas.
- Conflicto social.

1. Objetivos de la política a mediano plazo:

- a. Promover las actividades físicas y el ejercicio.
- b. Disminuir el tabaquismo.
- c. Disminuir el consumo del alcohol.
- d. Mejorar las condiciones de salud de la población.
- e. Mejorar la cobertura de los servicios de provisión de agua potable y alcantarillado.

f. Controlar la infestación de artrópodos.

g. Controlar la contaminación atmosférica.

h. Controlar el porte de armas.

i. Mejorar la calidad de los alimentos.

j. Aumentar la seguridad en el tráfico automotor.

k. Controlar la contaminación de residuos solidos.

El plan de acción lanzado en el período 94-95 para que la promoción y educación en salud sea una estrategia prioritaria de las direcciones departamentales y municipales de salud apunta a:

2. **Objetivo general**: Fortalecer el proceso de promoción de la salud y prevención de la enfermedad mediante la educación, participación social y la coordinación interinstitucional con el fin de orientar a las familias hacia el autocuidado, por el bienestar humano y desarrollo social.

3. **Objetivos específicos**:

a. Crear mecanismos de coordinación instrasectorial e interinstitucional para el desarrollo de políticas de mercadeo social y comunicación masiva, como apoyo al fortalecimiento de una nueva cultura de la salud.

b. Recuperar experiencias de metodologías participativas en educación en salud, a nivel de la salud, a nivel comunitario e interinstitucional.

c. Diseñar y difundir metodologías de promoción, capacitación y educación en salud que puedan adaptarse a las particularidades locales.

d. Asesorar a los niveles departamentales para la implantación y fortalecimiento de procesos de promoción y educación en salud en niveles locales.

e. Estimular y facilitar en las familias y grupos vulnerables la identificación de los factores protectores y situaciones de riesgo para la salud.

f. Promocionar y fortalecer las organizaciones comunitarias en los procesos de planeación, gestión de la salud, descentralización, deberes y derechos ciudadanos.

Formación de personal

En Colombia la formación de recurso humano para la promoción de la salud debe dividirse en tres focos:

1. La comunidad
2. Los profesionales y técnicos en salud
3. Otros profesionales interesados en el bienestar y la salud

Respecto a la acción de formación de recurso humano centrado en la comunidad es necesario nombrar las diferentes iniciativas desarrolladas con el sector educativo, estableciendo puentes de desarrollo especialmente en los niveles primarios, secundarios y en el trabajo con los maestros, quienes son considerados importantes agentes en el proceso de construcción de una nueva cultura.

De esta manera el país ha venido adelantando desde hace más de 10 años la propuesta de formación de vigías de la salud. Son alumnos de secundaria que deben asumir dentro de su formación, un curso de capacitación sobre temas de promoción de la salud y prevención de las enfermedades más prevalecientes, técnicas de educación y seguimiento de casos. Su preparación se complementa con una práctica en su propia comunidad que es coordinada por la escuela y el organismo de salud de la zona, actuando como recurso del sector salud en el área de educación en salud, seguimiento, remisión y detección temprana de casos.

En el año 95 surge el P E S- Programa de Promoción y Educación para la salud, cuyo propósito es permitir a las comunidades contar con elementos básicos para que puedan participar activamente en las decisiones relacionadas con la transformación de su entorno y el mejoramiento de la calidad de vida.

La experiencia de las promotoras de salud en el país, ha sido otra forma de incorporar al sistema un recurso humano comunitario, capaz desde la perspectiva filosófica de su creación, de transmitir y comunicar hábitos saludables desde la realidad misma de su cultura y quehacer cotidiano. Esta estrategia ha sido varias veces evaluada, encontrando tanto logros como errores a modificar.

Respecto a la formación de personal profesional y técnico en el campo sanitario, éste ha sufrido cambios importantes en favor de la propuesta de promoción de la salud, aunque es necesario discriminar también el tipo de disciplina a la que se hace referencia.

Es importante reconocer que los principios y postulados de la promoción de la salud coinciden más claramente con el objeto de la profesión de enfermería cuidar la salud, en este sentido y desde su cambio de énfasis del cuidado al enfermo al cuidado de la salud, las facultades y escuelas de enfermería del país han venido fortaleciendo su formación en promoción de la salud, asignándole un puesto privilegiado a las teorías y modelos relacionados con la interpretación y acercamiento a las realidades sociales y al abordaje interdisciplinario en función del bienestar individual y colectivo, con el pleno convencimiento de incidir desde este abordaje en las condiciones de salud de la población. En síntesis los planes de estudios de enfermería a nivel de pregrado ubican la promoción de la salud como un elemento esencial de formación y acción profesional. Algunos aspectos deberán desarrollarse con mayor conciencia de logros para la salud y monitoreo de la misma. En la mayoría de estos se retoman los postulados dados en la carta de Ottawa, aunque también se nota algunas tendencias de homologación del término a la prevención y educación en salud.[15]

En este sentido ACOFAEN (Asociación Colombiana de Facultades de Enfermería) ha definido dentro de su plan de acción y sus metas el impulso a la formación a nivel de posgrado en áreas prioritarias dentro de las cuales figura la promoción de la salud. Adicionalmente conformó un grupo de trabajo y discusión sobre el tema. Esta asociación ha exhibido una larga preocupación por el desarrollo profesional pero sobre todo por el mejoramiento cualitativo de las condiciones de salud de la población, así como desde su trabajo es un centro colaborativo de la OPS en temas como tecnologías novedosas de educación comunitaria, liderazgo y gestión, atención primaria en salud.

A nivel de la profesión médica y otras profesiones relacionadas directamente con el área de la salud se ha venido vislumbrando un nuevo enfoque en la concepción de salud y en consecuencia unos nuevos rumbos en la acción de fomento y protección de la salud. ASCOFAME (Asociación Colombiana de Facultades de Medicina) ha venido discutiendo con gran compromiso el cambio de orientación en la formación médica tratando de recalcar los principios de la promoción de la salud y la prevención como un nuevo foco de formación y acción profesional.

A nivel de postgrado la Facultad de Enfermería de la Universidad de Caldas, con el apoyo de la O.P.S, viene ofreciendo el postgrado

---

15 Gutiérrez, Martha L. "La promoción y protección de la salud en los planes de estudio de enfermería en Colombia -Una aproximación diagnóstica". Bogotá - 1994.

de Promoción de la Salud (desde 1994) a profesionales de la salud y de otras disciplinas que desarrollan acciones a nivel comunitario.

El objetivo básico del programa es formar profesionales para plantear y/o realizar programas y acciones específicas que incidan en los cambios de comportamiento frente a los estilos de vida y ambientes favorables que permitan mejorar la calidad de vida de la gente; así como ofrecer servicios de asesoría, educación continuada y extensión relacionados con las diversas áreas de la promoción de la salud y la prevención de la enfermedad.

La mayoría de los egresados han sido reubicados en su trabajo, pues las instituciones tanto educativas como prestadoras de servicios de salud, están creando los departamentos o secciones de promoción y prevención, para dar respuesta a la reforma profunda que durante la última década ha experimentado la sociedad colombiana.

La legislación reciente del país, y la apertura de fuentes de formación, generan una avidez generalizada para la capacitación en las áreas de promoción, educación y comunicación para la salud.

Algunas universidades del país procuran responder a esta necesidad, mediante creación de cursos de extensión cortos y de módulos académicos insertos en los postgrados de Salud Pública.

Otras universidades se aventuran en la creación de programas de postgrado a nivel de especialización, con una meta profesionalizante y la intención de consolidar gradualmente líneas específicas de investigación. Otro conjunto de universidades se quedan pasivas, frente a esta nueva corriente de desarrollo académico, inhibidas quizá por la carencia de expertos en el área o por el desconcierto de una propuesta que revoluciona sus clásicos modelos de formación de recursos humanos en el área de la salud.

Es claro que el país comienza a despertar hacia un nuevo concepto de enseñar, aprender y practicar la salud. Es sensible el interés creciente por el área, aunque todavía es perceptible la confusión conceptual, y todavía más inherente, la inexperiencia práctica y operativa.

Comienza a verse con más claridad, que las universidades deben modernizar sus planes de estudio, incorporar las innovaciones pedagógicas y tecnológicas, ampliar su concepción de atención sanitaria y entender que la salud es una construcción individual y social que se hace más allá de los muros de un hospital y de un aula académica y que solo es posible con la participación de diversos agentes sociales además de los profesionales de la salud.

Casi todas las universidades, adelantan actualmente planes de reestructuración y de modernización, condicionadas por la legalización reciente sobre educación superior, (ley 30), con objetivos fundamentales: acreditarse en el contexto nacional e internacional.

En cuanto al personal técnico, la formación en el área es escasa y poco profunda. La reforma de la educación superior en Colombia que privilegia la autonomía institucional, ha incidido negativamente en una desproporcionada creación de perfiles técnicos y profesionales inimaginables en el área de la salud, con un casi inexistente espacio laboral. Con mucha frecuencia estos nuevos perfiles, involucran en su denominación la promoción de la salud o la educación en salud, como ganchos de engaño para los jóvenes que en busca de una opción laboral futura, se involucran en programas poco serios frente al tema de promoción, educación y salud. Este aspecto es intensamente preocupante pero hasta ahora el único mecanismo de control –indirecto por demás– es la acreditación nacional e internacional de los programas e instituciones de educación superior, con el fin de velar por la calidad de la formación superior en Colombia, la cual por muchos años ha exhibido una elevada calidad en todos sus niveles.

Con relación a la formación de otros profesionales interesados en la salud, existe una conciencia importante acerca de su validez y necesidad, pero hasta ahora poca claridad respecto a sus competencias. Es lógico que las profesiones sociales aborden la salud como un comportamiento, como una expresión cultural, como un fenómeno social, sin embargo la integración con la perspectiva de las ciencias de la salud se da eventualmente en campos de práctica modelo de índole universitario, que no corresponde a la enseñanza cotidiana de la promoción de la salud en el país, a pesar de reconocer y aceptar su indispensable existencia.

Finalmente, al revisar el plan operativo anual 1996 de la Dirección de recursos humanos del Ministerio de Salud, no se vislumbra ni implícita, ni explícitamente, algún proyecto, objetivo o meta orientada a fortalecer la formación de recurso humano con énfasis en promoción de la salud.

Es interesante contrastar esta ausencia con las prioridades que plantea la política de salud actual, en su empeño por implantar totalmente la ley 100 "Reforma de la seguridad social", que acentúa en la promoción y prevención como puntos importantes del nuevo régimen de prestación de servicio de salud para los colombianos.

Legislación y políticas públicas

1. El marco legal de la promoción de la salud se encuentra a nivel nacional basado en las disposiciones legales y en conceptos señalados en la constitución nacional, la ley 100 de 1994, decretos 1891 y 1938.

   El ministerio esta planteando los siguientes programas legislativos:

   a. Revisar, expedir y supervisar la aplicación de normas sobre calidad de agua para consumo.
   b. Expedir normas sobre seguridad para el tráfico automotor.
   c. Expedir normas que disminuyen el contenido de alcohol en bebidas alcohólicas y de alquitrán en los cigarrillos.

2. Programas de impuestos

   a. Aumentar impuestos al consumo de bebidas alcohólicas.
   b. Aumentar impuesto al tabaco.
   c. Aumentar o crear impuestos a la contaminación de residuos sólidos.

3. Programa de subsidios

   a. Extender cobertura de los subsidios a los alimentos en el grupo infantil.
   b. Fortalecer los programas de co-financiación a los municipios para construcción de acueductos y alcantarillados.

4. Programa de información y educación:

   a. Sobre salud en medios masivos de comunicación.
   b. Para las madres.
   c. En instituciones educativas.
   d. En sitios de trabajo.
   e. En las empresas promotoras de salud.

En el marco de la seguridad social los decretos 1938 y 1899 de 1994 indican una serie de actividades de carácter obligatorio, las cuales deben ser realizadas por el Estado. Estas actividades se plantean para el ámbito comunitario y para el individual, con dos planes de beneficios, los cuales son:

1. El Plan de Atención Básico.
2. El Plan Obligatorio de Salud.

En cada uno de ellos se fijan un conjunto de áreas y metas prioritarias de trabajo, que se operativizan en actividades de acción colectiva y de acción individual. En este sentido se fija un conjunto de actividades relacionadas con la información sobre el derecho a la salud, el fomento de estilos de trabajo saludables, educación a los padres sobre la salud y el bienestar, fomento de habilidades para la convivencia social, fomento de la autoestima y cuidado de la salud, prevención del alcoholismo, accidentes en el hogar y otras acciones tradicionales de protección específica que el sistema ofrecía (como vacunación, control del niño sano, educación y vigilancia alimentaria en grupos a riesgo, entre otras).

Investigaciones en el campo de la promoción de la salud

El país esta en un nivel incipiente en cuanto al desarrollo investigativo en promoción de la salud y más aun en cuanto a su difusión pública. Existe una apreciable producción en estudios sobre Ciencia Básica Médica y una proporción menor en áreas aplicadas.

La calidad de las investigaciones, está mejorando gradualmente en la medida en que aumentan los doctores capacitados en el exterior y en la medida en que aumentan los incentivos académicos y financieros.

Los estudios específicos en el área de Promoción de la Salud, son realmente escasos.

Al revisar las bases de datos internacionales (Medline y Lilacs) y buscar en los últimos 6 años las palabras clave "promoción de la salud y Colombia", aparecen cuatro títulos, tipo artículos no investigativos relacionados con el tema, que como tal no hacen una referencia directa al mismo. Ellos son: participación comunitaria, evaluación de programas de salud comunitaria, entrenamiento de enfermeras en la meta de SPT/2000, cuidado de los niños.

No es cualitativamente más feliz la búsqueda por las palabras claves "prevención y Colombia", aunque supera al anterior en volumen (36 títulos), el énfasis temático, arrollador por cierto, está en las investigaciones sobre la vacuna contra la malaria; le siguen con muy baja frecuencia estudios sobre prevención de la drogadicción, leshmaniasis, cólera, hipertensión en el embarazo, TBC y SIDA.

Aunque no figuran en las bases de datos nacionales e internacionales, existen estudios descriptivos sobre algunas acciones educativas a la comunidad, participación comunitaria, recuperación de las creencias y prácticas con relación al cuidado de la salud o tratamiento de las enfermedades y prevención de enfermedades prevalecientes.

Estos esfuerzos generalmente son micro espaciales y mayoritariamente efectuados por docentes o estudiantes de pre o posgrado del área de la salud o áreas afines.

Vale la pena señalar que se han realizado en el país algunas encuestas nacionales sobre conocimientos, actitudes y prácticas en torno a problemas como: el uso indebido de sustancias psicoactivas, sexualidad responsable, accidentalidad, violencia, manejo de la IRA (infección respiratoria aguda), enfermedades cardiovasculares, etc.

Estudios de tipo intervención cuasi experimental o experimental son realmente exóticos en el país, si bien existen algunos programas de promoción de la salud, que operan en grupos laborales o institucionales, éstos no están sometidos a un riguroso control metodológico y carecen por lo general de un buen seguimiento.

La Universidad de Caldas aporta a este incipiente y silencioso desarrollo investigativo en el tema de la promoción de la salud, dos proyectos en curso: la evaluación del proyecto "Manizales, Ciudad Saludable" en convenio con la Alcaldía y la Secretaria de Salud del Municipio y la "Investigación en Salud Pública y Sistemas de Salud", realizada en coordinación con Conciencias y el CIID (Centro Internacional de Investigación para el Desarrollo).

La Universidad Javeriana en los últimos 6 años ha desarrollado de manera importante su acción investigativa, intentando avanzar poco a poco al propósito de fortalecer la comprensión y desarrollo de la promoción de la salud y temas afines, con áreas temáticas tales como: Cuidado de la salud de los grupos indígenas y negros en Colombia, cuidadores en salud, creencias y prácticas relacionadas con la prevención de las enfermedades más frecuentes en la población campesina, participación comunitaria en salud y desarrollo local, salud femenina y violencia intrafamiliar.

Asociaciones profesionales y gremiales en el campo

Realmente no conocemos ninguna. Dado que la promoción de la salud y la educación para la salud son estrategias de apoyo y desarrollo de la salud y no perfiles profesionales definidos como en otros países, no existen hasta el momento estas agremiaciones. Lo que sí es importante es que las asociaciones profesionales de enfermeras, médicos, odontólogos etc. y las de facultades de enfermería (ACOFAEN), de medicina (ASCOFAME) y odontología (ACFO) han integrado el tema de la promoción en las discusiones ordinarias de sus juntas directivas y consejos superiores dada la ordenanza nacional de fortalecer el tema en la prestación de los servicios básicos de salud a la población colombiana.

Esto exige una reacción de formación y reorientación de la formación de los profesionales de la salud, tal como se hizo explícita en el aparte sobre formación de recurso humano.

Prioridades en el campo

1. Formación de recurso humano: El sistema de salud y sus reformas han venido empujando la necesidad inminente de formación de recurso humano capaz de diseñar, desarrollar y evaluar iniciativas de promoción y prevención con un enfoque amplio que apoye el desarrollo local.

2. En investigación, existe un campo amplísimo de estudio en todas las áreas que toca el fomento y la protección de la salud. Para nombrar algunas, se requiere de estudios en el campo del comportamiento en salud, impacto de las acciones comunitarias en salud Vs acciones técnicas brindadas por sector salud, sistemas de salud sensibles a la promoción de la salud, tecnologías apropiadas para la salud, autocuidado, factores protectores para la salud, etc.

3. En la prestación de servicios: existe un enorme déficit en formas claras de consejería en salud, desarrollo humano y autocuidado, manejo preventivo de problemas sociales de directo efecto sobre la salud: violencia en todas sus formas, accidentalidad, depresión etc., impulso a formas de convivencia social en función de la salud, entre otros. En síntesis, desmedicalizar en un alto porcentaje los servicios de salud sería una prioridad para avanzar en forma profunda en los postulados y fines de la promoción de la salud.

Otras consideraciones

En la actualidad se requiere contextualizar la promoción y educación en salud desde la perspectiva de:

- Problemáticas de cobertura.
- Acceso cultural.
- Mecanismos de inserción real de la sociedad a la producción de la salud y actores que intervienen.
- La disponibilidad de recursos económicos o formas de financiación de proyectos integrales de desarrollo.

La promoción de la salud es una propuesta por desarrollar en el país, sus postulados amplían el espectro de la salud en el desarrollo y modernizan el discurso y propósitos de la atención primaria en salud superándola ciento por ciento. La promoción de la salud se articula en forma armónica con los postulados democráticos y progresistas que quiere construir el país desde la acción ciudadana, la descentralización y el apoyo al desarrollo local.

COSTA RICA[*]

Trasfondo histórico

1953 Se crea el Departamento de Educación Sanitaria. Antes había existido la Sección de Instrucción Sanitaria como parte del Departamento de Estadística Vital.

1953-1955 El Departamento de Educación Sanitaria recibe apoyo del Servicio Cooperativo Interamericano de Salud Pública y se establece una pequeña Sección Audiovisual, para la confección de material educativo impreso, para los programas de salud. Se otorgan las primeras becas para realizar estudios de Educación para la Salud en Escuelas de Salud Pública de Estados Unidos.

1956-1960 Con la creación del Programa de Unidades Móviles el personal del Departamento de Educación Sanitaria se amplía y las actividades de capacitación en Metodología Educativa se extienden a otras instituciones como Escuela de Enfermería, Escuela Normal, encargada de la formación de maestros y la Escuela de Educación de la Universidad de Costa Rica.

Se incrementa la asesoría técnica de la OPS/OMS, UNICEF y CARE quienes además brindan apoyo económico.

Creación y fortalecimiento, en la década de 1970-1980 del Programa de Atención Primaria de Salud, mediante el establecimiento de una cadena de pequeñas unidades médicas, denominadas Puerto de Salud. Estas unidades se desplazan a las casas de habitación, donde realizan visitas domiciliarias, que presentan un carácter eminentemente educativo.

---

[*] Documento suministrado por la representación de la Organización Panamericana de la Salud de Costa Rica, C.A.

1966-1976 Gracias al programa de Asignaciones Familiares y Desarrollo Social se amplía el personal. Con el apoyo y la coordinación entre el Departamento de Educación para la Salud y el Departamento de Población se establece el Centro de Tecnología Educativa. Se amplía la especialización de personal por medio de becas otorgadas por OPS/OMS y AID.

El departamento forma parte de la división administrativa. La Sección Audiovisual se separa y se convierte en el Departamento de Publicaciones e Impresos.

Con la desaparición del Departamento de Población, se reduce la ayuda económica para labores de educación e información a grupos comunales. Igualmente desaparece el Centro de Tecnología Educativa.

1977 El departamento pasa a formar parte de la División de Servicios Médicos.

Se especializa otro personal en la Universidad de Sao Paulo-Brasil.

Se amplian las actividades docentes al personal de salud en Metodología Educativa Participativa a cargo de personal especializado en Pedagogía de la Comunicación y se implanta la investigación como actividad complementaria.

Se refuerza la coordinación con otras instituciones: Caja Costarricense de Seguro Social, Asociación Demográfica Costarricense, Hospital Nacional de Niños y el Ministerio de Educación. Con estas instituciones se comparten proyectos y actividades específicos.

1978-1982 Desarrollo de metodologías innovadoras y de alto contenido participativo para fomentar los conocimientos en salud a través de actividades como las Jornadas Educativas Recreativas en Salud.

1986 Se incorpora Educadores para la Salud en los Equipos Regionales del país, mediante la creación de puestos de trabajo del Programa CEN-CINAI. Posteriormente este personal desaparece por falta de incentivos y de condiciones laborales justas.

1987 A partir de este año se amplían y refuerzan las actividades de docencia y programación de los Equipos Locales de Salud, mediante el Plan de Integración de Equipos de Salud. En este plan de Educación para la Salud se vincula a los procesos de Participación Comunitaria, Educación Permanente y Control de Gestión, con el uso de metodologías educativas innovadoras.

1988 Se conformó la Comisión Salud-Educación, ente de carácter interinstitucional, encargado de todo lo concerniente a la educación en salud a nivel escolar.

1990 Se intensifica la participación en los programas de educación continua del personal de salud en el área educativa y principalmente al vinculado con trabajo domiciliar. Se plantea módulos instruccionales para los Asistentes y Auxiliares de Salud.

Se coordina con el Departamento de Enfermeras y el de Atención Primaria para la capacitación del personal para los Puestos y Centros de Salud.

Se ha trabajado activamente en la definición y conceptualización de la educación para la salud dentro del marco de la reforma del sector y especialmente en lo que se refiere a la Rectoría y al Programa de Promoción y Protección de la Salud.

Marco ideológico y filosófico

Visión ideal del ser humano

Se pretende formar a una persona que internalice los valores universales y que posea los conocimientos necesarios para desempeñarse armoniosa y exitosamente en su contexto sociocultural, tanto nacional como internacional y que al mismo tiempo sea capaz de construir conocimiento basado en la aplicación de procesos intelectuales a conocimientos ya adquiridos.

La educación juega un importante rol de promoción y transformación social, por lo que el sector educación debe desempeñar cuatro funciones básicas:

- La función académica que se refiere al acrecentamiento de conocimientos y capacidades intelectuales.

- La función social, se refiere a la incidencia de la educación sobre la conformación de los valores sociales del individuo, hacia su capacidad moral, intelectual, cívica, laboral y humana para la realización plena del hombre como persona y ser social, dentro del marco de la libertad y de la justicia.

- La función económica, se refiere a la respuesta que el sistema educativo debe dar a la realidad en que se conforma la estructura productiva del país.

- La función distributiva, se refiere a la creación de opciones para la distribución equitativa de las oportunidades de educación disminuyendo los desequilibrios culturales, económicos y sociales.

Dentro de los objetivos de la Educación Primaria se plantean los siguientes:

- Favorecer el desarrollo de una sana vivencia social, el cultivo de la voluntad, del bien común, la formación del ciudadano y la afirmación del sentido democrático costarricense.
- Capacitar para la conversación y mejoramiento de la salud.

Concepto de desarrollo

Se toma como fundamento una nueva concepción de ética del desarrollo que implica la inserción en la sociedad de un ser preservador y generador del patrimonio cultural, un ser competitivo sin prejuicios de género, capaz de preservar y enriquecer el ambiente natural y la biodiversidad del país.

Además, el concepto de ética del desarrollo también incorpora la formación de un ser humano productivo tanto para sí mismo, como para la sociedad, capaz de crear y transformar responsablemente su entorno material y social, que participa conscientemente en la vida democrática y cívica de su país. En síntesis un ser humano que armonice con la identidad nacional e integrado a un mundo dinámico, globalizante, pero, con capacidad de discernir y competir.

> El desarrollo es entendido como un proceso social dirigido a la creación de condiciones de bienestar para todos y la plena vigencia de los derechos y responsabilidades de la ciudadanía.

Concepto de educación

La educación es el proceso mediante el cual se forma al individuo amante de la herencia cultural de la humanidad, culto y feliz. Es el proceso mediante el cual se forja el cuidadano democrático, consciente de su responsabilidad social, comprometido con el ideal de desarrollo espiritual y material, sostenible, productivo y solidario.

La educación es, también un proceso que la sociedad utiliza como medio de transmisión de cultura, valores y conocimientos que le

permitan al cuidadano costarricense participar activa y productiva-
mente en la transformación del medio en el cual vive.

La educación es, además, la institución social en la que el Estado
se apoya para cumplir con la obligación de facilitar al ciudadano las
fundamentales condiciones y medios necesarios para su desarrollo
espiritual y material.

Concepto de salud

Durante las últimas décadas se conceptualiza a la salud como la resultante del desarrollo armónico de la sociedad, mediante la cual
los ciudadanos, tienen acceso a las mejores opciones políticas, económicas, educativas, laborales, ambientales y de bienes y servicios,
para que individual y colectivamente, desarrollen sus potencialidades en áreas de un bienestar integral. Se concibe la salud como un
producto social en donde participan los diferentes actores sociales.

Concepto de enfermedad

De acuerdo con la conceptualización de la salud como producto
social, la enfermedad es el resultado de condiciones económicas,
sociales, culturales, educativas, laborales, ambientales, nutricionales y de bienes y servicios desfavorables.

Concepto de educación para la salud

Puede decirse que el concepto que ha estado vigente es el siguiente:

> La educación para la salud es un proceso permanente y reflexivo
> para facilitar cambios favorables en los conocimientos, actitudes y prác-
> ticas del individuo, que tiene como finalidad el desarrollo de un nivel
> óptimo en el estilo de vida y el mantenimiento autogestivo de la salud
> personal, familiar y comunitaria.

Un concepto resumido globalizante la describe como:

> La acción social, educativa y política que incrementa la conscien-
> cia pública sobre la salud, promueve estilos de vida saludables y la
> acción comunitaria en favor de la salud; brinda oportunidades y po-
> der a la gente para que ejerzan sus derechos y responsabilidades para
> la formación de ambientes, sistemas y políticas que sean favorables a
> la salud y al bienestar.

Objetivos

Facilitar en la población la adquisición de los conocimientos, actitudes y prácticas que le permitan la adopción de conductas y estilos de vida favorables para la protección y promoción de la salud del individuo, su familia y su comunidad.

Objetivos específicos

1. Promover la formación de una consciencia sanitaria de autoresponsabilidad del individuo frente a su propia salud, la de su familia y comunidad.

2. Fortalecer la capacidad técnica de los equipos de salud para el desempeño de la función educativa y la sistematización de las actividades de educación en la comunidad.

3. Desarrollar la capacidad de los equipos humanos en el establecimiento de métodos de trabajo, procedimientos y normas técnicas para el planeamiento, ejecución y evaluación de las acciones de educación para la salud en la comunidad.

4. Promover el uso de metodologías innovadoras y participativas para el desarrollo de las actividades de educación para la salud.

5. Promover el uso racional y oportuno de los servicios de salud y el desarrollo de comportamientos preventivos para la consolidación de un proceso autogestionario de la salud.

Legislación y política pública

En la Ley General de Salud existen dos artículos que dan sustento a la educación para la salud en el Sistema de Educación Formal y en los medios de comunicación masiva. Dichos artículos expresan lo siguiente:

Capítulo I, artículo 16- "Todo escolar deberá someterse a los exámenes médicos y dentales preventivos y participar en los programas de educación sobre salud y en nutrición complementaria que deberán ofrecer los establecimientos educacionales públicos y privados".

Capítulo III, artículo 261- "Todo establecimiento de educación primaria y medio público o privado, deberá destinar horas de sus programas, para la enseñanza de tópicos y normas obligatorias relativas a la salud personal y de trascendencia para la salud de terceros".

Las autoridades de salud y educación elaborarán y revisarán anualmente los programas de enseñanza a fin de que se incluyan en éstos los tópicos de salud cuya enseñanza y divulgación se estimen necesarias y de actualidad científica.

Formación y capacitación

El personal profesional que labora en el Departamento de Educación para la Salud posee formación básica en Ciencias de la Educación o en Antropología. Además se cuenta con dos dibujantes artísticos y uno técnico que dan apoyo a la labor del Departamento.

Algunos funcionarios han recibido cursos de Especialización en Universidades de Brasil, Chile y Estados Unidos, o en el Programa de Maestría en Salud Pública ofrecido por la Universidad de Costa Rica.

Capacitación de personal

No ha existido un Programa de Capacitación dirigido exclusivamente al personal de educación para la salud. El personal ha participado en diversos programas dirigidos al personal de salud. La mayor parte de ellos han sido de carácter presencial y pocas experiencias en Educación a distancia.

Personal

En total existen 14 profesionales en el Ministerio de Salud, que realizan labores de educación para la salud, 7 son hombres y 7 mujeres.

La formación académica que presenta este grupo de educadores para la salud es la siguiente:

1. Personal profesional a nivel universitario con especialidades en:

   a. Administración Educativa

   b. Curriculum

   c. Pedagogía de la Comunicación

    d. Orientación Educativa

    e. Planificación Económica y Social

    f. Trabajo Social

    g. Biología, Ciencias Generales, Química

    h. Antropología Social

2. Personal profesional con post-grado en Salud Pública o Administración Educativa.

3. Personal profesional con Curso de Especialización en Educación para la Salud.

Todo el grupo de educadores para la salud, tiene al menos 10 años de servicios, lo cual denota un cúmulo de experiencias encomiables.

Lo anterior, ha permitido un trabajo interdisciplinario en los niveles regionales y locales apoyado por el Departamento.

Funciones del personal

Funciones del educador para la salud del Nivel Central

1. Planifica, ejecuta y evalúa los cursos de Tecnología Educativa que se imparten a personal profesional, técnico y auxiliar del Ministerio de Salud y otras instituciones del Sector Salud.

2. Participa como instructor en el desarrollo de los contenidos científicos de Programación y Tecnología Educativa de los programas de capacitación y educación en servicio del Ministerio de Salud y otras instituciones del Sector Salud y de Educación.

3. Asesora y capacita a los equipos docentes de otros programas y departamentos del Ministerio de Salud en aspectos pedagógicos, utilización de materiales educativos y técnicas de investigación socioeducativa.

4. Planifica y ejecuta trabajos de investigación educativa para determinar estrategias de información, educación y comunicaciones de mayor impacto en grupos de población de interés para los programas de salud.

5. Participa en la formulación de normas y procedimientos técnicos en el campo de la Educación para la Salud, la comunicación, información educativa e investigación socio-educativa.

6. Planifica, dirige, ejecuta y asesora proyectos de investigación socio-educativas, en coordinación con otros departamentos y

programas del Ministerio de Salud e instituciones afines.

7. Atiende y asesora consultas técnicas en el campo de su especialidad (tesis de grado, confección de material divulgativo en salud, proyectos educativos) a estudiantes y personal docente de instituciones de enseñanza superior y técnica.

8. Planifica, ejecuta y evalúa campañas informativas relacionadas con problemas relevantes de salud y en caso de epidemias y emergencias nacionales.

9. Redacta los contenidos técnicos, planea el diseño y valida todo tipo de material educacional para programas educativos radiales, de prensa y televisión, así como folletos, revistas, boletines, portafolios, guías didácticas, sonovisos, películas, cartapacios gráficos, afiches y laminarios.

10. Planifica, diseña y evalúa el componente educativo de todos los programas de salud del Ministerio, incluyendo proyectos específicos de salud.

11. Forma parte de las diferentes comisiones técnicas del Ministerio de Salud, instituciones afines (Comisión de Educación del SIDA, Consejo de Control de Propaganda de Cigarrillo, Lactancia Materna, Salud de la Mujer, Comisión Emergencia Nacional en el campo de la salud, Comisión de Salud y Educación, Comisión de Proyectos Asociación Demográficas Costarricense-Ministerio de Salud) y otras.

12. Imparte conferencias y participa como expositor en congresos, seminarios y demás actividades científicas que auspicia el Ministerio de Salud y otras instituciones, desarrollando los contenidos científicos del área de su especialidad.

13. Colabora con el Departamento de Capacitación y Formación de Recursos Humanos del Ministerio de Salud, en el planeamiento de proyectos de capacitación, determinando objetivos de enseñanza y elaborando unidades didácticas.

Proyectos

A continuación se presentan algunos proyectos, que forman parte del Programa Nacional de Promoción y Protección de la Salud, en el cual desarrollan esfuerzos articulados los departamentos de: Educación para la Salud, Trabajo Social, Prensa y Relaciones Públicas.

1. PROYECTO: EDUCADORES COMUNITARIOS
                                DE LA SALUD
                                (ECOS) Ubicación institucional:
                                Ministerio de Salud

El proyecto consiste en desarrollar un proceso de organización comunitaria y educación permanente a nivel nacional, a fin de promover actitudes y prácticas saludables en la población.

El ECOS, desarrollará actividades educativas con las familias y grupos de la comunidad en forma voluntaria y en coordinación con el personal de salud del nivel local. Contará con la capacitación, asesoría y apoyo del personal del Programa de Promoción de la Salud y con materiales educativos adecuados para este fin.

Cada ECOS tendrá en su casa una biblioteca de temas básicos de salud, que inicialmente estará conformada por tarjetas educativas en salud, cassettes con contenidos de salud, Revistas *Salud para Todos*. También utilizará el material de los Centros Comunitarios de Información y material educativo del Ministerio de Salud.

Educación para la salud: Promover la salud de 100.000 niños en edad escolar, mediante la adquisición de conocimientos, actitudes y prácticas en salud integral que propicie el mejoramiento de la calidad de vida del escolar y su familia.

Propiciar ambientes saludables escolares en 100 escuelas ubicadas en zonas prioritarias, que contribuyan a la salud y favorezcan la adopción de conocimientos, actitudes y prácticas adecuadas en salud.

Brindar servicios de salud integral a 100.000 niños en edad escolar, residentes en zonas prioritarias. Este componente lo ejecutará la Caja Costarricense del Seguro Social.

Organismos colaboradores: UNICEF, OPS
Fecha de inicio: Marzo de 1995
Vida útil: Indefinido

2. PROYECTO: ESTILOS DE VIDA SALUDABLES
   Ubicación Institucional: Ministerio de Salud

a. Justificación. El proyecto de estilos de vida saludable se ha venido desarrollando con el personal del Programa de Nutrición y Atención Integral y con el personal multidisciplinario de los Centros de Salud de la Región Brunca, Chorotega, Pacífico Central, Huetar Norte y Central Occidente. Este contempla tres componentes: Nutrición Preventiva, Actividad Física y Autoestima.

El proyecto se ha ejecutado en torno al perfil epidemiológico para la prevención de enfermedades crónicas como la hipertensión, cardiovasculares, obesidad, cáncer y diabetes mellitus. Las cuales están condicionadas por los estilos de vida de la población entre los que se puede citar: sedentarismo, tabaquismo, tensión, dieta y alcoholismo. Para lo cual se han utilizado metodologías no tradicionales como el método lúdico y metodologías participativas.

b. Objetivo general. Contribuir al mejoramiento de la calidad de vida de la población costarricense, mediante la educación y fomento de una alimentación adecuada, actividad física y desarrollo de autoestima a nivel individual, familiar y comunitario.

c. Objetivos específicos

1) Desarrollar el programa de capacitación orientando a la promoción de hábitos alimentarios adecuados, fomento de actividad física y el desarrollo de autoestima para el personal del CEN-CINAI y para equipos multidisciplinarios de los Centros de Salud.

2) Apoyar las actividades del proyecto con la elaboración de material didáctico y sobre temas de nutrición, actividad física y autoestima.

3) Establecer mecanismos de coordinación con las comisiones regionales y locales de educación permanente para el desarrollo eficiente del Programa.

4) Establecer lineamientos para el monitoreo, control y evaluación de las actividades del Programa.

Organismos colaboradores:	Apoyo financiero de la Empresa Privada
Fecha de inicio:	Desde 1988 hasta la fecha
Vida útil:	Indefinido

3. PROYECTO:	COMUNIDAD SEGURA (PREVENCIÓN DE ACCIDENTES)
Programa:	Nacional de Promoción de la Salud
Ubicación institucional:	Ministerio de Salud

Es un programa de prevención de accidentes, que se desarrolló en una zona geográfica determinada, en la que participan coordinada y simultáneamente el sector público, privado y la comunidad local. Tiene como objetivo la participación plena de la comunidad, en la toma de decisiones y en el desarrollo de actividades, a fin de disminuir los accidentes y por ende el mejoramiento de la calidad de vida.

Organismos colaboradores: Organización Panamericana de la Salud

Fecha de inicio: Julio de 1995

Vida útil: 5 años

4. PROYECTO: COMUNICACIÓN
   Programa: Nacional de Promoción de la Salud
   Ubicación Institucional: Ministerio de Salud

El proyecto de comunicación social, va dirigido a la población costarricense, dando énfasis a aquellos grupos considerados por la presente administración como prioritarios: que tienen mayores problemas de salud y condición económica crítica.

Se informa a la población, a través de los medios de comunicación social, con miras a lograr estilos de vida saludables.

El proyecto de comunicación pretende desarrollar, fortalecer y apoyar acciones de comunicación social, en coordinación con las áreas de educación para la salud y participación social.

Organismos colaboradores: Se espera que organismos como OPS, UNICEF e INCAP y otros colaboren en el financiamiento del proyecto.

Fecha de inicio: Julio de1995

Vida útil: Permanente

5. PROYECTO: CANTONES POR LA SALUD
   Ubicación Institucional: Ministerio de Salud

Propuesta estratégica para impulsar la participación activa, organizada e integrada de los gobiernos locales, sector salud, oficial, privado y grupos comunitarios dentro del ámbito nacional.

Se orienta hacia el fortalecimiento, organización y capacitación del cantón y de las municipalidades, teniendo en cuenta que éstas pueden impulsar el desarrollo de programas de bienestar local con el apoyo de las instituciones del sector salud, autoridades locales, instituciones estatales, grupos privados y grupos sociales organizados.

El proyecto busca poner en práctica los principios de la promoción de la salud, explicitados en los diferentes documentos técnicos sobre la Reforma del Esado y el marco conceptual de la Promoción de la Salud; donde se puntualiza la necesidad de abogar por políticas saludables, la creación de ambientes sanos, la adopción de estilos de vida saludables y el fortalecimiento de la participación social.

Se propone iniciar el movimiento en quince cantones, los cuales deben seleccionarse de acuerdo a prioridades políticas y a la voluntad local de involucrarse. Estos proyectos deben de dar prioridad al bienestar de grupos prioritarios y vulnerables.

Para lograr los objetivos, estrategias y el desarrollo del sub-programa, los "Cantones por la Salud" tendrán la asesoría técnica del equipo regional y nacional de las funciones rectoras del Ministerio y de sus programas prioritarios. El proceso de inicio y desarrollo del programa comprende tres fases operativas las cuales se describen en la propuesta:

a. preparatoria
b. organizativa
c. ejecución propiamente dicha

Organismos colaboradores: Instituciones del Estado, OPS/OMS
Fecha de inicio: Mayo de 1995
Vida útil: Se propone como un subprograma sostenible en el tiempo

Investigaciones

Investigaciones realizadas en el campo de la educación para la salud, durante el período 1980-1995:

1. "SITUACIÓN EDUCATIVA EN LOS CENTROS DE SALUD. ETAPA DIAGNÓSTICA DEL PLAN NACIONAL DE EDUCACIÓN PARA LA SALUD".

   Investigación realizada en una muestra de 30 centros de salud, estratificada; tomada en las 5 Regiones de Salud que existían en esa época.

   Objetivo: Conocer la situación educativa en los centros de salud del país, evaluando el aprovechamiento de las diversas capacitaciones brindadas al personal profesional y técnico de las diferentes disciplinas, y detectar las necesidades reales de capacitación de este personal.

La información se obtuvo mediante la técnica de la observación directa, aplicando una guía temática.

Este estudio se realizó en 1981.

2. ESTUDIO ETNOGRÁFICO SOBRE EL HÁBITO DE LACTAR AL PECHO, H.L.P. –PROYECTO FLACSO– COSTA RICA (PROGRAMA DE SUPERVIVENCIA INFANTIL).

Objetivo: Relacionar patrones culturales pasados y presentes sobre el hábito de lactar al pecho.

Se tomaron para realizar el estudio las siguientes poblaciones: del área urbano-marginal se tomó Hatillo y en el área rural dispersa se tomó el Cantón de Acosta. La población objeto de estudio estuvo constituida por dos generaciones: madres y abuelas.

Técnicas de investigación empleadas: la observación, participantes y el formulario.

Este estudio formó parte de un proyecto de investigación-acción, y se realizó entre 1982-83.

3. ESTUDIO DE OPINIÓN SOBRE PAUTAS CULTURALES RELACIONADAS CON EL COMPORTAMIENTO SEXUAL.

Objetivo: Identificar las conductas sexuales para relacionarlas con las acciones de los programas de atención del Departamento de Enfermedades de Transmisión Sexual.

La información se obtuvo mediante las técnicas de observación indirecta: conversación individual y grupal.

4. ESTUDIO FORMULATIVO SOBRE EL DESARROLLO DEL COMPONENTE EDUCATIVO DE LOS PROGRAMAS Y ACCIONES QUE DESARROLLAN EL PERSONAL DE SALUD PROFESIONAL Y TÉCNICO DEL NIVEL LOCAL.

Objetivo: Obtener elementos teóricos-prácticos que sirvieran para mostrar las posibilidades prácticas, para implantar el componente educativo de los programas de salud dentro de un marco de vida actual.

La información se recolectó mediante la técnica de encuesta, la cual se aplicó a una muestra estratificada por área geográfica, disciplina académica y establecimiento de salud.

5. ESTUDIO ETNOGRÁFICO SOBRE PATRONES DE ATENCIÓN Y PERCEPCIÓN SOBRE SALUD MATERNA E INFANTIL, NUTRICIÓN

Y SERVICIOS QUE PRESTAN LOS ESTABLECIMIENTOS DE SALUD.

Este estudio se realizó en las zonas fronterizas, cantones La Cruz y Corredores, durante el período comprendido ente 1985-1986, Proyecto INCAP-Programa Nacional de Supervivencia Infantil.

Objetivo: Conocer los patrones culturales de atención de la salud materna e infantil, de alimentación durante el embarazo y durante el primer año de vida del niño así como la percepción que tiene la población de los servicios que presta el sistema de salud oficial.

La información se recolectó mediante las técnicas de: observación participante con guía temática, entrevistas a profundidad y grupo focal.

6. ESTUDIO ETNOGRÁFICO SOBRE PATRONES CULTURALES DE ATENCIÓN Y PERCEPCIÓN ACERCA DEL CONCEPTO DE SALUD-ENFERMEDAD Y LOS SERVICIOS DE SALUD. PROYECTO UNIVERSIDAD DE COSTA RICA - UNIVERSIDAD DE GEORGIA, USA-MS.

Objetivos: Conocer cómo se perciben los servicios que prestan los establecimientos de salud del sistema oficial desde el punto de vista de los usuarios y de la población en general.

Conocer patrones de atención de los establecimientos de salud oficiales y privados.

Las técnicas utilizadas para recolectar la información fueron:
- observación participante,
- observación directa,
- entrevista con guía temática (individual y grupal),
- encuesta

7. ESTUDIO SOBRE LAS NECESIDADES DE EDUCACIÓN FAMILIAR Y COMUNITARIA PARA LA PREVENCIÓN Y EL CONTROL DE LAS DIARREAS Y EL CÓLERA EN COMUNIDADES DE ALTO RIESGO.

Estudio iniciado en 1994 y aún está en proceso.

Objetivos: Establecer el perfil de conocimientos, actitudes y prácticas de familias y líderes de comunidades de alto riesgo ante las enfermedades diarreicas y el cólera.

Establecer características culturales y sociales de las comunidades de alto riesgo.

Establecer estrategias alternativas de educación y organización familiar y comunitaria.

Es un estudio etnográfico en el que se han utilizado las técnicas de investigación, de observación directa, entrevista estructurada y grupo focal.

8. ESTUDIO DESCRIPTIVO-INTERPRETATIVO SOBRE LA AUTOESTIMA Y LA PREVENCIÓN DE PATOLOGÍAS EN ESCOLARES DE II CICLO DEL ÁREA URBANO MARGINAL.

Este estudio está en proceso, en la Escuela República de Haití de Paso Ancho; forma parte de un proyecto de investigación-acción sobre prevención de patologías sociales, que se desarrolla mediante un programa de educación en salud, con los alumnos del II Ciclo de la Enseñanza General Básica y con los educadores del mismo ciclo.

El objetivo principal es conocer el grado y manejo de la autoestima de los alumnos y docentes, para diseñar un programa de educación en salud orientado al fortalecimiento de la autoestima como una estrategia de prevención.

La información se recoge mediante las técnicas etnográficas de observación participante, observación directa y grupo focal y además la entrevista estructurada.

Esta investigación se lleva a cabo en coordinación con la trabajadora social del Centro de Salud de Paso Ancho y la participación de la comunidad a través de la Asociación de Desarrollo Integral, organización que respalda dicho proyecto aportando el financiamiento.

Organización profesional

No existe una asociación gremial específica de los Educadores para la salud dado su reducido número. Sin embargo, la mayoría de estos profesionales están afiliados al Colegio de Licenciados y Profesores de Letras, Filosofías, Ciencias y Artes.

Retos y perspectivas del futuro

Como parte del proceso de reforma del Estado, se define que, para hacer operativa y efectiva la Rectoría del Ministerio de Salud, éste deberá ejercer las funciones estratégicas de: dirección y conducción, regulación de la salud, vigilancia de la salud e investigación y desarrollo tecnológico.

Por su trascendencia política y social, mantendrá los programas prioritarios de: Alimentación y Nutrición, Salud Ambiental y Promoción de la Salud.

La Promoción de la Salud es entendida como el desarrollo óptimo de las potencialidades de la población y de las instituciones públicas, privadas y mixtas, y de las ONG, para lograr salud y ejercer control sobre los factores que la determinan. En este proceso la educación para la salud, la comunicación y la participación social se constituyen en aspectos fundamentales, para definir y ejecutar políticas de salud, crear ambientes favorables, orientar modelos de atención y adquirir comportamientos individuales y grupales favorables.

CUBA

*Dra. Mariluz Rodríguez Álvarez**

Trasfondo histórico

El acontecimiento histórico más trascendental que marca el desarrollo de la Educación para la Salud en Cuba es el triunfo revolucionario del 1ro. de enero de 1959.

En la etapa pre-revolucionaria la mayoría de los cubanos no disponían de un sistema de salud capaz de satisfacer las necesidades de salud más imperiosas en lo asistencial, por tanto las acciones de prevención y de promoción de la salud estaban limitadas a los sectores con posibilidades de acceso a servicios privados.

Las transformaciones fundamentales se sucedieron a grandes rasgos de la manera siguiente:

1960 Reestructuración del antiguo Ministerio de Salubridad y Asistencia Social. Cambió su denominación y recibió el nombre de Ministerio de Salud Pública más consecuente con sus verdaderos propósitos.

Creación del Servicio Médico Rural.

1961 La Campaña Nacional de Alfabetización, hermosa tarea que involucró a todo un pueblo para cumplir el objetivo de erradicar el analfabetismo, hizo su contribución al propósito de elevar la cultura en la salud del pueblo. Los brigadistas alfabetizadores, además de llevar la cartilla y el manual para enseñar a leer y escribir, llevaron la cartilla sanitaria, la cual contenía los diez puntos básicos de la salud.

Previamente todos los niños, jóvenes y maestros recibían la capacitación en materia de salud, que más tarde trasladaban a las familias que los albergaban de forma individual y colectiva.

---

* Directora, Centro Nacional de Educación para la Salud. Ministerio de Salud Pública, República de Cuba.

Surge así un ejército de promotores de salud.

1961 Las Comisiones de Salud del Pueblo

Al proclamarse la ley por la cual se crea el Ministerio de Salud Pública se establecen los principios que lo rigen. Entre ellos "Las acciones de salud deben desarrollarse con la participación activa de la comunidad organizada."

Para canalizar este principio se crea un instrumento: la Comisión de Salud del Pueblo integrada por representantes de las organizaciones de masas, representantes de organismos de la administración del Estado y dirigentes del organismo rector de la salud.

Estas comisiones fueron organizadas a los niveles nacional, provincial y regional, lo que se correspondía con la estructura administrativa de aquella época.

1962 Nueva reestructuración del Ministerio de Salud Pública en cuya estructura aparecen por primera vez cuatro subsecretarías para atender respectivamente las tareas relacionadas con la Asistencia Médica, la Higiene y Epidemiología, las actividades científicas y las económicas.

Los hospitales universitarios, sin perder su condición docente, también quedan integrados al Sistema Nacional de Salud.

1970 Primer Congreso de Educación y Cultura

Se discute ampliamente la posibilidad de que maestros y profesores contribuyan en la educación en materia de salud de las nuevas generaciones.

Se acuerda iniciar la preparación de maestros y profesores en dichos contenidos y a tales efectos se crean las Cátedras de Educación para la Salud en las Escuelas Pedagógicas.

1979 Seminarios "La Educación para la Salud en Niños, Adolescentes y Jóvenes"

Se efectuaron seminarios en los 169 municipios, en las 14 provincias y el municipio especial Isla de la Juventud, estas actividades fortalecieron el trabajo de educación para la salud, especialmente en lo referido a las coordinaciones intersectoriales.

A partir de este momento comenzaron a crearse los Centros Provinciales de Educación para la Salud.

1984 El Plan del Médico y la Enfermera de la Familia

La atención primaria en Cuba alcanza una etapa cualitativamente superior con el establecimiento del plan médico de la familia.

Los médicos y enfermeras de la familia en la comunidad, instituciones infantiles, escuelas y centros de trabajo se identifican con las necesidades comunitarias, lo que les permite planificar un trabajo educativo efectivo.

1992 Los Objetivos, Propósitos y Directrices para Incrementar la Salud de la Población Cubana 1992-2000

El sistema de salud cubano ha alcanzado logros extraordinarios y es catalogado como uno de los mejores en el mundo, ya que es capaz de ofrecer a todos sus ciudadanos una atención completa con iguales posibilidades de acceso para todos.

La existencia del médico y la enfermera de la familia con una cobertura superior al 90% de la población es sin dudas la piedra angular del programa.

Su potencialidad transformadora de estilos de vida, de formador de cultura sanitaria, de poder tratar el riesgo antes que la enfermedad, de brindar una atención continua y dispensarizada a su población, le confiere facultades únicas. A esto añadimos la necesidad que existe de mejorar cualitativamente nuestra atención médica, la posibilidad de aumentar la preparación de cuadros y profesionales y la factibilidad de perfeccionar la atención de las enfermedades crónicas no transmisibles.

1992 Consejos Populares de Salud

El perfeccionamiento de los Órganos Locales del Poder Popular determinó la creación de los Consejos Populares, los cuales se constituyen en pueblos, barrios, poblados y zonas rurales y están investidos de la más alta autoridad para el desempeño de sus funciones.

Los Consejos Populares facilitan las coordinaciones intersectoriales para las acciones encaminadas a la solución de los problemas de salud.

1993 Celebración en Cuba de la Primera Conferencia Latinoamericana de Educación para la Salud auspiciada por UIPES/ORLA.

1993 Fortalecimiento del Centro Nacional de Educación para la Salud

Se incorporan las funciones de Promoción de la Salud a la estructura del Centro, lo que redundará en el perfeccionamiento administrativo y proyecciones de la promoción y educación en salud.

Marco ideológico y filosófico

El triunfo de la Revolución, el 1ro. de enero de 1959, posibilitó la organización de la Salud Pública Cubana con el enfoque progresista, auténticamente humano y eficaz y consecuente con la ley fundamental del socialismo, de satisfacer la siempre creciente necesidad material y espiritual de toda la población.

La creación del Ministerio de Salud Pública contempló el desarrollo y perfeccionamiento de los siguientes principios:

1. Funcionamiento de un sistema único para la atención de la salud de toda la población.
2. La salud constituye un derecho de todos los ciudadanos y una responsabilidad del Estado.
3. Los servicios de salud deben ser accesibles a toda la población.
4. Las acciones de salud deben ser de carácter integral, con especial acento preventivo.
5. Los servicios de salud deben ser planificados.
6. Las acciones de salud deben desarrollarse con la participación activa de la comunidad organizada.

La población de Cuba alcanza hasta el 30 de junio de 1990 la cifra de 10,623,200 habitantes. Durante más de tres décadas el Gobierno y las organizaciones e instituciones de la sociedad cubana han orientado sus mejores esfuerzos y energías hacia la superación de los grandes deterioros que históricamente afectaban las condiciones de supervivencia, el desarrollo y bienestar del pueblo.

En el terreno económico, Cuba hoy está enfrentada a una de las más complejas circunstancias que haya conocido en los últimos 30 años. Las transformaciones en el escenario político y económico, ocurridas en los países que conforman su ámbito regular de intercambio comercial, tienen repercusiones de diferente orden en la disponibilidad de recursos para la producción, el consumo y la generación de divisas.

Junto a las perturbaciones derivadas de los cambios en los patrones de intercambio comercial prevalecientes hasta hace poco tiempo, debe señalarse que se han agudizado las restricciones que por un largo período enfrenta Cuba, respecto a sus posibilidades de comercio con las economías de mercado más desarrolladas, debido al bloqueo que el Gobierno de Estados Unidos mantiene contra nuestro país desde hace tres décadas.

Legislación y política pública

En Cuba la gestión de educación para la salud está apoyada por una legislación y política pública.

La Constitución de la República plantea en su Artículo 50.

"Todos tienen derecho a que se atienda y proteja su salud." El Estado garantiza este derecho:

- Con la prestación de la asistencia médica y hospitalaria gratuita mediante la red de instalaciones de servicio médico rural, de los policlínicos, hospitales, centros profilácticos y de tratamiento especializado;
- Con la prestación de asistencia estomatológica gratuita;
- Con el desarrollo de los planes de divulgación sanitaria y de educación para la salud, exámenes médicos periódicos, vacunación general y otras medidas preventivas de las enfermedades. En estos planes y actividades coopera toda la población a través de las organizaciones de masas y sociales."

La educación para la salud para poderla aplicar concretamente requiere de la participación social. El artículo 104 de la propia Constitución expresa:

- "Los Consejos Populares se constituyen en ciudades, pueblos, barrios, poblados y zonas rurales, están investidos de la más alta autoridad para el desempeño de sus funciones, representan a la demarcación donde actúan y a la vez son representantes de los órganos del Poder Popular municipal, provincial y nacional.

  Trabajan activamente por la eficiencia en el desarrollo de las actividades de producción y de servicios y por la satisfacción de las necesidades asistenciales, económicas, educacionales, culturales y sociales de la población, promoviendo la mayor participación de ésta y las iniciativas locales para la solución de sus problemas.

  Coordinan las acciones de las entidades existentes en su área de acción, promueven la cooperación entre ellas y ejercen el control y la fiscalización de sus actividades.

Los Consejos Populares se constituyen a partir de los delegados elegidos en las circunscripciones, los cuales deben elegir entre ellos quién los presida. A los mismos pueden pertenecer los representantes de las organizaciones de masas y de las instituciones más importantes en la demarcación."

También está explícita la educación para la salud en la Ley de Salud Pública y en la política gubernamental sobre salud que aparece en el documento Objetivos, propósitos y directrices para incrementar la salud de la población cubana en el período 1992-2000.

Metas y objetivos

1. Identificar el componente educativo y trazar las políticas, estratégicas y acciones concretas a ejecutar que garanticen el cumplimiento de los objetivos, propósitos y directrices que se ha planteado el Ministerio de Salud Pública hasta el año 2000.

2. Contribuir al fortalecimiento de UIPES/ORLA en la región.

3. Estructurar un proyecto de comunicación social que aborde de forma integral todas las acciones de salud e involucre a todos los medios y vías tanto formales como informales.

4. Perfeccionar la participación social en la solución de los problemas de salud.

5. Establecer un sistema plenamente de formación en Promoción y Educación para la Salud.

6. Lograr que la escuela se convierta en centro promotor de salud mediante acciones ejecutadas por maestros profesionales, educandos y otro personal pedagógico con proyecciones a la comunidad.

7. Perfeccionar la formación de profesionales y técnicas de la salud en los procesos para desarrollar programas de promoción y educación para la salud.

8. Fortalecer la participación de las agencias del Sistema de Naciones unidas y otras organizaciones no gubernamentales en proyectos de promoción y educación para la salud.

Formación de personal

No existe un sistema de formación de educadores para la salud ni de especialistas en la materia. Los actuales especialistas en educación para la salud con una amplia experiencia y excelente desempeño profesional se han adiestrado en servicio y mediante cursos de postgrado en el país y en el extranjero.

En el año 1961 se formó como educador sanitario en la Facultad de Higiene y Salud Pública de la Universidad de Sao Paulo Brasil, un especialista.

Actualmente concluyen la maestría en tecnología educativa que ofrece el Instituto Latinoamericano de Comunicación Educativa (ILCE) de México 23 profesionales procedentes del Centro Nacional de Educación para la Salud, de los Centros Provinciales y de otros organismos e instituciones tales como: Instituto Cubano de la Radio y la Televisión, Ministerio de Educación, Ministerio de Educación Superior, Asamblea del Poder Popular, Instituto de Endocrinología y Enfermedades Metabólicas y Hospital Clínico Quirúrgico Hermanos Ameijeiras, estas dos últimas instituciones dependen del Ministerio de Salud Pública.

En las estrategias de desarrollo del Centro se encuentra establecer un sistema de formación permanente que responda a las exigencias que en materia de promoción y educación que el Sistema Nacional de Salud demanda.

Personal

Las acciones de educación para la salud son ejecutadas por todos los miembros del equipo de salud con el concepto de que las actividades de salud lleven un contenido educativo y por tanto médicos, enfermeras y trabajadores sociales y otros técnicos y profesionales del sector y el personal administrativo de servicio deben recibir la capacitación adecuada que les permita participar en los procesos de comunicación y educación en salud.

En el Centro Nacional de Educación para la Salud y en los centros provinciales y municipales están ubicados grupos de especialistas en educación para la salud que tienen la responsabilidad de asesorar y normar los procesos de Promoción y Educación a los diferentes niveles del Sistema Nacional de Salud.

En su mayoría son Pedagogos, Psicólogos, Sociólogos, Médicos, Licenciados en Enfermería y otros profesionales de las Ciencias Sociales. Para su incorporación, se les exige no menos de dos años de experiencia profesional, adiestramiento previo, un plan de desarrollo profesional mediante curso de postgrado y la dedicación a tiempo completo en la actividad.

El país cuenta con 10 Centros Provinciales de Educación para la Salud y Departamentos en las provincias que no cuentan con centros a nivel de municipios.

En el momento actual laboran como educadores para la salud alrededor de 400 profesionales y técnicos a tiempo completo.

Tareas y funciones del personal

El Centro Nacional de Educación para la Salud se crea en el 1984 por Resolución Ministerial el día 17 de julio y se adscribe al Área de Higiene y Epidemiología del MINSAP. Sustituye a la Dirección de Educación para la Salud.

Se concibió como centro metodológico para el trabajo en educación para salud, a lo cual se ha ido añadiendo en el curso de estos años las líneas de Promoción de Salud y Divulgación Estatal, como parte de las Estrategias de Información, Educación y Comunicación en Salud que desarrolla la institución.

Constituye el nivel más alto de prestación de servicios especializados en materia de investigación-ejecución en políticas, estrategias, programas y planes de Promoción, Educación y Comunicación Social en Salud, proyectando sus servicios y acciones tanto a la población, líderes formales e informales, enfermos, familiares y redes de apoyo, en el plano comunitario; como acciones intersectoriales y multidisciplinarias con ministerios, organismos, instituciones y organizaciones ajenas al MINSAP, en la búsqueda de la concertación e integración que conllevan las prácticas de Promoción de Salud y Prevención de Enfermedades.

De igual manera orienta y establece los principios metodológicos y normativos de este proceso en todas las unidades del Sistema Nacional de Salud con el principio de privilegiar las acciones tendientes a promover salud y a prevenir enfermedades usando, además de la voluntad intersectorial, técnicas de investigación participativas y elementos de tecnología educativa y de investigación socio-cultural que son muy específicas en salud.

Jerarquizamos el trabajo normativo y metodológico de la red de centros provinciales y además de los servicios de atención comunitaria ya mencionados, brinda asesoría y apoyo a las unidades del Sistema de Salud fundamentalmente en el seguimiento de estrategias educativas de intervención, acción participativa y de concertación intersectorial y multidisciplinaria a los diferentes niveles, acentuando el nivel primario de atención.

Trabaja además la actividad de comunicación social en salud desde los Medios de Comunicación Social hasta la comunicación grupal e interpersonal tan útil en el diagnóstico de la situación de salud comunitaria a nivel de los Consejos Populares.

Se ocupa de la estructuración coherente de forma complementaria de la divulgación estatal, considerando que en salud toda información conlleva un mensaje educativo y de orientación en el uso de los servicios.

En cuanto a la actividad conjunta con entidades internacionales como OPS/OMS, UNICEF, PNUD-FNUAP, trabaja conjuntamente proyectos específicos de Promoción de Salud, Comunicación Social en Salud, prevención de enfermedades y participación social y comunitaria en la modalidad de investigación en Educación Sanitaria, técnicas educativas, modelos de intervención, acción comunitaria, entre otros, fundamentalmente en jóvenes y adolescentes (SIDA, sexualidad), entorno escolar y educación popular.

Funciones

1. Implantar políticas y estrategias de la Promoción de la Salud a desarrollar en el país.

2. Desarrollar la participación social (Comunitaria e Intersectorial), en la gestión de salud en los diferentes niveles.

3. Fomentar estilos de vida saludables a través de la información, educación, comunicación, legislación.

4. Reorientar los servicios de salud a la promoción y la prevención.

5. Planificar, ejecutar y asesorar proyectos de intervención y acción participativa.

6. Monitorear indicadores positivos de salud y calidad de vida como elemento de cambio en los programas y servicios de salud.

7. Evaluar el grado de satisfacción de la población con los servicios de salud.

8. Fortalecer la integración en la Red de Promoción de la Salud a nivel internacional.

9. Consolidar los vínculos e implantar la Red de Consumo y Salud a todos los niveles en correspondencia con la política establecida por las redes internacionales a las cuales pertenecemos.

10. Desarrollar el Programa de Comunicación Social en Salud considerando el papel que ocupa en la formación de estilo de vida saludable y la necesidad de su implantación en las investigaciones de acción participativas y en los medios masivos de difusión.

11. Desarrollar las redes de apoyo para garantizar el abordaje integral de la salud comunitaria.

12. Brindar la metodología adecuada para desarrollar consejerías a la población en temáticas relacionadas con conductas y prácticas que puedan resultar dañinas a la salud (hábito de fumar, ingestión de alcohol, entre otras).

13. Fortalecer el Programa Nacional de "Lucha Contra el SIDA", a través de la colaboración interprogramática, institucional e intersectorial, bajo el liderazgo del sector salud apoyando de esta forma la puesta en marcha del programa copatrocinado por las Naciones Unidas sobre el SIDA en la Región de las Américas.

14. Establecer los principios científicos metodológicos y organizativos de la educación para la salud, tendentes a propiciar comportamientos saludables en la población.

15. Asesorar a otras instancias del SNS, así como a otros organismos y organizaciones que lo soliciten, en los aspectos relacionados con la Educación para la Salud.

16. Fortalecer el trabajo intersectorial con el MINED y el MES, con la finalidad de diseñar y establecer en forma conjunta, estrategias educativas en los centros escolares a nivel nacional, provincial y municipal, abarcando tanto el diseño curricular en los contenidos de las materias que se imparten como el uso de las materias extraescolares, con estos fines.

17. Identificar espacios y validar métodos y técnicas de intervención educativas específicas de trabajo que propician la participación social a todos los niveles.

18. Diseñar y desarrollar la investigación-acción-participación, a fin de identificar actitudes, conocimientos y necesidades rea-

les y sentidas que sirvan de sustento para el desarrollo de estrategias educativas y de promoción que se estructuren a nivel local.

19. Producir videos educativos sustentados en estudios de comunicación participativa con la propia población, los que servirán de apoyo a las acciones de educación para la salud que se desarrollan por el Médico de la Familia y otros miembros del equipo de salud fundamentalmente en la atención primaria.

20. Propiciar la superación permanente de la red de educadores para la salud de todo el país en aspectos relativos a la comunicación educativa, investigación sociocultural y evaluación, entre otros temas priorizados.

21. Capacitar a líderes formales e informales de las distintas organizaciones de la comunidad en aspectos relativos a la educación para la salud.

22. Planificar y normar las actividades de educación para la salud, incluidas en los programas de salud.

23. Mantener vínculos de trabajo y comunicación permanente con personalidades, organismos, organizaciones e instituciones de otros países que laboren en la esfera de la educación para la Salud.

24. Diseñar y desarrollar las actividades que emanen de convenios firmados con organismos internacionales tales como OPS, UNICEF, FNUAP y otros.

25. Normar, asesorar y supervisar el trabajo que desarrollan los centros provinciales de educación para la salud, así como el de los departamentos municipales y el de los educadores a nivel de área.

26. Diseñar, asesorar y ejecutar estudios de intervención en las distintas provincias del país.

27. Evaluar los programas de educación para la salud.

28. Coordinar y preparar con el Centro de Perfeccionamiento Médico, la capacitación en los métodos y técnicas de educación para la salud del personal de APS.

29. Confeccionar el Plan de Divulgación del Ministerio, para dar coherencia a la información emitida por las diferentes áreas del MINSAP.

30. Priorizar los objetivos establecidos como política del MIN-SAP a lograr en el año 2000 (OPD 2000).

31. Facilitar a los medios de comunicación social, la obtención de información fidedigna y autorizada, técnica y profesionalmente por el MINSAP.

32. Ofrecer a los canales de divulgación de masas la programación de eventos, encuentros, visitas, acciones de salud, hechos de relevancia y otras informaciones de manera oportuna y fluida.

33. Coordinar el trabajo conjunto en lo referente a la cobertura informativa del quehacer que en Salud vienen desarrollando las diferentes instancias y centros de salud o centros afines.

34. Ofrecer asesoramiento técnico a escritores, periodistas, productores, directores, asesores y otro personal que se entienda en lo referido a la utilización de los medios de comunicación social en los mensajes y programas de salud.

35. Brindar un marco de intercambio y concertación intersectorial con los medios de comunicación social, así como con los centros de excelencia con que cuentan los mismos para potencializar el logro de objetivos y metas superiores en el quehacer profesional de las instituciones implicadas.

36. Conocer la cobertura divulgativa del MINSAP y evaluar el impacto de la misma sobre la población abordada.

37. Establecer el control administrativo de los proyectos financiados por organismos internacionales que desarrolla el Centro.

38. Mantener y establecer comunicación con instituciones similares en el exterior.

Principales funciones de los Centros Provinciales de Educación para la Salud

1. Asesorar los aspectos de educación para la salud de los programas, a fin de que se desarrollen con eficiencia y eficacia todas las acciones dirigidas a la comunidad.

2. Participar en la docencia en los cursos de pregrados para la formación de profesionales de la salud.

3. Participar en la docencia en residencias para la formación de especialistas en higiene y epidemiología y medicina general integral.

4. Asesorar a los profesores de los grupos básicos de trabajo sobre los procesos de educación para la salud.

5. Adiestrar en técnicas participativas y educativas a los médicos y enfermeras de familia.

6. Capacitar en materia de salud a los representantes de las organizaciones de masas.

7. Participar en estudios de intervención educativa en la población.

8. Orientar metodológicamente a otros miembros del equipo de salud que realizan estudios, investigaciones o proyectos educativos con la comunidad en aspectos de educación para la salud.

9. Orientar la temática de salud adecuada para los medios de difusión masiva.

10. Diseñar y producir material educativo.

11. Asesorar a las Direcciones Sectoriales de Educación sobre el desarrollo de actividades educativas en salud, de todos los centros educacionales.

12. Programar las actividades educativas del Centro de Educación para la Salud.

13. Participar en las comisiones de trabajo que se constituyan a ese nivel.

Establecer las condiciones necesarias con las direcciones del Sector Salud que garanticen la programación y ejecución de las acciones educativas.

1. Elaborará y controlará el Plan de Divulgación del Ministerio de Salud Pública partiendo de los eventos científicos programados de los objetivos de la política de salud, así como las campañas y actividades orientadas por el DOR del Comité Central del Partido.

2. Proporcionará asesoría a las diferentes áreas del Ministerio de Salud Pública sobre estrategias educativas que se adapten a los objetivos que se persiguen y características del grupo

de individuos a los que son dirigidas las acciones educativas.

3. Continuará el perfeccionamiento de los planes de estudio en coordinación con el Viceministro para la Docencia y los Institutos Superiores de Ciencias Médicas para la formación de profesionales y técnicos de salud.

4. Asesorará y colaborará con el MINED en la formulación de los objetivos educativos de los planes y programas de estudio del sistema y subsistema de educación y de la formación de personal docente.

5. Mantendrá un intercambio sistemático con organizaciones y agencias internacionales que aborden la problemática de la educación, mediante el intercambio de información, experiencias acumuladas, resultado de investigaciones, formación de especialistas y eventos científicos. Especial relevancia tiene la integración del Centro Nacional de Educación para la Salud como representante del país en la Organización Regional Latinoamericana de Educación para la Salud.

6. Participará como miembro u organismo rector en las comisiones de trabajo oficialmente constituidas.

7. Supervisará y asesorará a los centros provinciales y municipales como eslabones decisivos en la materialización o ejecución de los objetivos de la educación para la salud.

Programas y proyectos

Todos los programas del Sistema Nacional de Salud expresan su componente educativo, mediante la formulación de objetivos específicos, en todas sus etapas. Estos programas se adaptan a las características de cada provincia, municipio y área de salud. Entre los proyectos que se desarrollan actualmente, se encuentran:

Rehabilitación: Municipio Pinar del Río, provincia Pinar del Río.

Ciudades saludables: Municipios de Arroyo Naranjo y San Miguel del Padrón, provincia Ciudad de La Habana.

Mun. Cabezas-Bermejas, provincia de Matanzas

Mun. Jicotea, provincia Ciego de Avila

Mun. Cascorro, provincia de Camagüey

Proyecto Global de Cienfuegos, Municipio Yaguajay.

Comunidad Las Terrazas, Municipio San Cristóbal, provincia Pinar del Río.

Municipio Jaruco, Provincia Habana.

Comunicación en Población: Financiado por FNUAP, provincias Ciudad Habana, Camagüey, Sancti Spiritus, Cienfuegos, Isla de la Juventud y Las Tunas.

Para la Vida: Financiado por UNICEF en coordinación con el MINED.

Investigaciones

El Centro de Educación para la Salud ha promovido investigaciones en el campo de las ciencias de la salud, del comportamiento y las ciencias sociales relacionadas con el proceso de educar en salud a las poblaciones de forma institucional o asociada a institutos de investigaciones dependientes del Sistema Nacional de Salud de Universidades y otros organismos tales como el Ministerio de Educación, de Educación Superior y organizaciones de masa.

En los últimos tiempos se han aplicado técnicas cualitativas, mediante diferentes técnicas. Esto no quiere decir que no se fomenten otras técnicas de investigaciones cualitativas, las cuales han aportado importantes elementos para la proyección de proyectos relacionados con la Promoción y la Educación en Salud.

En el último año 1993-94 y como producto de trabajos correspondientes a diferentes módulos y tesis final de grado para obtener la categoría de maestro en Tecnología Educativa se han desarrollado más de 80 temas en todo el territorio nacional.

Se han incrementado las tesis de grado relacionadas con conocimientos y actitudes de la población frente a una situación o problemática de salud para la obtención de la categoría Especialista en Medicina General Integral y en otras facultades como la de Comunicación Social y Psicología.

Organización profesional

Los trabajadores de la educación para la salud integran la Confederación de Trabajadores de la Salud y la Confederación de Trabajadores de Cuba.

De acuerdo con su perfil profesional sus miembros son de diferentes sociedades científicas.

La Sociedad Cubana de Estomatología cuenta con una sección de Educación para la Salud.

En los momentos actuales se estudia la creación de una sociedad no gubernamental que esté en relación con **UIPES/ORLA** lo que permitirá ampliar los campos de acción y la utilización más amplia de recursos humanos y materiales, nacionales y externos.

EL SALVADOR

*Dra. Ana Estela Parada de Najarro**

Trasfondo histórico

En el Salvador, la educación para la salud es introducida a iniciativa del Ministerio de Salud Pública y Asistencia Social y los esfuerzos datan desde "1945, cuando se crea la División de Educación Higiénica en la de ese entonces Dirección General de Sanidad, y tuvo como responsabilidad diseñar las primeras líneas de trabajo en el área, cuyo fin consistió en apoyar exclusivamente la promoción de los programas de las Divisiones Normativas del Sector."

En 1947 se seleccionó el primer grupo de maestros, quienes después de recibir un curso sobre la materia, fueron designados para trabajar como Educadores Higiénicos, estando sus actividades centralizadas en el área escolar.

En 1950 se le cambió el nombre por División de Educación Higiénica, pero conservando su orientación. Hasta el año 1957 se continuó seleccionando grupos de maestros para este trabajo; reduciendo también la duración de los cursos básicos dedicados a la formación de personal de Educación Higiénica. Esta fue la época de mayor apogeo en este grupo de profesionales para hacer estudios especializados para convertirse en Educadores Higiénicos Especializados. Con el correr de los días estas personas abandonaron el Ministerio de Salud Pública para dedicarse al magisterio, ya que les era más favorable, tendiendo entonces a desaparecer aquellos intentos de implantar una Oficina de Educación para la Salud; por lo que en 1961 la Oficina de Relaciones Públicas de la Direc-

---

*Jefa de la Unidad de Educación para la Salud. Ministerio de Salud Pública y Asistencia Social. El Salvador, C.A.

ción General de Sanidad, pasó a formar parte de la División de Educación Higiénica.

A partir de 1966 se le denominó únicamente División Higiénica y sus funciones seguían siendo las mismas.

Posteriormente en los años 1969 - 1970, fue creada el Área de Promoción y Educación de la División Materno Infantil y Planificación Familiar, a través de la cual se asignó un educador en cada región del país, iniciando con ello la tendencia de que cada programa contara con su propio educador.

En 1972, las Autoridades de Salud Pública le cambiaron el nombre y le denominaron División de Educación para la Salud, manteniendo invariablemente la filosofía de trabajo, pero asignándole la administración técnica de las selecciones de Educación para la Salud Regional, mientras que las dependencias administrativas de las mismas se asignaron a las Direcciones Regionales.

En 1973 se planifica en el Ministerio de Salud Pública la primera Campaña Nacional de Vacunación; para que dicha campaña tuviera mayor impacto, se consideró la necesidad de diseñar una campaña de promoción que apoyara la campaña de vacunación, siendo para entonces Jefe de la División de Educación para la Salud el Dr. Carlos Enrique Parada Sandoval; luego de planear, ejecutar y evaluar la campaña, el Doctor hace sentir ante las autoridades ministeriales la necesidad de aumentar el número de educadores a nivel regional para que las acciones de educación se extendieran y descentralizaran.

Luego de la administración del Dr. Parada Sandoval, la División de Educación para la Salud pasa a ser dirigida por el Dr. Luis Ochoa Gómez y luego por el Dr. José Mario Díaz Nuila, quien demuestra su alto interés por convertir a la División de Educación para la Salud en una unidad de verdadero apoyo técnico a los programas de salud.

En 1985 se efectúan cambios en la estructura interna del Ministerio de Salud, y en el mes de junio de ese año se le denomina Departamento de Educación para la Salud, nombre que únicamente conservó durante estos dos meses, convirtiéndose luego en Unidad de Educación para la Salud y estando bajo la Dirección de la Dra. Delmy Zelaya de Hernández.

Actualmente la Unidad de Educación para la Salud está bajo la jefatura de la Dra. Ana Estela Parada de Najarro, quien intenta junto al equipo de educadores, formar una nueva imagen del Educador para la Salud.

Marco ideológico y filosófico

La salud ha sido definida por la Organización Mundial de la Salud (OMS), como un estado de completo bienestar físico, mental y social y no sólo como la ausencia de enfermedades. Este concepto encierra la importancia de la actividad educativa diseñada para emplear el conocimiento de la población en relación con la salud y desarrollar la comprensión y habilidades personales que promuevan la salud, más aún la educación para la salud no se preocupa únicamente del individuo concreto sino de grupos y comunidades enteras. En tal sentido, la educación para la salud es un elemento indispensable en todas las acciones en salud que se desarrollan en el país.

Se considera que para introducir cambios beneficiosos y persistentes en relación a la salud, debe implantarse la educación para la salud a nivel básico y superior de estudios, en forma sistemática para lograr así el desarrollo máximo de capacidades físicas y mentales del individuo.

Tomando en cuenta que en el Salvador este proceso de ha iniciado recientemente, el Ministerio de Salud Pública y Asistencia Social ha introducido dentro de los diferentes programas que desarrolla, el componente educativo, tratando con ello de implantar a nivel extraescolar la educación para la salud. Esto requiere del apoyo técnico y administrativo de las diferentes disciplinas que laboran en el área de salud, así como de otras instituciones que se relacionan con la salud.

El Salvador presenta una situación epidemiológica causada por diversos factores, entre ellos, el conflicto armado durante doce años, el movimiento migratorio interno hacia el medio urbano, producto del desempleo rural y el alto crecimiento demográfico; a esto se suma la insuficiente educación para la salud y el inadecuado saneamiento, la persistente prestación de servicios de salud eminentemente curativos y el marcado deterioro ecológico, dando como resultado endemias con brotes epidemiológicos, tales como el cólera y la tuberculosis, el incremento de problemas de enfermedades crónicas degenerativas y la aparición de otras enfermedades.

Dentro de este contexto, se ve la educación para la salud como un nuevo enfoque que engloba las técnicas tradicionales de educación para la salud e incorpora metodologías innovativas como la participación y el mercadeo social en la que se destaca la importancia de la participación activa de las personas de la comunidad en la modificación de las condiciones sanitarias y en la manera de vivir, conducentes a la creación de una cultura de la salud a través de la entrega de información y la promoción del conocimiento, constituyendo valiosos instrumentos para la participación y los cambios de estilos de vida en las comunidades.

El papel que le corresponde a la promoción de la salud para alcanzar el bienestar, consiste no sólo en identificar los factores que favorezcan la desigualdad y proponer acciones para aliviar sus efectos, sino que genera cambios que introduzcan transformaciones conscientes y significativas en las actitudes y prácticas de la población.

Objetivos

A. Generales

1. Desarrollar acciones educativas a todo nivel, que contribuyan a la promoción de un estilo de vida saludable, la prevención de la enfermedad y el fomento de la salud, utilizando diferentes medios de comunicación.

2. Integrar las acciones de cada uno de los programas que conllevan acciones de información, promoción, comunicación y educación, a fin de optimizar los recursos y dar cumplimiento a todo el quehacer educativo enmarcado en las Normas de Educación y las Políticas del Plan Nacional de Salud.

B. Específicos

1. Divulgar y dar seguimiento a la aplicación de las Normas de Educación para la Salud en las acciones que desarrollan las áreas del Ministerio de Salud Pública y Asistencia Social.

2. Fortalecer la capacidad técnica y operativa de las Unidades de Educación para la Salud del Nivel Central y Regional, a través de acciones de capacitación en metodologías educativas, participación social, mercadeo social y desarrollo comunitario.

3. Diseñar material educativo para radio, televisión e impresos, sobre los diferentes programas, para apoyar las acciones educativas a nivel interpersonal y grupal.

4. Promover la participación social de todos los actores sociales, incluyendo la comunidad, en los programas y/o proyectos de educación en salud.

5. Investigar los conocimientos, actitudes y prácticas de la población respecto a la salud, a fin de que sirvan de base en los diseños de los mensajes educativos.

6. Evaluar antes, durante y después el proceso de las acciones educativas que se ejecuten a todo nivel.

7. Coordinar actividades educativas con instituciones gubernamentales, no gubernamentales y de servicio, a fin de aumentar cobertura.

8. Vigilar la aplicación y metodologías educativas en las acciones de capacitación que se desarrollen en cada uno de los programas.

9. Monitorear el impacto de las acciones de educación y promoción que se realicen a través de cada uno de los componentes de promoción y educación.

10. Desarrollar investigaciones CAP y de impacto de las acciones de promoción y educación.

11. Desarrollar acciones de capacitación y coordinación con educadores de los diferentes niveles de atención en salud.

12. Formar parte de los equipos de supervisión dentro del Sistema de Programación Local.

Metas

1. Capacitación a personal de los establecimientos de salud con el módulo de SILOGUÍA utilizando la Metodología de Educación a Distancia.

2. Capacitación a recursos multidisciplinarios de los niveles central, regional y local, sobre contenidos de participación social, aplicando metodologías presenciales.

3. Realizar jornadas sobre Divulgación de Normas de Educación para la Salud a personal multidisciplinario de todo nivel.

4. Realizar 20 supervisiones al año, una por trimestre, a las Secciones de Educación para la Salud regionales.

5. Fomentar el 100% de los establecimientos de salud, la organización comunitaria.

6. Realizar cuatro supervisiones al año a nivel local y a agentes de cambio (parteras, promotores, etc.), en cada una de las regiones, seleccionando aquellas señaladas como prioritarias, de acuer-

do al Proyecto "Rehabilitación de los Sectores Sociales." –Sector Salud.

7. Informar a la población en general, a través de mensajes educativos, sobre los diferentes programas de salud, haciendo uso de la Estrategia de Mercadeo Social.

8. Validar el 100% del material educativo a reproducir en los diferentes programas de salud.

9. Realizar una reunión por mes con los jefes de Educación Regional.

10. Planificar y ejecutar cuatro proyectos educativos sobre:

     a. Elaboración de material educativo en apoyo a los contenidos curriculares desarrollados por el Comité Interinstitucional Salud Educación (CISE).

     b. Capacitación y elaboración de material educativo (radio, televisión e impresos, para apoyar las acciones que realiza el personal de salud que labora en los hospitales.

     c. Creación, organización y seguimiento del Comité Interinstitucional para la prevención de accidentes de tránsito y de trabajo.

     d. Organización y seguimiento del Comité Interinstitucional sobre Saneamiento Ambiental.

11. Realizar tres investigaciones de impacto sobre las campañas de:
     a. Prevención del SIDA
     b. Atención Materno Infantil
     c. Aplicación en contenidos de SILOGUÍA

12. Apoyar el 95% de los programas que ejecuta el Ministerio de Salud Pública y Asistencia Social, con la producción de material educativo.

13. Ejecutar campañas educativas a través de los medios de comunicación sobre:

     a. Saneamiento de playas
     b. Vacunación
     c. Dengue
     d. Materno Infantil
     e. SIDA
     f. Rabia y otros

14. Diseñar un sistema de monitoreo sobre planificación, coordinación y ejecución de acciones educativas y desarrollarlo en el 80% de los establecimientos de salud.

15. Capacitación sobre el componente epidemiológico.
16. Taller para la elaboración de material educativo sobre supervivencia Infantil y salud reproductiva.
17. Evaluar semestralmente las acciones educativas en los componentes de supervivencia infantil y salud reproductiva.
18. Capacitar a educadores para la salud en la producción de material educativo.
19. Jornadas de divulgación de Normas de Educación para la Salud a nivel central y regional, ONG's y organismos internacionales.

Legislación y políticas públicas

Desarrollo de las políticas de salud

1. Mejorar el estado de salud del pueblo salvadoreño desarrollando programas dirigidos a los problemas prioritarios en función del riesgo de grupos vulnerables, acentuando la prevención de las enfermedades y ejecutando acciones de promoción y educación para la salud, así como de protección, curación y rehabilitación.

   Componentes:

   a. Fomentar la educación en salud.
   b. Promover el acceso universal a los servicios de salud, otorgados con equidad y calidad.
   c. Prevenir y controlar enfermedades.
   d. Fortalecer la rehabilitación.

2. Coordinar las acciones necesarias para la conservación y mejoramiento del medio ambiente para la vida humana.

   Componentes:

   • Mejorar la atención al medio ambiente y el saneamiento básico.

3. Coordinar las acciones de las diferentes instituciones del sector, con el objeto de estructurar en el mediano plazo un sistema nacional de salud que permita la mejor utilización de los recursos del país. El Ministerio de Salud Pública y Asistencia Social coordinará las acciones que realizan instituciones públicas y privadas vinculadas a la salud de la población.

Componentes:

• Estructurar el Sistema Nacional de Salud

4. Mejorar la capacidad de respuesta del sistema nacional de salud para atender a las necesidades de la población concentrando los esfuerzos en el sector de extrema pobreza. Articular los programas y actividades del Ministerio de Salud y del Instituto Salvadoreño del Seguro Social, así como los de otras instituciones que prestan servicios de salud, consolidando las acciones dirigidas a la atención primaria, mediante la aplicación de la programación local.

a. Mejorar la capacidad de los servicios de salud.
b. Impulsar la coordinación interinstitucional e intersectorial.

5. Implantar medidas y acciones para agilizar el proceso de desarrollo institucional del Ministerio de Salud Pública y Asistencia Social, particularmente aquellas de desconcentración y descentralización que facilitarán la administración de recursos en el nivel regional y local.

Componentes:

• Fomentar la modernización y simplificación administrativa.

6. Impulsar la adecuación de los recursos humanos del sector. Diseñar sistemas que aseguren la continuidad y superación del personal, implantando incentivos de tipo económico y profesional, con el propósito de facilitar una utilización racional del curso disponible.

Componentes:

a. Apoyar los procesos de modernización y simplificación del trabajo.
b. Estimular las carreras técnico-administrativas dentro del Ministerio.

7. Racionalizar la utilización de los recursos financieros asignados al sector salud y promover la participación económica del sector privado en la solución de los problemas de salud de la población. Así mismo, mejorar los mecanismos de obtención y uso de recursos externos para fines específicos, según objetivos y prioridades establecidos en este Plan.

Componentes:

a. Buscar fuentes alternativas de financiamiento.
b. Utilizar adecuada y oportunamente los recursos disponibles.

8. Racionalizar la utilización de los recursos materiales, con el fin de mejorar y conservar la infraestructura física existente. Dinamizar el proceso de suministro y distribución de equipos, medicamentos y otros materiales críticos.

Componentes:

a. Mejorar la utilización y conservación de la infraestructura física.
b. Establecer un sistema de mantenimiento de la infraestructura existente.
c. Mejorar el mantenimiento del equipo biomédico y administrativo.
d. Diseñar e implantar un sistema de suministro adecuado y oportuno.

9. Colaborar con otros sectores sociales involucrados y con el Ministerio de Planificación en la reformulación y desarrollo de una política nacional de población.

Componentes:

a. Contribuir a la regulación de la situación demográfica.
b. Apoyar la coordinación en materia de población con el sector social, tanto gubernamental como no gubernamental.

10. Armonizar la cooperación externa al sector salud, en función de las prioridades nacionales, a fin de que sea un recurso adicional para lograr objetivos.

Componentes:

• Orientar y optimizar la utilización de la ayuda externa.

Formación de personal

La unidad de Educación para la Salud como disciplina rectora de las acciones educativas de los diferentes programas que promueve el Ministerio de Salud Pública y Asistencia Social, y consciente del papel que juega el educador en salud dentro de este contexto, presenta el perfil del educador en salud, con el objeto de dar a conocer el rol de desempeño y mejorar con ello el accionar de éste.

Objetivo

Definir el papel del desempeño del educador en salud, de tal forma que se establezcan las líneas técnicas de acción que contribuyan a la promoción, protección, recuperación y rehabilitación de la salud. Cómo se conceptualiza educación para la salud: Un proceso integral, dinámico de adquisición, reafirmación y cambios de conocimientos, actitudes, creencias y prácticas del individuo, grupo y comunidades con respecto a la salud.

La identificación de la ocupación es que el educador para la salud es un profesional que aplica los conocimientos de las ciencias de la salud, ciencias sociales y ciencias de la comunidad, con acento en las ciencias pedagógicas para modificar o cambiar los conocimientos, actitudes y prácticas de la población relacionados con la salud individual y colectiva.

La ubicación de la ocupación del educador para la salud dentro del Ministerio de Salud Pública y Asistencia Social, se encuentra en el siguiente esquema:

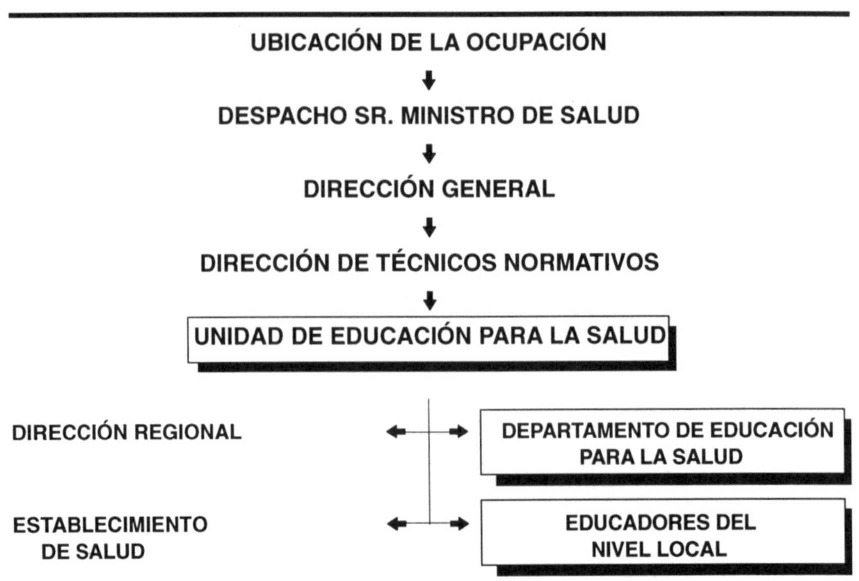

Definición de la ocupación

El educador en salud es el técnico cuyas funciones están orientadas a intervenir con los factores de riesgo de la población, mediante el desarrollo de un proceso educativo integrado a las políticas de salud en los diferentes niveles de atención que permita transformar los conocimientos, actitudes y prácticas en beneficio de la salud y estilo de vida de la población.

Objetivos de la ocupación

1. Formular un diagnóstico educativo, ligado al diagnóstico general de salud, que permita la formulación de objetivos educacionales en los diferentes programas de salud.
2. Definir objetivos educacionales y los indicadores en forma clara y precisa, a fin de medir y valorar el cumplimiento normativo de los programas educativos.
3. Determinar estrategias educativas de actividades secuenciales que permitan alcanzar los objetivos, haciendo uso de los recursos humanos y financieros existentes y con la participación de la comunidad protagonista.
4. Definir los lineamentos técnicos que operacionalizan el cumplimiento de las Normas de Educación para la Salud.

La estructura ocupacional es el reflejo de los diferentes niveles que conforman el sistema de empleo, en relación a la familia ocupacional, determinando así las funciones específicas, según cada nivel:

NIVEL I	NIVEL II	NIVEL III
Central	Regional	Local (Establecimientos de Salud)

Requisitos

A. Generales

1. Ser agente de cambio, trabajar estrechamente con el personal de salud y la comunidad, para propiciar y generar los cambios necesarios, para mejorar las condiciones de salud a través de la acción educativa.

2. Poseer una formación académica, ética y estética, que le permita desarrollarse integralmente, que le facilite analizar y valorar las condiciones socioculturales de la población, para propiciar una educación integral.

3. Tener aptitudes y conocimientos que lo habiliten para participar en el trabajo interdisciplinario, en busca de soluciones a problemas específicos de salud de la población.

4. Poseer actitudes y aptitudes para ejercer liderazgo a los equipos o grupos en las actividades educativas.

5. Tener capacidad y habilidad para seleccionar y utilizar la tecnología apropiada en la búsqueda de solución de necesidades y problemas.

6. Mantener permanentemente una actitud de investigación frente a la realidad.

7. Ser crítico, creativo y con iniciativa frente a los problemas de salud.

8. Tener conocimientos básicos para establecer una comunicación efectiva.

9. Conocer los principios básicos, los pasos y las características de la metodología participativa.

B. Personales

1. Edad: de 22 a 35 años (ingreso)

2. Sexo: Masculino y femenino

3. Responsabilidad y procesos mentales:

   a. Tener madurez emocional y actitud de servicio hacia los demás.

   b. Plena identificación en el trabajo.

   c. Capacidad para organizar y dirigir individuos y equipos sociales.

   c. Sus acciones deben de realizarse dentro de un marco ético, comportándose de acuerdo a las normas morales que rigen al individuo dentro de su vida en sociedad.

Demandas físicas

Que posea un funcionamiento normal de los órganos de los sentidos y cuidar de la limpieza de la persona y de su indumentaria, adecuando su presentación al ambiente cultural en el cual se desempeña.

Nivel de calificación

- Someterse a pruebas técnicas psicológicas, entrevistas (exploratoria y selectiva).
- Un promedio mínimo de 7 de calificación en las tres áreas.

Roles y funciones del personal

Jefatura

1. Dirigir técnica y administrativamente el trabajo de la Unidad.
2. Participar en la elaboración del Plan Anual de Trabajo de la Unidad.
3. Presidir la Comisión Nacional de Educación para la Salud.
4. Presidir el Comité Técnico Asesor de la Unidad de Educación para la Salud.
5. Asesorar técnicamente el trabajo de su personal.
6. Controlar el trabajo de los supervisores.
7. Informar sobre las actividades realizadas y asuntos propios de la Unidad a la jefatura inmediata.
8. Informar al personal de la Unidad sobre las decisiones del nivel superior que tenga relación con los objetivos y funciones de la misma.
9. Coordinar labores educativas o programas que se realicen en los diferentes servicios, tanto normativo como operativo.
10. Administrar el desempeño del personal técnico y administrativo de la Unidad.
11. Participar en reuniones que se desarrollen dentro y fuera de la Institución.
12. Coordinar con otras instituciones, actividades educativas.
13. Gestionar el apoyo financiero a proyectos educativos.

Educador Supervisor (Nivel Central)

1. Elaborar planes, proyectos y programas de educación para la salud a nivel nacional.
2. Diseñar, coordinar y monitorear el desarrollo de investigaciones basales, operativas, conocimientos, aptitudes y prácticas (CAP), de impacto evaluativas en educación para la salud.

ESPECIFICACIONES DE LA OCUPACIÓN			
NIVELES	**EDUCACIÓN GENERAL**	**FORMACIÓN ESPECÍFICA**	**EXPERIENCIA**
Nivel Central	Universitaria	• Licencia en Educación para la Salud • Licencia en Trabajo Social • Licencia en Ciencias de la Educación	• 3 ó 2 años de educador regional • Curso de Administración • Curso de metodología Dote en Salud
Nivel Regional Jefatura	Universitaria	• Licencia en Educación para la Salud • Licencia en Trabajo Social • Licencia en Ciencias de la Educación	• 3 ó 2 años de educador regional • Curso de Administración o Planificación
Nivel Regional	Superior no Universitaria Egresado Universitario	• Trabajo Social • Lic. en Educación para la Salud • Lic. en Trabajo Social • Lic. en Ciencias de la Educación	• 2 años como educador regional • Curso de Administración • Curso sobre metodología docente
Educador Regional (Contratado por Proyectos)	Superior no Universitaria Egresado Universitario	• Trabajo Social • Lic. en Educación para la Salud • Lic. en Trabajo Social • Lic. en Ciencias de la Educación	• 2 años de educador para la salud
Educador Regional	Superior no Universitaria Egresado Universitario	• Educación para la Salud. • Trabajo Social • Ciencias de la Educación	• Haber trabajado un año en programa de salud o realizado prácticas en programas de salud, Organización no Gubernamental o Desarrollo Comunitario
Nivel Local (Hospitales, Centros y Unidades)	Técnico Superior Tercer año (6 ciclos) de Universitario	• Educación para la Salud • Trabajo Social • Ciencias de la Educación	Haber desarrollado práctica en programas de salud, ONG's., o desarrollo comunitario

3. Supervisar y evaluar las acciones educativas a nivel central y regional.

4. Normalizar el diseño, impresión y evaluación del material educativo.

5. Diseñar y dar lineamientos para la ejecución de las metodologías de capacitación a las diferentes disciplinas a nivel central, regional y local.

6. Realizar coordinaciones interinstitucionales con agencias internacionales, organizaciones gubernamentales y representantes de medios masivos de comunicación para la ejecución de acciones educativas en salud.

7. Planear estrategias de movilización social.

8. Elaborar planes a nivel nacional para la ejecución de diferentes campañas educativas.

9. Dar asesoría técnica-administrativa sobre educación para la salud a personal de nivel central, regional y local.

10. Planificar y ejecutar reuniones técnico-administrativas con educadores regionales.

Funciones del personal técnico

Técnico de audio y vídeo

a. Coordinador

(1) Velar por el buen uso, manejo y mantenimiento del equipo audiovisual.

(2) Llevar el control de salidas y entradas del equipo audiovisual.

(3) Asesorar a los camarógrafos y editores sobre la realización del registro, grabación, edición y postproducción de materiales educativos audiovisuales.

(4) Participar en la validación de materiales educativos.

b. Camarógrafos y Sonidistas

(1) Participar con los educadores en el diseño de programas educativos.

(2) Realizar el registro y grabación de materiales educativos.

(3) Hacer buen uso, manejo y mantenimiento del equipo audiovisual.

(4) Llevar el control y registro de horas de uso del equipo: Módulo de registro, módulo de iluminación y módulo de audio.

c. Editor y Operador de Audio

    (1) Participar con los educadores en el diseño de programas educativos.

    (2) Llevar un adecuado registro y archivo de cintas audiovisuales (matrices, registro de archivo).

    (3) Editar y musicalizar grabaciones para radio.

    (4) Reproducción de grabaciones (audio y video).

d. Técnico de Artes

    (1) Participar en talleres de producción de materiales educativos.

    (2) Elaborar bocetos y artes originales de materiales educativos impresos.

    (3) Elaborar otro tipo de material que sea solicitado por la jefatura y los supervisores, como: gráficos, diplomas, etc.

e.   Secretaria Coordinadora

    (1) Coordinar y distribuir el trabajo de secretaría entre las demás secretarias.

    (2) Supervisar el trabajo de las secretarias.

    (3) Atender a la Jefatura de la Unidad.

    (4) Realizar reuniones de orientación con el personal de las secretarias.

f. Secretarias

    (1) Tomar dictados, redactar y mecanografiar notas.

    (2) Mecanografiar planes, proyectos, informes y otros documentos oficiales de la Unidad.

    (3) Llevar archivo general de la Unidad.

Programas y proyectos

Dentro de la Unidad de Educación para la Salud se ha elaborado un plan que constituye un esfuerzo gerencial importante para integrar numerosos proyectos con financiamiento externo que actualmente se están desarrollando aislados unos de otros, observando que sus objetivos principales son en gran medida similares; por consiguiente, se enmarca dentro de lo que es la promoción preventiva y curativa.

a. Actividades preventivas:

Son aquellas que la dependencia ofrece a la comunidad y que contribuyen a controlar los riesgos y evitar los daños de la salud, mejorando el estado de salud de la población.

b. Actividades curativas:

Aquellas que responden a la demanda espontánea de la población por atención curativa y de mantenimiento, recuperación de la salud y rehabilitación de pacientes.

c. Actividades de capacitación:

Son actividades de formación, complementación o educación permanente, plenamente justificadas que requieren la dependencia para garantizar el buen desempeño de su personal frente a propósitos determinados. Dentro de esta área se realizan capacitaciones sobre:

(1)   Metodologías participativas.

(2)   Curso de SILOGUÍA a Distancia

(3)   Curso de prevención y tratamiento de intoxicaciones respiratorias agudas.

En el Área de Investigaciones:

Realizar investigaciones de conocimientos, actitudes y prácticas sobre aspectos de salud.

En el Área Materno Infantil:

a. Diseño y producción de material educativo.

b. Campaña de movilización social.

c. Seminarios de capacitación a educadores para la elaboración de material educativo.

Dentro del Componente de Participación Social:

a. Jornadas de divulgación del Documento de Participación Social.

b. Gestión, planificación, monitoreo y evaluación de capacitación de SILOGUÍA en los niveles regionales.

c. Jornadas de divulgación de Normas de Educación para la Salud.

d. Seminario sobre Componente Epidemiológico.

e. Supervisiones integrales a los niveles regionales.

Formación y seguimiento del Comité Intersectorial:

(1)   Medio Ambiente

(2)   Accidentes de tránsito

(3)   Salud y Educación

(4)   Promoción de Salud

f. Seminario-Taller para el diseño y producción de material educativo en apoyo a los diferentes programas.

g. Evaluación semestral de educación para la salud sobre el Componente Salud Reproductiva y Supervivencia Infantil.

h. Supervisiones específicas a los niveles regionales.

i. Evaluación de impacto de campañas educativas.

j. Capacitación a personal de salud de las diferentes dependencias del nivel central en metodologías educativas.

Todos estos programas y proyectos son en apoyo a otros programas que se desarrollan dentro del Ministerio de Salud cuyo componente principal es la promoción y educación en salud. Es necesario que la promoción y educación de la salud evolucione y que dé estrategias fraccionarias, se cambie a un proceso fundamentado en la investigación integral y la participación concentrada con el usuario o consumidor.

En los programas a atender en apoyo a otros departamentos, se destaca la atención primaria, las campañas masivas y a la comunicación para el desarrollo, basados en los principios de mercadeo social.

Para garantizar la eficacia en la aplicación de metodologías innovativas, como son la Participación Social y el Mercadeo Social, se requiere de una adecuada información y capacitación en los diferentes niveles de atención en salud.

Investigación

Dentro de lo que es la Unidad de Educación para la Salud existe un área de investigación que es la que se encarga de realizar investigaciones de conocimientos, aptitudes y prácticas de la población, en lo que se refiere a aspectos generales de salud.

Se realizan investigaciones con personal capacitado dentro del área Salud, abarcando todos los programas atendidos por el Ministerio de Salud. Se realiza un diagnóstico situacional de la problemática existente.

Organización profesional

Dentro de esta área se podría decir que existe una gran coordinación con lo que es medios de comunicación, y es donde se realizan las campañas masivas, ya sea de radio, prensa y televisión.

Existe una gran unificación de criterios sobre lo que son las ONG's y organismos internacionales como OPS, UNICEF, Comunidad Económica Europea, AID; estas agencias son un enlace para poder desarrollar programas que van enmarcados dentro del componente de Educación para la Salud.

Planificación futura

Dentro de lo que es el Ministerio de Salud se está pasando en este momento por una etapa de transición de gobierno, como lo es el nuevo cambio de los Titulares, por lo que la Unidad de Educación para la Salud, dentro de la implantación de las nuevas estrategias, tiene como principal lo que es:

1. Presentar el Plan de Promoción y Educación de la Salud a las diferentes Autoridades de este Ministerio, para contar con el apoyo necesario.

2. Establecer coordinación intra e interinstitucional para el desarrollo de las acciones educativas.

3. Diseñar acciones de participación social en apoyo a los Sistemas Locales de Salud.

4. Desarrollar acciones cuyo diseño, ejecución y control de los programas de salud tengan por finalidad aumentar la aceptación de ideas y prácticas en los grupos objetivos.

5. Diseñar procesos de investigación, orientados a conocer los factores ambientales y psicológicos que inciden en la actitud de los grupos objetivos hacia los diferentes servicios de salud que se le brindan.

6. Desarrollar un proceso de comunicación a través de una combinación de medios de información.

7. Integrar acciones de salud que desarrollen las instituciones públicas y privadas.

8. Diseñar material educativo, tomando como base el análisis de comportamiento de la población.

9. Implantación de mensajes educativos "Población Sana", mediante la utilización de mercadeo social.

10. Gestionar ante las Autoridades del Ramo y agencias internacionales, financiamiento para el desarrollo de actividades educativas.

11. Descentralizar las actividades a través de la delegación de funciones y actividades, a los grupos regionales de salud y miembros de la comunidad en forma activa y consciente.

12. Desarrollar investigaciones CAP y de impacto.

13. Implantar acciones educativas planteadas en el Documento de Participación Social.

14. Incorporar la participación de la comunidad en el proceso de producción de material educativo.

Acciones relevantes de educación para la salud

Área de Comunicación

- Desarrollo de campaña educativa, a través de los medios de comunicación (radio, T.V., prensa); así como actividades a nivel interpersonal y grupal en los establecimientos de salud y la comunidad sobre: vacunación, control del dengue, saneamiento de playas, salud reproductiva, control de ETS/SIDA, vacunación canina, IRAS, control y prevención de diarrea con énfasis en el cólera, control de crecimiento y desarrollo, lactancia materna, etc.

- Producción y validación de material educativo en apoyo a los diferentes programas del Ministerio (impresos, cuñas radiales, spots de televisión, etc.).

- Coordinación intra e interinstitucional de las diferentes actividades de comunicación.
- Evaluación de impacto de algunas Campañas de Promoción de la Salud (Supervivencia Infantil, Vacunación).

Área de Investigación

- Investigación de conocimientos, actitudes y prácticas de la población: Cólera, IRA, SIDA, Nutrición, otras.
- Realización de un estudio etnográfico en cuatro comunidades del interior del país, sobre infecciones respiratorias agudas en niños menores de 6 años.

Área de Capacitación

- Capacitación a personal multidisciplinario, sobre módulos de Guía para la Educación y la Participación de la Comunidad en los Sistemas Locales de Salud (SILOGUÍA).
- Capacitación a personal de otros ministerios sobre componente de salud reproductiva, enfermedades de transmisión sexual/SIDA, medidas de prevención y manejo de casos de diarrea con énfasis en cólera, etc.
- Divulgación y capacitación del Documento de Participación Social a nivel intra e interinstitucional, ONG's y organismos internacionales.

Logros

1. A través de las diferentes Campañas de Prevención y Promoción de la Salud, se ha contribuido a la erradicación, control y disminución de las siguientes enfermedades: las prevenibles por vacunación (poliomielitis, tosferina, difteria, sarampión, etc.) enfermedades diarreicas con énfasis en el cólera y otras enfermedades transmisibles por vectores (paludismo, dengue).

2. Que la población cuenta con el conocimiento sobre la transmisión y la prevención de las diferentes enfermedades, así como beneficios de la aplicación de vacunas (según encuestas realizadas hasta el momento).

3. Capacitación de aproximadamente más de 500 personas a nivel multidisciplinario del Ministerio de Salud, en los módulos de SILOGUÍA. La SILOGUÍA se ha constituido en un documento

de apoyo para que las ONG's a nivel internacional capaciten a su personal en dicha metodología.

4. Elaboración, oficialización y divulgación de los documentos de participación social, normas y perfil del educador para la salud, a nivel intra e interinstitucional, ONG's, medios de comunicación, organismos internacionales y empresa privada.

5. Obtener la participación de la empresa privada y medios de comunicación en las diferentes actividades de promoción de la salud.

6. Lograr la coordinación con los otros actores sociales, conformándose en este momento en comité ministerial de salud y ONG's, para trabajar en Participación Social y Normas de Educación para la Salud; además se cuenta con el Comité Salud Educación (CISE) que ha elaborado el Documento de Educación para la Salud.

Proyecciones

En este momento la Unidad de Educación para la Salud, funcionalmente se ha dividido en tres grandes áreas de acción:

- Investigación
- Capacitación
- Comunicación

En donde se tiene cuatro áreas de intervención: promoción, prevención, rehabilitación y recuperación, y con ellas se pretende apoyarse fuertemente con las estrategias de: participación social, salud comunitaria y mercadeo social. Todo esto orientado a la promoción de salud, para apoyar el logro de los nuevos estilos de vida de la población.

Investigación

- Se pretende hacer un diagnóstico situacional, tanto a nivel institucional como de la población en general de lo que significa educación para la salud, complementándolo con un C.A.P. sobre la situación de salud de la población y además el Perfil Epidemiológico.

- Se proyecta fomentar la investigación- acción participativa.

Capacitación

1. Capacitar y actualizar al personal de educadores en el nuevo enfoque de promoción de la salud con participación social (principalmente participación comunitaria). Para ello, se pretende coordinar con la Universidad Nacional y organismos internacionales, para obtención de Licenciaturas y/o Maestrías; además obtener asesoría para fortalecer el Área de comunicación y mercadeo social.

2. Capacitar al personal de salud, ONG's, líderes y la comunidad en:

   a. Técnicas y metodologías educativas.

   b. Participación social

   c. SILOGUÍA

   d. Mercadeo social

También dar a conocer las normas de educación para la salud, el perfil del educador.

Comunicación

Las campañas de promoción, producción y validación de material se pretende que eran con una verdadera participación de los diferentes sectores sociales, principalmente la comunidad en apoyo a los diferentes programas, partiendo de un diagnóstico situacional y perfil epidemiológico.

GUATEMALA

*Lcda. María Carlota de Figueroa**

Trasfondo histórico

Haciendo una retrospectiva histórica de las actividades de la educación para la salud en Guatemala, se encuentra que las primeras iniciativas de acción en este contexto, parten en los albores del siglo XVIII, cuando se descubre la primera manifestación de Educación Higiénica en Guatemala. Es en el año 1804, con motivo de la grandiosa campaña de vacunación antivariólica que el monarca español Carlos IV confió al más ilustre de los pioneros de la sanidad en el mundo hispanoamericano, el Dr. Xavier de Balmis, héroe de la profilaxia por vacunación, en el mundo entero.

En 1849, ya se encuentra preocupación por parte de los médicos por la Educación higiénica, aparecen por primera vez en las páginas del periódico *La Gaceta*, artículos especialmente denominados "HIGIENE".

En 1905, se acuerda el Código de Sanidad Pública y se declara oficial la cartilla de higiene escolar, del señor Máximo Soto Hall.

De 1910 a 1915, se realizaron actividades sociales antialcohólicas, entre las que además de sesiones públicas y divulgaciones orales, se acompañó de trabajos escritos e impresos, orientados en su aspecto social y preventivo.

En 1915 se desarrolla en Guatemala una gran campaña de saneamiento del suelo, con el patrocinio de la institución Rockerfeller, que funda en el país laboratorios de investigación coprológica; se desparasita terapéuticamente a los campesinos, se construyen los

---

*Jefa del Departamento de Promoción de la Salud. Ministerio de Salud Pública y Asistencia Social. Dirección General de Servicios de Salud. Guatemala, C.A.

primeros excusados rurales. Todo esto fue acompañado de una fuerte acción educativa.

En 1917, bajo el patrocinio de la Junta médica, el Dr. Lizardo Estrada, un connotado obstetra del país, realiza el primer curso de puericultura a alumnas del último año del Instituto Normal de Señoritas "Belén".

De 1917 a 1924, en el seno de la asociación estudiantil "La Juventud Médica", se propiciaron actos y publicaciones de verdadera divulgación higiénica, ya con un fin exclusivo de aclarar la comprensión del público sobre problemas que encuentran su solución en la higiene. Existen tres hechos fundamentales que registrar:

1. Curso de Puericultura.

2. Creación de la Universidad Popular.

3. Publicaciones especiales de prevención sanitaria.

La Universidad Popular, fue creada en 1921 por David Vela, Carlos Fletes Sáenz, Miguel Ángel Asturias y Epaminondas Quintana Fletes y Quintana; eran estudiantes de medicina y ellos imprimieron a la Universidad Popular una base de enseñanza preventiva de enfermedades. La Universidad Popular, extensión universitaria, perseguía entonces los mismos fines que hoy se denominan *Educación fundamental* con una metodología (lo advertimos 30 años después) errada porque era simplemente verbalista; pero tan cabal en su concepción como es ahora con actividades de orden práctico y utilitario la educación fundamental. Eran, pues, básicas en aquella Universidad las enseñanzas higiénicas y al efecto los doctores Federico Mora, Lizardo Estrada, Ricardo Alduvía y los estudiantes Carlos Padilla, Alberto García Gómez, Carlos Ruano, Arturo Callejas y otros dieron sendos cursillos o charlas sobre prevención de enfermedades corrientes.

En 1922 la "Juventud Médica" editó 3 tarjetones de lactancia y 2 de profilaxis venérea que tuvieron éxito entre las madres que los leyeron. Estos tarjetones junto con sus hojas y folletos de enseñanza constituyen en realidad los primeros intentos de llevar al alcance del público en forma breve y llamativa, los beneficios de la educación higiénica.

Durante los años de 1924 a 1932, se realizaron campañas divulgativas sobre higiene con aspectos muy focalizados.

En 1935 la Dirección General de Agricultura imprime un manual titulado *Higiene de la finca rural* en el cual ya se habla ampliamente de otros aspectos relacionados con salud, como son la vivienda, alimentos, letrinas y por primera vez también, de organización comunal.

En 1939, se lleva a cabo por primera vez una campaña radial sobre aspectos relacionados con higiene.

Los acontecimientos acaecidos en 1944, (Revolución de octubre) marcan un cambio dentro de la estructura política del país, dejando atrás una dictadura de muchos años y dan paso de alguna manera a un ambiente democrático. Este período impulsó grandes cambios con la introducción de programas de beneficio a la población, entre ellos la creación del Instituto Guatemalteco de Seguridad Social (I.G.-S.S.) y se impulsa un código de trabajo, entre otros. En esta época también se crea el Ministerio de Salud Pública y Asistencia Social, y como dependencia del mismo, la Dirección general de Servicios de Salud que había venido funcionando con diferentes denominaciones a través del tiempo.

Ya establecida la estructura administrativa de esta Dirección en 1945, se crea la Dirección de Educación en Higiene, con el objetivo de apoyar los diferentes programas locales en las áreas rurales. Se fundamenta también la Asociación Magisterial de Educación higiénica, siendo una de las actividades trascendentales de esta asociación, impartir cursos de Educación Escolar a maestros de Educación Urbana.

En 1986, se establecen las 8 Regiones en el país, las cuales comprenden varias áreas de salud, de acuerdo a su ubicación geográfica, así: Región Metropolitana, Región Central, Sur Oriente, Sur Occidente, Nor Oriente, Nor Occidente, Norte y Petén. El objetivo de establecer estas Regiones es propiciar la descentralización para un mejor aprovechamiento de los recursos y el logro de los objetivos establecidos.

En 1989, se introdujo variables importantes orientadas a la sistematización de acciones locales de promoción que incluyen aspectos de educación, la producción conjunta de materiales de cobertura nacional, la participación de otros sectores y la comunicación popular como una herramienta didáctica. Esta particularidad ha hecho posible caminar hacia una nueva experiencia de sistemas locales de promoción, es decir realizarlas por cada una de las áreas de salud, de acuerdo a sus características: socioculturales, sociales, geográficas, económicas, ambientales, ajustadas a sus propios recursos y orientada a fortalecer los diferentes programas de salud con un enfoque integral, permanente y participativo.

A instancia del Ministerio de Salud Pública y Unicef, se instituye la Comisión responsable de hacer efectivo el programa de salud integral, la cual se conforma con la participación de todos los responsables de promoción de las áreas de salud del país, con la representación a nivel Nacional. Se impulsan entonces todas las acciones de promoción, educación y comunicación en el Ministerio de Salud Pública, las cuales se llevan a cabo por personal institucional y comunitario de Promoción y Educación de la Dirección General de Servicios de Salud.

Marco ideológico y filosófico

Aspectos generales

La educación se supone como un factor de fundamental incidencia para el desarrollo de una sociedad dada y además se constituye en una necesidad básica que es imperativa de satisfacer.

Representa un papel significativo porque constituye la posibilidad de generar comportamiento requerido para una participación activa y consciente de individuos, familias, grupos y comunidades para el diseño y puesta en vigor del bienestar que se persigue.

El ser humano, desde que nace hasta que muere tiene la capacidad de relacionarse con los demás y a través de esta relación crea procesos de enseñanza-aprendizaje, los cuales se dan en los diferentes grupos sociales: la familia, la escuela, los grupos, el trabajo, etc. Y como resultado de lo que se aprende, se espera un cambio, una transformación.

El proceso de comunicación hace posible la acción educativa, estos dos procesos interactuando contribuyen al cambio y a la transformación.

Este cambio de la educación incluye la educación formal, la educación institucionalizada y la educación a distancia.

Finalmente, la educación contribuye al sistema productivo, con la formación del recurso humano de diferentes niveles de preparación que contribuirá para su desarrollo.

Objetivos

A corto y mediano plazo:

- Fortalecer las acciones del proceso de educación para la salud, en las áreas, centros, puestos de salud y comunidad.

A largo plazo:

- Alcanzar la salud de la mayoría de la población, a través de una profunda transformación para la adopción de una política consecuente que le permita el acceso a mejores niveles de bienestar humano.

Metas

- Que las 27 áreas de salud del país realicen acciones de educación para la salud en forma planificada y coherente con la condición social de cada una.
- Beneficiar a la población en general, con especial énfasis a los grupos de más alto índice de pobreza.

Legislación y política pública

Reglamento del Ministerio de Salud Pública y Asistencia Social. Acuerdo Gubernativo No. 741-84 del 24 de agosto de 1984. Artículo 64. Funciones del Departamento de Educación para la Salud:

- a. Normar el proceso de educación en salud a nivel nacional, de acuerdo a las políticas trazadas en el Plan Nacional de Salud.
- b. Asesorar al personal de los diferentes niveles en la detección, ejecución y evaluación de las actividades de educación para la salud en la comunidad, en apoyo a los distintos programas.
- c. Determinar las necesidades educativas de la población e identificar modalidades autóctonas para la educación en el campo de la salud.
- d. Diseñar y producir material educativo actualizado sobre tecnología apropiada y otros aspectos educativos en salud contemplados en el Plan Nacional de Salud.
- e. Coordinar los programas y acciones de educación para la salud con entidades nacionales e internacionales.

Constitución Política de la República de Guatemala Decretada por la Asamblea Nacional Constituyente el 31 de mayo de 1995. Tercera Edición.

Artículo 93. Derecho a la Salud. El goce de la salud es derecho fundamental del ser humano. Sin discriminación alguna.

Artículo 94. Obligación del Estado, sobre salud y asistencia social. El estado velará por la salud y la asistencia social de todos los habitantes. Desarrollará a través de sus instituciones, acciones de prevención, promoción, recuperación, rehabilitación, coordinación y las complementarias pertinentes a fin de procurarles el más completo bienestar físico, mental y restablecimiento.

Artículo 95. La salud, bien público. La salud de los habitantes de la Nación es un bien público. Todas las personas e instituciones están obligadas a velar por su conservación y restablecimiento.

Artículo 96. Control de calidad de productos. El estado controlará la calidad de los productos alimenticios, farmacéuticos, químicos y de todos aquellos que puedan afectar la salud y bienestar de los habitantes. Velará por el establecimiento y programación de la atención primaria de la salud y por el mejoramiento de las condiciones de saneamiento ambiental básico de las comunidades menos protegidas.

Formación y capacitación de personal

Los técnicos, los profesionales y en general el personal de salud que participa en procesos educacionales, muchas veces son expertos en el conocimiento de su disciplina pero no lo son en el dominio de métodos y técnicas educativas, no solo en lo que respecta a la selección, organización y dosificación de contenidos de enseñanza-aprendizaje, sino fundamentalmente en cuanto al componente didáctico.

Esto conlleva a la necesidad de que todo aquel que desarrolla actividades educativas cuente con la preparación necesaria para lograr los objetivos que se persiguen, así como también tomar en cuenta características de las personas como necesidad e intereses, entre otros.

El proceso enseñanza-aprendizaje, debe ser compartido, quien enseña debe constituirse en facilitador del educando y no dar énfasis sólo al contenido sino al qué y cómo se aprende.

Estos elementos han motivado al Departamento de Promoción, a propiciar capacitaciones al pesonal de las áreas de salud, tanto institucional como comunitario sobre aspectos de técnicas participativas de educación, metodología de comunicación, técnicas y medios auxiliares de promoción, entre otros.

Personal

Las actividades de educación para la salud, son efectuadas por auxiliares de enfermería, técnicos en salud rural, inspectores de saneamiento, médicos y trabajadores sociales, siendo estos últimos, por su formación académica los idóneos para coordinar las acciones de educación para la salud, promoción, y comunidades en las áreas de salud del País.

Tareas y funciones del personal

Por contar el Ministerio de Salud Pública con personal específico para realizar actividades de educación para la salud, las mismas son realizadas por personal de diferentes disciplinas como una actividad más dentro de sus actividades específicas para las cuales fueron contratadas.

Programas y proyectos

A partir de 1993, integrado el Departamento de Promoción y Educación para la salud, se propició con apoyo del programa de comunicación social contra el cólera apoyado por Holanda/O.P.S., un proceso de conceptualización de los conceptos educación, promoción, comunicación en salud, con personal de los diferentes niveles de atención del Ministerio de Salud (central, regional, áreas, centros y puestos de salud).

Este proceso se ha realizado a través de seminarios-talleres utilizando metodologías participativas de trabajo. Los mismos han sido coordinados a nivel central por el Departamento de Educación para la Salud y a nivel regional y de áreas de salud por los trabajadores sociales coordinadores de promoción. Habiéndose obtenido algunos resultados positivos como el empezar a despertar en otras disciplinas el interés por los componentes de educación, promoción y comunicación en salud y han iniciado a generar demanda de apoyo para sus áreas de salud en estos aspectos. Es de mencionar que este proceso también ha tropezado con formas tradicionales de concebir la educación, la promoción y la comunicación en salud y en esa medida es difícil pretender que algunas personas adopten de inmmediato nuevos conceptos.

Cabe mencionar también que a nivel central existen diferentes Departamentos que tienen programas de educación para la salud, pero con poca o ninguna coordinación con el Departamento de Educación para la Salud y, por lo tanto, llegan a las áreas de salud cada uno por su lado y algunos con más apoyo financiero que otros, lo cual ha generado de alguna manera que las áreas de salud en algún momento se interesen más por algún programa, sin tomar en cuenta que posiblemente en sus áreas el problema de salud que más esté afectando pudiera ser cólera, o dengue, por ejemplo.

En términos generales, podemos decir que la educación en Salud ha iniciado a cobrar relevante importancia dentro de las diferentes unidades y Departamentos del sector salud y que de alguna manera empieza a existir alguna coordinación con otros sectores, tanto gubernamentales como no gubernamentales. En el ámbito escolar el Departamento de Salud Escolar del Ministerio de Salud ha establecido coordinación directa con el Ministerio de Educación y éste ya incluye dentro de sus programas aspectos de educación en salud en correspondencia con los Programas del Ministerio de Salud Pública.

A nivel de comunidad, promotores, comadronas y otro personal comunitario, están siendo preparados para realizar acciones de educación para la salud en sus comunidades, a través de diferentes medios.

La educación para la salud en algunos ámbitos especiales

Guatemala, constituye un país de contrastes y grandes diferencias, la población maya representa alrededor del 60% de la población y se encuentra concentrada en el altiplano occidental, donde el minifundio, la dispersión poblacional y el analfabetismo subrayan su marginalidad y la situación de extrema pobreza. El analfabetismo profundizado con el insuficiente logro en la educación bilingüe, así como las condiciones antes económicas que obligan la migración estacional, familiar, y el abandono de la escuela, dificultan la comprensión de mejoras de salud y la posibilidad de cambio de actitudes y hábitos higiénicos.

A ello, se une la existencia de 21 grupos étnicos con diferentes culturas en las cuales se observa la práctica de la medicina tradicional en contraposición a la atención de salud institucionalizada.

Esta situación ha dificultado las acciones de educación y comunicación, lo cual ha llevado a la urgente necesidad de crear y aplicar un modelo innovador que mejore la eficiencia, eficacia y equidad en la orientación educativa. Este modelo se fundamenta en las estrategias establecidas en los lineamientos de política del Ministerio de Salud Pública y Asistencia Social.

Las áreas de salud redefinen su rol para la conducción del nuevo modelo y asumen un papel de apoyo técnico directo para la implantación y evaluación del mismo; asumen también la responsabilidad de la capacidad operativa de los servicios de referencia en cada sistema local de salud.

Se propicia la participación de voluntarios, organizaciones comunitarias, sector privado y otros sectores, especialmente el de educación, para generar un modelo de salud adecuado al perfil epidemiológico local, orientado al cuidado de la salud y a la protección y convervación del medio ambiente.

Se fortalece y priorizará el diseño y puesta en marcha de un sistema integrado de vigilancia epidemiológica, que corrije la verticalidad y duplicidad de esfuerzos. El diseño refuerza el nivel local, para destacar el uso de la información de base comunitaria y con prioridad en las familias. Se mejora el procesamiento y uso de la información local de los registros civiles municipales. Dicho sistema epidemiológico integrado tiene conformado a nivel de cada área de salud un equipo multidisciplinario e intersectorial que presenta regularmente informes evaluativos, así como propuestas de acción inmediata para la corrección de problemas observados. Los niveles de dirección regional dan seguimiento al sistema integral de vigilancia epidemiológica y sirve de enlace con el nivel político y normativo para la toma de decisiones que favorecen el nivel local.

Este modelo de salud tiene un enfoque pluricultural y multilingüístico en atención a la salud y al medio ambiente y tiene especial cuidado en dar prioridad a grupos postergados, migrantes y aldeas en extrema pobreza, entre otros; apoyan su acción en una redefinición y reconceptualización de la comunicación social y promoción de la salud orientada al autodesarrollo y la responsabilidad de la salud en cada actor social, comunitario y familiar.

Se estimula la investigación-acción y los estudios socioantropológicos, que orientan las acciones de educación y comunicación social.

Con base en el modelo planteado en el enfoque de educación para la Salud se define como: el conjunto de actividades planificadas que tiene como objetivo alcanzar el mayor nivel de salud, en el individuo, las familias y las comunidades a través de su plena participación y la optimización de la metodología apropiada.

De esta definición se destacan algunos componentes necesarios de resaltar. En primer lugar la necesidad de adoptar una perspectiva distinta a la tradicional de sólo transmitir información y revertirla hacia una acción educativa en cuyo proceso las personas, familias y comunidades se constituyen en protagonistas del cambio de sus condiciones de salud.

Otro aspecto importante es el que se refiere a los objetivos que se persigue, los cuales están en función del educando y no del educador, es decir que éstos sean relevantes y alcanzables para fortalecer la capacidad de las personas, familias y comunidades en la forma de sus propias decisiones respecto a su salud, haciendo valer su derecho a la misma.

La metodología que se debe aplicar, debe generar realmente una forma de conciencia y facilitar la participación de comunitarios y personal de salud en igualdad de condiciones.

Sin embargo, es necesario resaltar que la problemática de salud forma parte de una totalidad social y que cualquier transformación significativa en este sentido supone cambios estructurales que trascienden el ámbito mismo de los programas de salud; y en tal sentido identificar las relaciones sociales verdaderas y sus determinaciones en salud es una obra fundamental.

La educación para la salud está dirigida a los diferentes grupos comunitarios, institucionales, gubernamentales y no gubernamentales y las técnicas educativas se aplican de acuerdo con las características socio-culturales de cada una de ellas. Todo lo anterior determina la dirección de las acciones.

El marco conceptual que orienta las acciones de educación para la salud se enmarca dentro del proceso de promoción de la salud entendido como un proceso de cambio gradual y progresivo que conlleva diversas actividades encaminadas a conscientizar a la población con el propósito de fomentar su movilización espontánea para ayudarle a encarar su problemática, resolverla y participar.

Este proceso comprende las acciones de comunicación social, elemento fundamental para la comprensión del conocimiento y el fortalecimiento de la relación individuo, familia y comunidad.

Estas acciones educativas demandan un compromiso y un cambio de actitud del personal de salud (equipo) que debe asumir el rol que le corresponde, es decir, facilitador de los procesos locales, sin embargo, se encuentran serias dificultades en cuanto a la participación de las diferentes disciplinas. Así se observa especialmente muy poco interés de los médicos y odontólogos, quienes en su mayoría han sido formados para practicar una medicina intrahospitalaria y clínica (curativa) lo que obstaculiza la posibilidad de que se desplazen a las comunidades, además que la ideología médica los lleva consciente o inconscientemente a asumir la supremacía sobre el personal técnico y en la mayoría de las veces definir las funciones de los miembros del equipo.

Investigación

A través del programa de promoción permanente apoyado en su inicio (año 1991) por Unicef y el programa de comunicación social contra el cólera (año 1992/1994), ha habido innovaciones en cuanto a los métodos de educación en salud, ya que en la actualidad existe en las áreas de salud personal capacitado sobre técnicas de comunicación que están en la capacidad de llevar mensajes educativos a sus comunidades utilizando diferentes medios auxiliares tales como gráficas (afiches, volantes, mantas, etc.), audiofónicos (radio, perifoneo, etc.), y educativo-recreativos, (títeres, teatro popular). Este último con muy buenos resultados en algunas áreas de salud del país.

Organización profesional

No existe en la actualidad.

Retos y perspectivas futuras

En este momento el personal de las áreas de salud con el apoyo técnico del Departamento de Promoción y Educación, y asesoría de organismos internacionales, se encuentra elaborando los lineamientos que orientarán la direccionalidad de las acciones de "Educación, Promoción y Comunicación en Salud" que darán los servicios de salud del Ministerio del ramo.

Se espera que con el establecimiento de estos lineamientos, que previo a presentarlos a las autoridades superiores serán compartidos con todas las unidades y Departamentos que realizan acciones afines dentro de este Ministerio de Salud y con otros O.G.s. y O.N.G.s. se propiciará una mejor coordinación de los programas de educación para la salud.

HONDURAS*

Trasfondo histórico

Antes de 1963, las acciones de educación para la salud en el Ministerio de Salud Pública (MSP) se reducían a la publicidad de folletos enfocando problemas de salud y dando recomendaciones para poder resolverlos. Su responsabilidad estaba a cargo de una sola persona que dependía directamente de la Dirección General de Salud.

El Departamento de Educación Sanitaria sufrió un paulatino deterioro funcional y estructural por la falta de apoyo del nivel político, el cual finalmente quedó reducido a una Jefatura, dos educadores a nivel central y dos a nivel regional.

En 1980, el MSP suscribió un convenio de cooperación con la Academia para el Desarrollo Educativo (AED) conocido como "Proyecto de Comunicación Masiva para la Salud Infantil" (PROCOMSI), a fin de desarrollar una metodología educativa encaminada a apoyar la introducción de la Terapia de Rehidratación Oral, proponiendo el uso sistemático e integrado de medios masivos, como radio y materiales impresos con acciones de educación interpersonal.

La metodología proponía un modelo basado en la investigación profunda de la población para diseñar los mensajes educativos y levantar evaluaciones formativas para readecuar y orientar el proceso educativo, asegurando así un mayor impacto en la población.

El proyecto logró institucionalizar el programa de control de enfermedades diarréicas, sin embargo, la metodología educativa no fue adoptada por el Departamento de Educación justamente por las limitaciones en que se ha venido desenvolviendo.

---

*Información suministrada por las autoridades del Ministerio de Salud de Honduras. Documento tramitado por el Dr. César Hermida, de la representación de la Organización Panamericana de la Salud de Honduras, C.A.

Posteriormente se suscribió con la asistencia financiera de la Agencia para el Desarrollo Internacional (AID), el proyecto PROCOMSI II que tuvo vigencia hasta el 1985. Fue hasta entonces que el personal de este proyecto fue absorbido por el MSP; adoptándose en esa misma oportunidad, la metodología educativa practicada, la cual se aplicó a otros programas del grupo Supervivencia Infantil que surgen a partir de un nuevo convenio conocido como Comunicación en Salud (COMSALUD) cuya duración se extendió hasta 1993.

Una de las acciones de fortalecimiento de la DES fue la incorporación de la Unidad de Producción de Materiales Educativos (UPME) que estaba a cargo de la División de Desarrollo de Recursos Humanos.

Marco ideológico

Actualmente se ha desarrollado una propuesta para la formulación y desarrollo del componente educativo basada en la aplicación de los siguientes principios:

- Se desarrollan acciones educativas y de asistencia técnica en los programas y proyectos de los diferentes niveles, siendo prioritarios aquellos definidos por el Ministerio de Salud.

- La educación para la salud debe ser el resultado de una acción concertada, por tanto, su desarrollo es responsabilidad de todos.

- La División de Educación para la Salud participa de la convicción de que el diálogo es el recurso idóneo para llegar a la concertación.

- Se reconoce que la participación social es una instancia de fortalecimiento democrático, por tanto, es necesario materializarla mediante un proceso dialógico, reflexivo y crítico.

- Todo proceso educativo debe desarrollarse dentro del marco de un enfoque metodológico activo que preserve el respeto a la dignidad humana de los participantes, creando condiciones que permitan el desarrollo de sus facultades personales en beneficio propio y de la colectividad.

- El enfoque metodológico que se ha establecido para la implantación de procesos educativos no es inflexible, por tanto puede modificarse o sustituirse por otros de mayor efectividad práctica, técnica y científica.

- Las propuestas educativas de origen intra o extra institucional, sólo podrán desarrollarse cuando exista consenso entre el oferente y la División de Educación para la Salud.

- Por definición, la DES asume dentro de la estructura orgánica del MSP, la responsabilidad de coordinar en todos los niveles las acciones de educación para la salud.

Metas y objetivos

Metas

Los avances científicos y tecnológicos en todas y cada una de las disciplinas en que se desenvuelven los individuos dentro de la sociedad y su ambiente demandan imperativamente de éstos, una dinámica paralela a dichos avances para poder responder adecuadamente a todas las demandas o exigencias que se presentan en la prestación de servicios.

Consciente de esta necesidad, la División de Educación para la Salud ha considerado que la capacitación de su personal debe ser una actividad permanente de actualización, razón por la cual la ha considerado como uno de los principales objetivos a realizarse, a mediano y largo plazo, con miras a alcanzar las metas siguientes:

- Profesionalización de su personal tanto del nivel central como regional.

- Promoción de la capacitación técnica en áreas de especialidad: investigación, planificación, audiovisuales, supervisión, evaluación, etc.

- Suministro de apoyo técnico y materiales educativos a todos los programas de salud de conformidad con los recursos financieros de que dispone cada uno de ellos.

- Promoción de la participación de la comunidad en la solución de sus problemas desarrollando proyectos a través de los Sistemas Locales de Salud (SILOS).

Objetivos

- Que la población meta de las acciones educativas reconozca plenamente la jerarquía que, como valor primario del bienestar le corresponde al factor salud, dentro de su escala cultural de valores.

- Que cada persona sea capaz de desarrollar en grupo o individualmente, las actividades que sea menester según ese reconocimiento previo.

- Que la población sepa utilizar apropiadamente los servicios de salud que se le ofrecen.

Legislación y política pública

Dentro del quehacer educativo se presentan aspectos puramente legales de apoyo al cumplimiento de ciertos comportamientos que se promueven en el público, entre ellos cabe mencionar los siguientes:

- En el currículo que se desarrolla en el nivel escolar primario se ha incluido la educación para la salud, señalando diferentes temas para su tratamiento en forma oficial.

- Para promover la ingestión de micronutrientes se dirigen acciones educativas hacia el consumo de aquellos alimentos que son fuentes naturales de los mismos. En este sentido la ley exige a los productores de sal, azúcar, y harinas la fortificación con yodo, vitamina A e hierro, respectivamente.

- En los centros docentes de todo el país, es obligatorio que los padres de familia presenten la tarjeta de salud al momento de inscribir a sus hijos en dichos centros.

- Para optar a desempeñar un cargo asalariado en las empresas privadas, también es requisito, amparado en la Ley, presentar tarjeta de salud actualizada.

- En ciertas ocasiones se pone en vigencia la Ley de Migración, en cuanto a exigir certificados de vacunación contra determinadas patologías transmisibles, a personas que ingresen al país con procedencia de otras en donde se estén registrando brotes epidémicos.

Formación de personal

Gran parte del personal ha recibido capacitación completa en el campo de la educación para la salud mediante cursos formales realizados dentro y fuera del país, otra parte se ha venido profesionalizando mediante la modalidad de aprender haciendo, también a través de cursillos cortos y asistencia a eventos nacionales e internacionales: seminarios, talleres, conferencias, etc. relativos a esta disciplina. De la misma forma se ha capacitado, mediante concentración, a personal de los niveles regionales y de áreas de salud del país. Este tipo de capacitación es abierta y continua de acuerdo a las oportunidades que se presentan en el transcurso de cada año.

Personal

La educación para la salud es realizada en sus diferentes componentes por personal idóneo como también por todo aquel trabajador de la salud que al desarrollar sus funciones específicas, tiene contacto directo con la población beneficiaria de los servicios de salud.

El personal que ostenta cargo de Educador en el nivel central y regional conjuntamente con los Jefes de Programas orientan las acciones de investigación de conocimientos, actitudes y prácticas de sectores poblacionales sujetos de determinados problemas de salud, como punto de partida para la formulación de los planes de acción educativa.

El desarrollo del plan a través de intervenciones directas con la comunidad lo realiza personal institucional de la categoría de Auxiliar de Enfermería, Promotores de Salud, de Vectores y también Personal Comunitario: parteras, guardianes de salud, representantes de salud, etc. con apoyo de los educadores en los diferentes niveles de atención de la salud.

El perfil que se requiere para ostentar el cargo de educador para la salud es el siguiente:

- Poseer título del nivel secundario como mínimo, preferiblemente universitario, egresado de las carreras de magisterio, pedagogía, sicología, sociología, antropología social, periodismo.

- Experiencia en trabajos relacionados con actividades de salud pública.

- Experiencia en proyectos de desarrollo comunitario.

- Facilidad de expresión.

En la actualidad, la División de Educación dispone de un equipo de trabajo integrado por maestros de educación, periodistas, pedagogos, sociólogos, enfermeras, dibujantes y médicos. Todos integrados y capacitados bajo un común denominador: educación para la salud.

Tareas y funciones del personal

El educador para la salud, en términos generales es un elemento de apoyo al personal institucional de todos los niveles que desarrollan acciones educativas intra y extramuros, es un orientador y coordinador del proceso educativo.

Sin embargo, dentro de sus funciones específicas, se pueden considerar las siguientes:

Nivel Central

- Evaluación de los planes formulados y ejecutados, análisis de los resultados y ajustes a los mismos si fuere necesario.
- Formulación y ejecución de investigaciones tipo CAP para obtener línea de base previo a la formulación de los planes de cada programa.
- Diseño y producción de materiales educativos.
- Apoyo técnico al nivel regional.
- Supervisión, monitoreo y evaluación formativa y sumativa de los planes educativos en ejecución.
- Fijar políticas y estrategias para el desarrollo del componente educativo en todos los niveles.
- Capacitar en metodologías y técnicas educativas al personal del nivel regional.
- Coordinar acciones con otros sectores gubernamentales y privados (ONG).

Nivel Regional

- Participar con el nivel central en la ejecución de investigaciones tipo CAP.
- Formulación del Plan Educativo Regional.

- Transferencia de tecnología educativa a los niveles de sector y de área.

- Estudio y organización de las comunidades beneficiarias de los servicios de salud y desarrollo de proyectos con la participación comunitaria.

- Desarrollo de las actividades contempladas en el plan con participación del personal institucional y de otros sectores privados (OPD) y comunitarios.

- Supervisión, monitoría y evaluación de las actividades educativas que se realizan en los niveles: regional, sector, área y local.

- Mantener informadas a las autoridades inmediatas superiores y nivel central, de todas las actividades realizadas en determinados períodos.

Programas y proyectos

Entre las principales actividades educativas que desarrolla la División de Educación en relación a Programas y Proyectos, cabe mencionar las siguientes:

- Participación en el diseño y desarrollo de proyectos y programas de saneamiento básico, higiene personal y de alimentos, encaminados a lograr la práctica de comportamientos favorables a la prevención de la enfermedad del cólera, que actualmente existe en el país en forma endémica, y que, algunas veces se presentan brotes epidémicos esporádicos en áreas geográficas determinadas.

- También se le está dando atención especial a la prevención y control del SIDA cuya estrategia se fundamenta en la capacitación de grupos del nivel primario y secundario involucrando alumnos y docentes para que estos sean agentes multiplicadores tanto en sus respectivos centros escolares como en la comunidad en general. Estas acciones también se ejecutan con grupos ya organizados en la comunidad, con el apoyo de medios de comunicación social (radio, prensa, T.V.) y con la distribución de materiales impresos. Apoyo similar se está prestando a los programas contemplados en el marco de supervivencia infantil: diarreas, infecciones respiratorias agudas, inmunizaciones, riesgo reproductivo, etc.

El Ministerio de Salud, con apoyo de algunos patrocinadores privados, a través de la Oficina de Relaciones Públicas, desarrolla un programa televisivo: *Todos por la Salud*, una vez por semana el día domingo, en donde a través de invitados especiales, se analiza la problemática de salud del país y se plantean soluciones a nivel de medicina simplificada.

Últimamente, en coordinación con el Fondo Hondureño de Inversión Social (FHIS) se está desarrollando un Proyecto de Mejoramiento de Vivienda (techos, paredes, pisos, etc.) con miras a mejorar las condiciones de vida de algunas comunidades postergadas y, por consiguiente, su estado de salud.

Investigación

Todo el componente educativo que se desarrolla en apoyo a los diferentes Programas de salud se basa, fundamentalmente en resultados que se obtienen de las investigaciones conductuales realizadas. La línea de base, la producción de materiales educativos, la formulación de planes, las evaluaciones, estudios de audiencias, etc. son producto de esas investigaciones ordenadas dentro de un proceso metodológico que desarrolla la División de Educación, cuyos pasos son los siguientes:

- Investigación de base
- Definición de los comportamientos a cambiar y contenidos educativos
- Formulación del plan de trabajo
- Diseño de materiales educativos
- Validación de los materiales
- Producción final de los materiales
- Implantación del plan educativo
- Supervisión, monitoreo y evaluación

La investigación se convierte en una actividad periódica para establecer diagnósticos y hacer ajustes a los planes educativos que se desarrollan.

Organización profesional

Dentro del grupo profesional de la División de Educación se han producido significativos movimientos de deserción justificados por la búsqueda de mejores perspectivas. Esta situación ha dado lugar a que, el resto de educadores haya perdido el interés por agremiarse, a pesar de que se han hecho algunos intentos para lograrlo. Quizás más adelante y con la ayuda de algún estímulo externo de promoción, se vea cristalizado tan noble propósito.

Retos y planificación futura

Con el propósito de redefinir el perfil funcional de la División de Educación para la Salud (DES) en directa correspondencia con las políticas y prioridades establecidas por el Ministerio de Salud para el período 1994-1997 y adecuar la organización, estrategia y enfoque metodológico de la DES al nuevo perfil, se ha presentado al nivel político del Ministerio, una propuesta que entre otros aspectos contempla los siguientes:

Uso de métodos y técnicas

Las acciones educativas se ejecutarán en forma dinámica mediante el uso de métodos y técnicas activas de comunicación que favorezcan la horizontalidad del proceso educativo.

Pueden ser: métodos participativos, críticos dialógicos, sesiones educativas dialogadas, dramatizaciones, sociodramas, títeres, teatro popular, audio-foros (cassette-foro, radio-foro), dinámicas grupales, talleres de creatividad, entrevistas y visitas domiciliarias vivenciales, ferias de salud comunitaria, etc.

Aspectos estratégicos

1. El diálogo es el recurso que será utilizado para concertar, democratizar el proceso educativo y desarrollar la conciencia crítica de los participantes.

2. La asistencia técnica a los programas y regiones para el diseño, ejecución, monitoría, supervisión y evaluación de planes de comunicación educativa, deberá ser siempre una acción coordinada

que estará bajo la responsabilidad permanente de un educador con el apoyo del equipo técnico de la DES.

3. La capacitación del recurso humano institucional y comunitario, deberá ser una actividad permanente.

4. Se optimizarán los espacios y oportunidades para el desarrollo de actividades de educación para la salud a nivel institucional y se promoverá la coordinación y participación de grupos y organizaciones, en la investigación, diseño y ejecución de actividades educativas.

5. Para el sostenimiento de la participación social, será necesario promover, capacitar y organizar equipos multidisciplinarios a nivel local y regional. Asimismo, deben sistematizarse las experiencias y el uso de metodologías a fin de realimentar y fortalecer el proceso.

6. La validación y utilización de materiales educativos deberá hacerse con la población meta.

Actualización

Se promoverá el crecimiento profesional de los agentes de educación mediante la capacitación permanente y programada.

Estructura orgánica de la División de Educación para la Salud

Para el desarrollo de la propuesta, será necesario e imprescindible la reorganización de la DES, en la que se definan jerarquías, unidades operativas y responsabilidades. Para tal efecto, la División de Educación quedará organizada de la forma siguiente:

A. Sub-secretaría de política sectorial y desarrollo institucional del MSP

B. Jefatura DES

Que depende directamente de la sub-secretaría de política sectorial y desarrollo institucional. Representa la máxima autoridad individual de la DES.

Está asistida por el Consejo Técnico Consultivo (COTECO) y por una Unidad Asesora.

C. Coordinación General

Dependerá de la Jefatura y tendrá la responsabilidad de conducir las siguientes unidades técnicas:

1. Unidad de planificación

   Será responsable de coordinar las investigaciones sociales y organizar la acción educativa. Desarrollará su actividad a través de las siguientes secciones:

   a. Investigación y evaluación

   b. Diseño de proyectos

   c. Programación

2. Unidad de asistencia técnica a programas:

   Coordinará el componente educativo de los distintos programas de salud del MSP. Cada uno de los educadores estará a cargo y coordinará uno de los programas:

   a. Manejo Integral de Diarreas (MID): Control de Enfermedades Diarréicas (CED), Cólera y Saneamiento.

   b. Atención Integral del Niño (AIN): Programa Ampliado de Inmunizaciones (PAI), Control de Crecimiento y Desarrollo (CCD) e Infecciones Respiratorias Agudas (IRA).

   c. Atención a la Mujer (AM): Riesgo Reproductivo (RR) y Lactancia Materna (LM).

   d. Educación Alimentaria Nutricional (EAN): Micronutrientes, Nutrición y Programa Mundial de Alimentos (PMA).

   e. Enfermedades de Transmisión Sexual, SIDA y TB.

   f. Educación Preventiva Integral: Alcoholismo, Drogadicción y Farmacodependencia.

   g. Salud oral

   h. Enfermedades transmitidas por vectores: malaria, dengue, chagas, leishmaniasis.

   i. Zoonosis

3. Unidad de Participación Social: Gestionará y coordinará la concertación social y los procesos de participación.

Comprenderá:

  a. Monitoría y evaluación de procesos.

  b. Asistencia a Unidades Regionales de Educación para la Salud (URES).

4. Unidad de Producción de Materiales Educativos

Será responsable del diseño, producción y control de materiales educativos Estará integrada por las secciones de:

  a. Radio

  b. Televisión

  c. Fotografía

  d. Diseño e impresión de gráficos

5. Unidad de Administración

Dependerá directamente de la Jefatura y conservará una relación de comunicación y apoyo administrativo a la coordinación general. Será responsable de los asuntos administrativos y contables. Contará con las secciones de:

  a. Secretaría

    • Centro de información y documentación

    • Consejería

    • Limpieza

  b. Almacén

  c. Transporte

  d. Contratos

Se propone establecer coordinación permanente con las regiones de salud y con divisiones normativas que dependan de la Subsecretaría de Riesgos Poblacionales y Red de Servicios, a efecto de garantizar la prestación de los servicios de salud.

A nivel regional, se promoverá la organización de Unidades Regionales de Educación para la Salud (URES), que serán coordinadas por el educador regional e integradas por un equipo multidisciplinario de este nivel, entre cuyos miembros deben figurar por lo menos: el epidemiólogo, la supervisora de enfermería, el coordinador de promoción y el coordinador de vectores.

Bajo este mismo concepto, deberán crearse en cada área las Unidades Locales de Educación para la Salud (ULES) y en cada comunidad Comités de Salud Comunitaria (COSACO).

Recursos

La División de Educación dispone de algún equipo y de personal ya formado que es el responsable de orientar técnicamente todas las acciones educativas que se formulan y ejecutan, tanto a nivel central como regional. Dichos recursos, se detallan a continuación:

Equipos

> 1 equipo para T.V.
> 1 equipo de grabación
> 1 equipo de cómputo

Personal técnico:

> 9 educadores
> 2 ilustradores
> 2 camarógrafos guionistas
> 1 programador radial
> 1 operador de radio

MÉXICO

*Dr. Mariano García Viveros**

Trasfondo histórico

La educación para la salud fue considerada por los anti-guos pobladores de la República Mexicana, (aún mucho antes de que se llevara a cabo la conquista europea) como una materia indispensable a ser inculcada entre los niños y adolescentes que asistían a las escuelas dirigidas por los grupos sacerdotales y militares. Existen múltiples constancias en códices de las culturas Azteca, Maya y otras muchas más, que el cuidado de la salud del niño era considerada como prioritaria para poder lograr que alcanzara los objetivos de la vida. El cuidado del medio ambiente, del agua, las calles, los lugares en donde se vendían los alimentos y el hogar estaban contenidos dentro de los programas de la educación.

Los relatos de los conquistadores en crónicas de la conquista de Nueva España, hacían resaltar la limpieza del medio, el cuidado que los indígenas tenían para evitar la presencia de enfermedades infecciosas y el fortalecimiento del espíritu de los jóvenes. Esta situación fue perdiéndose en la medida que los conquistadores destruyen buena parte del estilo de vida de los habitantes que vivían alrededor de los grandes centros ceremoniales y empiezan a aparecer enfermedades tan graves como la viruela y la influenza. No es si no hasta mediados del Siglo XVI en que una vez fundada la Universidad de México se imparten las clases de higiene a quienes cursaban las profesiones relacionadas con la salud. Destacados médicos mexicanos

*Jefe del Departamento de Educación para la Salud, Instituto Nacional de la Nutrición Salvador Zubirán, México, D.F.

dan siempre a la educación para la salud un lugar prioritario en las materias preventivas; se establecen comisiones integradas por miembros de la población para vigilar el estado de los drenajes, expendios de alimentos y vías de conducción del agua que a través de acueductos se hacía llegar a todos los rincones de la Ciudad de México. A partir de entonces, tanto en disposiciones gubernamentales como en instituciones académicas, nuestro país dio siempre muestras de interés de hacer participar a la comunidad en el cuidado de su salud.

En el período de la revolución mexicana entre 1910 y 1920, la situación de la guerra civil que vivió el país dificultó la labor educativa a la población en materia de salud, pero no se suspendió, dándosele gran impulso a partir de los gobiernos post-revolucionarios. En el año de 1936 se creó el Departamento de Educación Higiénica en el entonces Departamento de Salubridad General. Las llamadas campañas para erradicar el paludismo, el dengue, la oncocercosis, la tuberculosis, las enfermedades diarréicas y otras muchas más, hicieron uso de todas las estrategias imaginables para enfatizar el carácter participativo de la comunidad en ello. Una vez constituida la Secretaría de Salubridad y Asistencia, el Instituto de Seguridad de Servicios Sociales de los Trabajadores al Estado, responsables de cubrir en su mayor parte a toda la población del país, cada uno de ellos ha dado énfasis prioritario a la educación para la salud y a la promoción y fomento de la misma.

Marco ideológico y filosófico

Dadas las características geográficas de nuestro país, en el que existen más de 100,000 comunidades con menos de 1,000 habitantes; en el que desiertos, valles y cordilleras se extienden a todo lo largo; en el que la población urbana y urbana-marginada ha venido creciendo en forma desproporcionada en relación a su vasto territorio y en el que los factores que favorecen la enfermedad se han venido incrementando, el promover la participación responsable de todos en la prevención y el cuidado de la salud es y ha sido una tarea permanente. No ha sido fácil por múltiples razones, sin embargo, no se ha dado reposo a esta tarea. La integración de acciones de mejoramiento de la calidad de vida de las comunidades y mejorar las vías de comunicación, ha permitido favorecer las acciones activo-participativas en la labor educativa.

Metas y objetivos

Desarrollar en la mente de todos los mexicanos, sin importar edad, sexo o condición social, una conciencia clara de autoprotección, autoestima, respeto a la vida en todas sus formas y de cuidado a todos los grupos de población en desventaja social, física o mental. Con una base de valores humanos, el conocimiento de cómo, cuándo, por qué, quién, etc., en esta labor de preservar la salud previniendo la enfermedad, atendiéndola en forma oportuna y adecuada y contribuyendo al cuidado de quienes la han perdido, se pretende desarrollar una cultura en la que el estilo de vida de cada uno de los miembros de la sociedad se oriente hacia una vida saludable sin depender exclusivamente de los servicios asistenciales de salud.

Legislación y políticas públicas

La República Mexicana, dentro de su Constitución Política establece la obligatoriedad del Gobierno de proporcionar educación gratuita a todos los mexicanos y de asegurar que cuenten con lo que se ha denominado Derecho a la Salud. Dentro de él, tanto las instituciones que atienden a la población abierta, obreros atendidos en la Seguridad Social, trabajadores al servicio del Estado, los pertenecientes a dependencias tales como la Defensa Nacional, Marina, Petróleos Mexicanos, el Instituto Nacional Indigenista, los programas llamados de Solidaridad y otros muchos más, desarrollan actividades específicas de orientación a la población, tanto sana como enferma, promoviendo conductas saludables o proporcionando conocimientos que les permiten por sí mismos dar a la salud el valor que le corresponde en la escala de valores del ser humano.

Formación de personal

Tradicionalmente la educación para la salud o educación higiénica como antes se le denominaba, fue una actividad voluntaria, improvisada y de servicio. Tanto médicos como enfermeras, trabajadoras sociales, promotores de salud, odontólogos, ingenieros sanitaristas, veterinarios y otros muchos más, quienes tenían el interés y el convencimiento de que la educación es y debe seguir siendo la base para construir una sólida conciencia de responsabilidad de autocuidado de la salud, realizaban sus labores intuitivamente, empíricamente, heroícamente, en muchos casos.

Fue a partir de los años 40 en que las instituciones de salud empezaron a impartir clases para ayudar a estas personas a adquirir una educación más coherente, más estructurada y más orientada. La Escuela de Salud Pública de México, dentro de sus programas de formación de recursos humanos incluía a la Educación Higiénica y ahora Promoción y Educación para la Salud en sus programas de maestría, vinculadas a la Salud Pública. La Universidad Nacional Autónoma de México y la mayor parte de las Escuelas y Facultades de Medicina, Enfermería, Odontología, Psicología, Nutrición y recientemente las de Comunicación, Pedagogía y Diseño Gráfico enfatizan la importancia de vincularse a los programas de Educación para la Salud. En México no existe el grado de especialista en Educación para la Salud, aún cuando en las Escuelas de Salud Pública de México y del Estado de Veracruz se están dando cursos especializados en esta materia.

Personal

Dentro de las estructuras operatorias de las diferentes dependencias del sector salud, tanto a nivel de las comunidades como de las diferentes jurisdicciones sanitarias que conforman nuestro país, existe personal responsable de coordinar y promover las labores educativas apegándose a las normas y directrices establecidas por el Comité Coordinador del Sector y que atiende directamente a las prioridades nacionales, regionales y locales. Existen además, personas que dentro de organismos no gubernamentales realizan dicha labor. Sin duda, el maestro de escuela sería, tanto por su número como por su influencia sobre el proceso formativo del niño y de los jóvenes, el personal que más podría hacer por la educación para la salud en países como el nuestro, en el que el 50% de la población tiene menos de 15 años de edad y la cobertura de las instituciones educativas podría asegurar su educación.

Tareas y funciones del personal

El personal dedicado a la educación para la salud en todo el país cubre todos los niveles, tanto a nivel central gubernamental, como local en cada uno de los Estados y en ellos las jurisdicciones y localidades. Tanto el planeamiento como la implantación de los programas se realizan en cada institución por personal especializado. Si bien es cierto que no existe una especialidad como tal, en lo que académicamente se refiere, la experiencia de todos ellos ha permitido lograr triunfos muy importantes tanto en el terreno de la prevención como de la atención y la rehabilitación por medio de la educación.

Programas y proyectos

Los programas de nuestro país están en relación con su estructura demográfica y epidemiológica, es decir, las labores preventivas en programas de vacunación y de atención al sector materno-infantil ocupan el mayor interés de todas las instituciones de salud. Existen además, programas orientados a mejorar el estado de nutrición de nuestra población a través de acciones educativas y de asistencia, llevadas a cabo por especialistas del Instituto Nacional de la Nutrición Salvador Zubirán y de la Institución Gubernamental llamada Desarrollo Integral de la Familia (DIF). Las actividades desarrolladas por el Consejo Nacional de Población y la Secretaría de Salud en materia de Planificación Familiar han sido también consideradas como de la más alta prioridad. Después de estos y en forma multicéntrica por diferentes instituciones, la prevención de accidentes laborales, enfermedades profesionales, adicciones, enfermedades infecciosas y parasitarias, de transmisión sexual, crónico-degenerativas, de contaminación ambiental, etc., cubren el panorama de la Educación de todo el país.

Investigación

La investigación en el campo de la educación para la salud se inició a principios de los años 80 en la entonces llamada Dirección General de Educación para la Salud de la Secretaría de Salubridad y Asistencia. Sus propósitos fueron los de estimular, en quienes llevaban a cabo esta tarea a niveles de las diferentes localidades del país, proyectos de investigación que nos permitieran detectar las prioridades que en materia de educación correspondían a ese nivel, la comunidad. Se lograron resultados muy meritorios en las áreas de alimentación al seno materno, nutrición general, adicciones y salud escolar. De manera paralela, instituciones académicas en todo el país iniciaron el impulso de la investigación y actualmente se realizan a muy diversos niveles, desde las instituciones de atención médica especializada de tercer nivel hasta instituciones no gubernamentales dedicadas a dar asistencia social a grupos de población en desventaja económica o de salud física y mental. Nuestro país forma parte del grupo interdisciplinario promovido por la Oficina Panamericana Sanitaria y la Organización Mundial de la Salud así como la Unión Internacional de Promoción y Educación para la Salud.

Organizaciones profesionales

Nuestro país no cuenta con un organismo que aglutine a los profesionales de la educación para la salud. Cada uno de ellos pertenece a organizaciones, que de acuerdo a su especialidad, realizan el trabajo educativo que les corresponde; así, por ejemplo, quienes trabajan con adolescentes, con ancianos, en programas de planificación familiar, en adicciones, en enfermedades crónico-degenerativas, en salud laboral, etc., promueven la labor de educación para la salud entre sus agremiados.

Retos y planificación futura

La población de nuestro país va en aumento en número, de tal manera que somos diez millones más de habitantes en los últimos seis años; la movilización de la población del campo a la ciudad, el desempleo, la contaminación ambiental en grandes urbes y de ríos y tierra en zonas estratégicas; el incremento del consumo de drogas, la presencia de enfermedades tales como el cólera, el SIDA, la tuberculosis y el paludismo entre otras, nos obligará a incrementar y fortalecer las labores educativas, de promoción y de fomento a la salud. Estamos seguros de que la unión de todos aquellos que en nuestro país y en nuestra América Latina realizamos esta importante tarea, nos permitirá avanzar con mayor eficiencia y eficacia, contribuyendo a construir una clase de ser humano saludable y con una estructura de carácter y de personalidad orientada al bienestar de todos.

NICARAGUA[*]

Lcdo. Luis Amaya
Lcda. María Dolores Estrada
Lcda. Chantal Pallais

Introducción

En el marco de la operacionalización de la política de fortalecimiento de la participación social, el Ministerio de Salud creó el Programa de Educación Comunitaria a fines de 1993, con el propósito de desarrollar un proceso educativo tendiente a alcanzar la permanencia de las acciones de capacitación y salud comunitaria.

En este contexto, el Programa asumió un componente de organización comunitaria para la salud surgido en los años 80, a través de la ejecución del Proyecto de Fortalecimiento de las Casas Base. Durante el año 1994, el equipo técnico se dio a la tarea, entre otras, de realizar un Diagnóstico de Casas Base, con el fin de conocer el estado actual de esta modalidad organizativa y obtener insumos para la definición de la "Estrategia Educativa a Nivel Comunitario," contenida en el presente documento.

Por otra parte, el Programa de Educación Comunitaria elaboró el material educativo dirigido a la familia y la comunidad denominado la *Cartilla para la Vida*. Este material fue validado en coordinación con el Ministerio de Educación, adecuándose a partir de los aportes de grupos de población urbana y rural de Managua y de los equipos técnicos de ambos ministerios.

Como resultado de este proceso de validación, se logró la conformación de grupos locales intersectoriales de facilitadores –líderes

---

* El presente trabajo constituye una propuesta de *Estrategias Educativas para el Abordaje Comunitario en Salud*. Programa de Educación Comunitaria. Dirección de Alimentos y Educación Sanitaria. Ministerio de Salud. República de Nicaragua.

comunitarios, brigadistas de salud, educadores populares, maestros, trabajadores de la salud– los cuales participaron en las acciones de planificación y de capacitación correspondientes al proceso.

La validación se desarrolló a través de la modalidad de capacitación, con el objetivo de iniciar las acciones educativas con la Cartilla y de promover la permanencia de las redes de facilitadores para lograr la sostenibilidad del trabajo comunitario en salud. La validación arrojó además, como sub-producto, la viabilidad de una metodología de capacitación que se convirtió en otro insumo para la elaboración de la Estrategia Educativa que se presenta.

El actual documento contiene los principales planteamientos conceptuales y metodológicos que se derivan de los resultados del Diagnóstico de las Casas Base, de las experiencias de organización comunitaria, planificación y evaluación participativa y de capacitación desarrolladas con la participación de las Redes de Facilitadores. La presente propuesta educativa constituye una guía para la acción, que requiere ser analizada y discutida con los diferentes actores sociales involucrados en la promoción de la salud. Los procesos de organización, planificación, seguimiento y monitoreo que le corresponden, deben ser resultado del análisis colectivo y del involucramiento real de los sujetos participantes en la puesta en marcha de este planteamiento estratégico.

Marco conceptual

En abril de 1991, después de un largo proceso de análisis sobre la problemática de salud en Nicaragua, el Ministerio de Salud aprobó la Resolución 91 que establece la organización de los Sistemas Locales de Atención Integral a la Salud (SILAIS) en todo el territorio nacional.

En esta resolución se define al SILAIS como la unidad organizativa básica donde se concentran un conjunto de recursos y mecanismos políticos y administrativos sectoriales e intersectoriales, bajo una conducción única y responsable del desarrollo de la salud de una población definida en un territorio determinado (Serie SILAIS 1, 1991). Este modelo organizativo ha tenido que desarrollarse en el marco de la crisis socio-económica que ha vivido nuestro país y constituye un reto que exige la búsqueda de alternativas más eficientes para responder a las necesidades reales.

La agudización de esta problemática ha incidido de manera sensible en los actuales indicadores de salud, hasta tal punto que a pesar de que en la década de los ochenta se había logrado iniciar un proceso de reducción en la tasa de mortalidad infantil y se logró la eliminación de la poliomielitis, en los últimos años, a pesar de los esfuerzos desarrollados, esta tendencia no se ha podido mantener.

La crisis económica internacional, las políticas económicas que afectan a países como el nuestro, los niveles de pobreza, dependencia y subdesarrollo que determinan la economía nicaragüense han tenido como resultado un alto nivel de deterioro que ha colocado en segundo plano la definición de estrategias de desarrollo efectivas en el sector social, encaminadas a una distribución más equitativa de los bienes.

El gobierno de Nicaragua, en el contexto de estas limitantes, ha expresado su deseo de promover un proceso de desarrollo que permita reducir la pobreza y las inequidades sociales, mejorar las condiciones generales de vida y trabajo en todas las familias y superar definitivamente las secuelas de la guerra y los desastres naturales sufridos en los últimos años (Serie SILAIS 1, 1991).

Esta voluntad del gobierno ha sido expresada por el Ministerio de Salud en un interés en profundizar y darle mayor contenido al desarrollo de los SILAIS. En 1993, se decretaron las Políticas Nacionales de Salud que, entre otras cosas, enfatizan el desarrollo de la estrategia de atención primaria en salud, la necesidad de descentralizar los servicios y recursos del sector, el desarrollo de la democratización en la gestión de la salud y en el fortalecimiento de la participación social.

La estrategia diseñada para el fortalecimiento de los SILAIS implica una transformación institucional que modifique su papel tradicional de administrador de servicios públicos hacia otro de liderazgo social, con capacidad de convocar, movilizar y conducir la acción de todos los actores sociales existentes en cada territorio de modo que se potencialice el proceso de producción social de la salud (MINSA. La Participación Social para el Fortalecimiento de los SILAIS, 1992).

En este contexto, se puede definir la salud como un indicador y una resultante de las condiciones de vida de la población. Este enfoque permite superar el abordaje del proceso de salud/enfermedad desde una perspectiva aislada, fragmentada, independiente de la realidad cotidiana de las personas.

Uno de los aspectos esenciales de esta reconceptualización es la articulación de la acción social en el proceso de salud-enfermedad para mejorar las condiciones de vida de la población, procurando hacer efectivo el derecho a la salud de todos los ciudadanos, entendido como el derecho a estar sano y no solamente como el derecho a ser atendido en los servicios de salud.

El modelo de participación social que requiere la estrategia educativa que estamos formulando, es el de gestión social de salud (Nervi, Laura; *La Participación Social en Salud en Nicaragua*, 1992). Este modelo tiene como argumento central la democratización en salud en los distintos niveles, es decir, en la relación servicios de salud-población, a lo interior de los servicios y del equipo de salud, a nivel inter-institucional e inter-sectorial y al interior de la población. Este argumento propone superar, también a través del proceso de gestión, los mecanismos clientelares que suelen presentarse en el ejercicio de los poderes locales.

Otra característica que requiere este modelo de participación social es la creación de los espacios donde los conjuntos sociales y los trabajadores de la salud concerten sobre los procesos de identificación de problemas, de planificación, ejecución y evaluación de las acciones de salud.

Este modelo conduce fundamentalmente a la auto-sostenibilidad de las acciones desarrolladas mediante el fortalecimiento de instancias de organización permanente, en los niveles de la comunidad, de los servicios y de estas dos instancias articuladas en las Comisiones locales de salud y en el trabajo de los facilitadores.

En este enfoque, la participación social en salud no se motiva, no se induce, no se enseña, no organiza, sino que interpreta las formas y mecanismos que los conjuntos sociales han desarrollado históricamente para orientarse al fortalecimiento de los aspectos que más se ajustan a los intereses conjuntamente definidos a nivel local (Nervi, L. op cit.).

Por esta razón se concibe "lo local" como el espacio más apropiado para favorecer los procesos genuinos de participación social, es decir como un nivel de resolución que refuerce expresiones de representación y modelos de gestión que profundicen la democratización. Esta concepción se opone a las prácticas tradicionales que promueven el desarrollo de mecanismos clientelares propios de una concepción instrumental de la participación social.

Otra característica esencial de esta concepción de lo local es la integralidad que, en este contexto, implica que todos los actores sociales toman parte de las deliberaciones y decisiones sobre sus formas de participación para el mejoramiento de su salud. Por otra parte, implica la integración de los diferentes esfuerzos institucionales, estatales o privados y de la comunidad organizada para la consecución de los objetivos planteados como producto de un proceso de negociación y concertación entre los actores locales.

Los principios que sustentan la concepción educativa de esta estrategia son los de la educación popular, los cuales se expresan en tres componentes básicos: conscientización y motivación; la organización comunitaria y la participación social.

El proceso de toma de conciencia y motivación de las comunidades supone la disposición por parte de los actores institucionales y comunitarios para crear un espacio de análisis y reflexión de la realidad individual y social. Este espacio solamente es posible si se construye una relación equitativa, democrática y de respeto mutuo a los "saberes" de los distintos grupos.

La conscientización parte del punto de vista de que existen elementos de la realidad inmediata o mediata que no son evidentes ni conocidos o que no son interpretados por los actores sociales; y que el hecho de conocerlos provocará un cambio y aumentará las posibilidades de acción sobre ellos. De esta forma, la concientización se vincula a la transformación de las prácticas habituales, a un cambio de actitud dirigido a reorientar y mejorar la manera de enfrentar los hechos de la vida cotidiana (García, H., Juan, E. *Educación Popular en Chile*, 1989).

Por otra parte, la conscientización se liga al logro de la autovaloración individual y colectiva de los participantes. Se busca que los actores sociales valoren su propia experiencia, para sacar de ella elementos que favorezcan la adopción de un mejor modo de enfrentar la realidad, no sólo en términos sociales sino también desde una perspectiva personal.

Esta participación consciente facilita, a su vez, el desarrollo de la organización comunitaria, que puede llegar a ser el resultado de la aplicación coherente de esta concepción educativa. De hecho, las experiencias desarrolladas hasta el momento demuestran que allí donde existe un buen nivel de organización comunitaria, las acciones educativas de salud comunitaria tienen un carácter de mayor sostenibilidad.

En este contexto, la organización comunitaria se convierte en un medio eficaz para la acción en la medida en que se orienta al mejoramiento y transformación de las condiciones de vida. Por otra parte, la organización comunitaria permite el desarrollo de un proceso de enseñanza-aprendizaje de carácter colectivo que evoluciona en la medida en que se transforman las condiciones históricas y sociales a nivel local. En otras palabras, la organización y la construcción colectiva del conocimiento constituyen factores determinantes para la transformación de las condiciones de vida.

El tercer componente que se refiere a la participación social, puede entenderse no sólo como uno de los propósitos de la educación popular, sino también como una característica del modo de actuar dentro del proyecto educativo a desarrollar en el nivel local.

El carácter participativo de este modelo se expresa en una doble dimensión, la primera se relaciona con los procesos de apropiación metodológica de la participación a nivel individual, para lograr la transformación de su propia realidad. La segunda supone que los protagonistas adquieran competencia para ser actores sociales en otros ámbitos, trascendiendo el nivel particular y concreto para llegar a la generalización de la experiencia.

Junto con estos tres componentes básicos descritos anteriormente, esta propuesta pedagógica pretende el desarrollo de tres niveles en el proceso educativo. El primero es el del conocimiento, dado por la información y la formación que se produce en el proceso; el segundo es el desarrollo de valores, actitudes, habilidades y destrezas y el tercero se refiere a la acción transformadora que permite a los sujetos elevar su capacidad de resolución efectiva de sus problemas.

Estamos conscientes de que esta estrategia será viable en la medida en que los distintos sectores asuman la responsabilidad de acuerdo al rol que la sociedad les ha asignado. Las políticas sociales y los procesos educativos en sí mismos no constituyen la "panacea" para la solución de la problemática social y particularmente la de salud. Para poder alcanzar logros de carácter más estructural, se requiere de una voluntad política que asegure las condiciones, materiales, que potencie espacios más amplios de participación y el desarrollo de la capacidad de negociación. Por su parte, a la sociedad civil corresponde asumir el rol que le corresponde en la profundización del proceso de democratización de Nicaragua.

Objetivos

Objetivo general

Contribuir al mejoramiento de las condiciones de salud de la población nicaragüense a través de una estrategia educativa que promueva la participación de la población, organizada entre las unidades de salud y los grupos comunitarios.

Objetivos específicos

1. Brindar herramientas metodológicas a los trabajadores de la salud, a través de un proceso sistemático de capacitación, a fin de que puedan potenciar su acción educativa con la población.

2. Establecer y fortalecer mecanismos organizativos que faciliten a los trabajadores de la salud el abordaje del trabajo comunitario.

3. Promover y apoyar la gestión y participación de los diferentes grupos organizados en la comunidad en acciones de promoción, prevención y atención básica en salud.

Sujetos priorizados y unidad básica de acción

El universo de trabajo comprende el conjunto de sujetos que participarán en esta estrategia educativa, de manera directa e indirecta. Los grupos priorizados son:

1. Líderes comunitarios: Se refiere a los dirigentes de los grupos organizados de la comunidad que ejercen influencia directa en diferentes ámbitos de la vida comunitaria.

2. Facilitadores: Son los grupos organizados tanto de las instituciones como de la comunidad, que de manera voluntaria promueven y ejecutan el desarrollo permanente de acciones educativas orientadas a la solución de los principales problemas de salud que afectan a la comunidad.

3. Pobladores: Constituyen el conjunto de ciudadanos, que de manera individual o colectiva están interesados en mejorar sus condiciones de vida a través de la participación en las acciones de promoción, prevención y transformación de sus condiciones de salud.

4. Organizaciones e instituciones: Aquellas que proyectan su quehacer en las comunidades, desarrollando servicios sociales con proyección educativa.

El Ministerio de Salud ha expresado su voluntad política de desarrollar la atención primaria, fortalecer el proceso de descentralización, desarrollar nuevas modalidades de gestión y fortalecer el desarrollo de la participación social. En este marco de políticas se define como unidad básica de acción para el desarrollo de esta estrategia educativa, a la unidad de salud de atención primaria, es decir los centros y puestos de salud.

La conceptualización organizativa de estas unidades se expresa, por una parte, a través de factores de extensión territorial y demográfica y, por otra, a partir de una vinculación horizontal entre el equipo de salud y la comunidad organizada con el fin de promover la participación social en el mejoramiento de las condiciones de salud de la población.

Líneas de acción

Una vez identificadas las principales características de la estrategia, así como los objetivos estratégicos y específicos, es preciso señalar las líneas de acción que determinarán los contenidos y metodología de la práctica educativa a desarrollarse en cada etapa.

1. Hacer efectiva la participación real de la comunidad en el mejoramiento de sus propias condiciones de salud, tomando en cuenta las formas organizativas existentes en el nivel local y desarrollando otras que la situación determine.

2. Partir de la realidad local con sus características, fuerzas y recursos propios, a través de los procesos de diagnóstico, la planificación y evaluación participativas.

3. Desarrollar una capacitación integral, sistemática y permanente, tomando como base la experiencia, lenguaje y saber acumulado partiendo de su práctica e incorporando elementos que permitan elevar sus niveles de conocimiento.

4. Fomentar la integralidad de las acciones educativas a través de la incorporación de elementos de promoción, prevención y atención básica en salud.

5. Incorporar la metodología participativa en todos los momentos y etapas de la capacitación.

6. Adecuar y elaborar materiales educativos que sirvan de instrumento para la capacitación de los diferentes sujetos involucrados en el proceso, tomando como base los materiales ya elaborados, entre los que se encuentra la *Cartilla para la vida*.

7. Crear un sistema de información que permita el acceso pronto y eficiente a los datos necesarios para planificar y evaluar el avance

del proceso de planificación, así como para el seguimiento y control de la marcha de acción educativa.

8. Sistematizar y socializar las mejores experiencias de capacitación a nivel local, con el propósito de difundirlas, generalizarlas y aprender de nuestras fortalezas y debilidades.

9. Establecer y profundizar la coordinación en el trabajo de capacitación con las ONGs, otras instituciones del gobierno y la universidad, a fin de optimizar el aprovechamiento de los recursos humanos y materiales.

10. Fortalecer la articulación de las diferentes acciones educativas que se desarrollan a lo interno del Ministerio de Salud, tanto a nivel central, como de SILAIS y de puestos y centros de salud.

11. Asegurar la vinculación e integralidad de las acciones de capacitación con los procesos de investigación participativa y comunicación popular.

12. Acreditar y valorar la capacitación, para que ésta sea un elemento de prestigio y motivación contribuyendo de ese modo a elevar los niveles de participación y compromiso con la comunidad.

Componentes de trabajo

Los componentes son los ejes principales de trabajo en el marco de la estrategia y en la implantación de la acción educativa en cada una de las etapas y se expresan : los aspectos organizativos, los contenidos a desarrollar, las metodologías y modalidades de trabajo y la acción comunitaria.

Aspectos organizativos

1. Cobertura

La presente estrategia tiene proyectada una cobertura nacional. Se pretende iniciar el trabajo educativo sistemático en el nivel SILAIS y municipal, abarcando los barrios, comunidades y comarcas que han logrado algunos niveles organizativos y de desarrollo en la gestión de salud. El plan operativo anual señalará la cobertura específica de cada momento.

La organización del proceso educativo será coordinada por los facilitadores con el apoyo técnico de las unidades de salud. La prioridad estará dada por los miembros de la comunidad que están dispuestos a desarrollar un trabajo voluntario en beneficio de su propia comunidad, sin embargo, no se puede perder de vista que la acción educativa debe llegar a cada familia.

2. Coordinaciones

Para lograr una efectiva acción educativa existe coincidencia sobre la necesidad de la coordinación sistemática entre todas las instancias y niveles involucrados en los procesos de prevención, promoción y atención básica en salud. Esta situación conlleva el desarrollo de acciones conjuntas con los programas de salud, las instituciones del estado que tienen un impacto en la comunidad y la organización comunitaria.

El papel del MINSA debe ser de promotor de acciones coordinadas a fin de evitar la duplicidad de esfuerzos, la confusión de roles, los vacíos e indefiniciones en el contenido de trabajo y el consumo innecesario de recursos.

3. Niveles de Participación

El primer y más importante nivel de participación lo constituyen las redes de facilitadores creadas para el impulso de la estrategia, en vista que ellos son los sujetos claves en la gestión y transformación de sus propias condiciones de salud.

Los trabajadores de la salud y los otros grupos involucrados en el desarrollo de la estrategia juegan un papel fundamental en la articulación de esfuerzos y recursos necesarios para la ejecución de la acción educativa transformadora a nivel local.

El nivel central del MINSA será el garante de que sea posible poner en ejecución la estrategia educativa, esto implica la articulación y coherencia entre los aspectos organizativos y técnicos de la misma.

4. Promoción/comunicación/divulgación

Estos componentes son fundamentales para el desarrollo de la estrategia sobre todo porque estimulan a la acción, promueven el intercambio de experiencias y posibilita la generalización de las mejores. Para desarrollar estos componentes se requiere una actitud permanente por parte de los involucrados, orientada a la necesidad de compartir por diversos medios los logros y dificultades en el avance del trabajo, a fin de obtener retroalimentación para continuar y profundizar la ejecución de la estrategia.

5. Estructura organizativa

La unidad básica se encuentra en el nivel local. En este nivel se encuentran los facilitadores, los trabajadores de la salud, los pobladores y otros grupos organizados en la comunidad. Los facilitadores y los trabajadores de la salud se integran en grupos de trabajo flexibles y dinámicos que funcionan planificadamente respondiendo a necesidades identificadas más que planes de trabajo preconcebidos o definidos unilateralmente.

En el nivel de SILAIS debe existir una Comisión de Trabajo integrada por el docente, un representante de organización de los servicios, un epidemiólogo, una enfermera de materno-infantil y cualquier otra persona que delegue el Equipo de Dirección.

Esta Comisión no implica la ampliación de funciones de las personas involucradas sino más bien la comprensión de que este esfuerzo se complementa con las actividades desarrolladas de forma cotidiana. En términos prácticos tiene un carácter muy dinámico y flexible y supone una actitud de permanente búsqueda sobre cómo enfrentar la acción educativa.

En el nivel central debe existir un pequeño equipo de trabajo ágil y flexible, con capacidad de promover, asesorar y dar seguimiento a las acciones de prevención y promoción en salud que se desarrollen a nivel local.

Los contenidos

Los contenidos de la capacitación los hemos agrupado, en relación a su importancia y de acuerdo con sus niveles de cobertura en tres grandes bloques:

1. Los contenidos básicos generales

Aquí ubicamos los contenidos que por su naturaleza, deben ser impartidos a todos los sujetos principales de la Capacitación. Dentro de ellos contemplamos un conjunto de herramientas conceptuales, organizativas y metodológicas fundamentales para el desarrollo del trabajo que implica la prevención y promoción de la salud. En este bloque de contenidos se incluyen temas relacionados con la concepción de salud, marco legal, organización del trabajo, desarrollo comunitario, métodos y procedimientos educativos, participación social, entre otros. Su cobertura tiene un alcance nacional.

2. Los contenidos específicos

Por sus características estos contenidos dan respuesta a requerimientos de capacitación local, se originan a partir de necesidades específicas identificadas por los grupos organizados de la comunidad, el equipo de salud o los pobladores, a través del diagnóstico de salud o a través del estudio del comportamiento de los principales indicadores de salud.

Aquí se ubican los temas de salud que constituyen un problema nacional y comunitario, tales como la diarrea, el dengue y la malaria, la tos y el catarro y otros temas relacionados con la prevención tales como la higiene, la lactancia materna, las vacunas y el desarrollo del niño, entre otros. Su cobertura tiene un alcance local o municipal y puede ampliarse según la problemática que se vive en el momento.

3. Los contenidos particulares

En este nivel se ubican los contenidos puntuales y coyunturales que dan respuesta a situaciones especiales que son identificadas por los facilitadores, el equipo de salud o los pobladores a partir de las necesidades que surgen en momentos de crisis y emergencias. Aquí se incluyen temas de salud, educación, organización u otros que adquieren gran importancia en determinados momentos tales como los desastres naturales, automedicación, control de plagas, igualmente algunas enfermedades específicas como la leishmaniasis, la rabia, los piojos, el SIDA, entre otros. Su cobertura local y puntual.

Para dar respuesta satisfactoria a este tipo de acciones educativas debemos buscar apoyo y asesoría por parte de personas especializadas en las temáticas a tratar ya sea en las distintas unidades de salud, como en las universidades, SILAIS o en MINSA Central. Igualmente debemos buscar bibliografía actualizada en las diferentes bibliotecas y centros de documentación especializados que se encuentran en las distintas unidades.

Metodología

Los principios básicos de nuestra metodología de capacitación son los de la metodología participativa cuyos elementos teóricos y prácticos se aplican en la acción cotidiana de los procesos de prevención y promoción de la salud.

1. Fundamentos generales

Como fundamentos generales, señalaremos los siguientes:

a. El conocimiento y el aprendizaje de los contenidos se desarrolla de manera colectiva, donde los participantes son sujetos activos del proceso.

b. El carácter científico de la metodología orienta a los actores del proceso hacia una práctica consciente y comprometida en la transformación de su realidad.

c. Promueve la relación horizontal, democrática y multidireccional entre los diferentes actores.

d. Promueve el acceso de los participantes al ámbito de la toma de decisiones.

e. Se desarrolla en un ambiente de alegría, compromiso, honestidad y libertad.

f. Fomenta el sentido de pertenencia porque el proceso educativo implica una apropiación de los contenidos y de la metodología.

g. Es integrada, armónica y coherente con la realidad porque promueve la relación entre los problemas identificados, el análisis de sus causas y las formas de enfrentarlos.

h. Es una herramienta básica para el desarrollo organizacional.

i. Considera a la comunidad como el nervio y motor de la acción, ya que ésta es la instancia más apropiada para favorecer los procesos de participación social.

j. Fomenta la trasformación de la realidad en la medida en que logra vincular la acción educativa con la acción organizada de la comunidad en el mejoramiento de sus condiciones de salud.

2. Características básicas

a. Promueve el diálogo y la discusión.

b. Es creativa y flexible.

c. Fomenta la conciencia colectiva de los problemas.

d. Hace énfasis en la formación.

e. Se retroalimenta y fundamenta en el proceso.

f. Promueve el compromiso de los participantes.

g. Parte de y regresa a los problemas y necesidades reales y sentidas.

h. Entiende que la comunidad es el centro de acción.

i. Fortalece la capacidad de tomar decisiones para la acción.

j. Establece una relación recíproca e indivisible entre teoría y práctica, entre reflexión y acción.

3. **Modalidades de la acción educativa**

a. La modalidad educativa que impacta más directamente en los
sujetos priorizados de esta estrategia es la reflexión que se promueve en la acción cotidiana, es decir la "capacitación en la
acción".

b. El **taller** es la modalidad de capacitación que permite un mayor aprovechamiento del tiempo y de los esfuerzos que se in-
vierten, muy útil para la generación colectiva del conocimiento.

c. Los **seminarios-talleres** combinan la exposición y la conferencia con la reflexión y análisis de la práctica. Es recomendable
que se ofrezca a los participantes documentación que respalde
lo expuesto.

d. Los **seminarios** son eventos orientados a brindar una información básica y fundamental para ampliar los niveles de conocimiento sobre un determinado tema de salud.

e. Los **cursos** constituyen una modalidad educativa que enfatiza
más en la formación que en la capacitación. Entre sus principales características está la intensidad y profundización de los
contenidos.

f. Los **encuentros** tienen como característica principal el intercambio de experiencias entre diferentes grupos y actores que
promueven el abordaje comunitario en salud.

g. Los **debates-foros** son formas de comunicación y discusión sobre un tema de interés colectivo en el que se pretende llegar a
un consenso mínimo para conocer sus distintos enfoques y per-
filar algunas propuestas de solución.

h. Las **reuniones y sesiones de trabajo** son muy comunes y pueden ser organizadas y aprovechadas como una modalidad

educativa si se combinan los elementos informativos con los formativos y al mismo tiempo, se fomenta la participación de los asistentes.

i. Las **visitas al hogar** constituyen una modalidad de capacitación que permite la construcción del conocimiento a partir de las experiencias cotidianas y favorece el aprendizaje a través de la demostración.

j. Las **asambleas** son también comunes, sobre todo en las diversas formas organizativas de la comunidad Generalmente tienen el propósito de informar y/o de deliberar para la toma de decisiones. Pueden ser aprovechadas con fines educativos, al promover formas creativas de presentar las ideas y los debates.

k. Los **Congresos** pretenden intercambio de información generalmente de carácter científico, es decir, resultados de investigaciones, ponencias o tesis sobre temas innovadores u otros.

l. La **pasantía**, tiene como objetivo el intercambio de los participantes de los proyectos con otros grupos, instituciones u organismos, por períodos cortos para aprender y aportar a las experiencias que se visitan.

m. Todas las formas y variantes que ofrece la creatividad.

Se trata, de que con la puesta en práctica, y a través del empleo de estas modalidades se desarrollen eventos variados, que supongan un bajo costo, para que sean coherentes con las condiciones objetivas derivadas de la situación económica general por la que atraviesa el país.

Estas modalidades serán empleadas de acuerdo a la determinación de necesidades específicas identificadas y de acuerdo a una planificación del proceso, tomando en cuenta las características del contenido temático de la capacitación, así como la naturaleza del grupo participante y las condiciones del propio territorio.

En el empleo de todas y cada una de las modalidades descritas, la creatividad jugará un rol determinante, dado que, siendo creativos, podremos generar actividades que respondan, de la mejor manera, a lo que se espera de ellas.

No se debe, por lo tanto, de formular y aplicar esquemas estáticos o mecánicos para las modalidades de capacitación a las que vayamos acudiendo. No existe la receta para el taller o el seminario. Es la propia realidad y las necesidades concretas que se derivan de ella, las que irán definiendo, en cada caso las características particulares de la modalidad de capacitación que se emplee.

4. Materiales educativos

Un componente de particular importancia para el desarrollo de la estrategia lo constituyen los materiales educativos. Pueden ser utilizados algunos materiales educativos existentes en las unidades o niveles locales de salud.

La *Cartilla para la vida* es un material que reúne algunas condiciones idóneas para el trabajo con la comunidad en vista que es un material escrito en lenguaje sencillo y está ampliamente ilustrado. La cartilla combina contenidos de salud con contenidos del desarrollo del niño de 0 a 6 años, lo cual da un margen para iniciar la educación en los principales problemas de salud.

Sin embargo, la cartilla no contiene todos los temas que serían necesarios de abordar en una estrategia de este tipo, por lo tanto es necesario identificar la bibliografía disponible. Existen algunos libros de información básica como *Donde no hay doctor, Ayudando a promover la salud, Buscando remedio*, entre otros.

Por otra parte, dependiendo de los recursos disponibles, a veces es recomendable la elaboración de material educativo a nivel local. El material educativo debe reunir algunas características para que pueda cumplir con los objetivos esperados. Deben ser sencillos, concebidos como instrumentos de capacitación, contener la información más importante, es recomendable que sean ilustrados con dibujos claros que motiven a la reflexión y a la acción.

Con el propósito de ofrecer un modelo metodológico para la elaboración de materiales, presentamos el siguiente cuadro:

MODELO METODOLÓGICO

Conformación del equipo de producción
Elaboración del Plan General de Trabajo
Selección del tema
Investigación temática y formulación de objetivos
Selección del tipo de materia
Tratamiento pedagógico
Validación
Supervisión de la impresión
Distribución
Evaluación

Etapas

El Ministerio de Salud se encuentra en un proceso de definición de la estrategia de operacionalización de las políticas de salud. En este contexto se incluyen los esfuerzos para materializar los componentes relacionados con el fortalecimiento de la participación social y de la atención primaria en salud, la promoción de la gestión institucional y comunitaria y la descentralización.

La organización del trabajo por etapas facilita la visión temporal y la integración de los diferentes componentes en el desarrollo del trabajo. El desglose por etapas debe entenderse como instrumento que guía la acción educativa, más que como camisa de fuerza o como fórmula de cumplimiento obligatorio. Esta estrategia debe concebirse en un marco de flexibilidad que le permita adecuarse a las transformaciones que implican el desarrollo institucional y comunitario y al análisis de la realidad epidemiológica, siempre tomando en cuenta la necesidad de contribuir al mejoramiento de las condiciones de salud de la población.

El esquema que a continuación se propone para cada etapa consta de una breve caracterización, la formulación de objetivos, líneas de acción, contenidos y resultados esperados de cada etapa.

Etapa I. Identificación de necesidades

En esta etapa se pretende identificar las fortalezas y debilidades de los niveles de organización comunitaria y del nivel de funcionamiento de la red de servicios institucionales.

La característica fundamental de esta etapa debe ser la de formular colectivamente un diagnóstico situacional de la comunidad que incorpore la problemática de salud a nivel local y la valoración que la comunidad hace de la relación entre los servicios de salud y la población.

Objetivos

1. Identificar la situación de salud a nivel local.

2. Conocer los recursos humanos y materiales de la comunidad.

3. Definir los mecanismos de coordinación y comunicación existentes entre los servicios de salud y las organizaciones comunitarias que participan en los proceso de prevención y promoción de la salud.

Líneas de acción

1. Definición colectiva por parte de los distintos actores sociales, del proceso de diagnóstico en salud, delimitando los aspectos organizativos y técnicos.

2. Análisis de la situación de salud a nivel local.

3. Identificación de líderes naturales reconocidos por la comunidad y de grupos organizados trabajando por la salud, así como de los recursos con que cuenta la comunidad para enfrentar sus problemas.

4. Integración de la función educativa desde el inicio de la aplicación de la estrategia, articulando las acciones de diagnóstico con las de capacitación y comunicación.

5. Formulación de un sistema de registro, evaluación, control y asesoría de las actividades desarrolladas en cada etapa.

Contenidos

1. Diagnóstico participativo.
2 Concepción, naturaleza y políticas de salud.
3. Organización comunitaria.
4. Organización de los servicios de salud a nivel local.
5. Investigación participativa y comunicación social.
6. Evaluación de la primera etapa.

Resultados esperados

1. Creación de una comisión permanente a nivel local que defina el alcance del trabajo por etapas y los mecanismos para la acción.

2. Documento que contenga el análisis de la situación de salud a nivel local, enfatizando en lo relacionado con las fortalezas y debilidades de la comunidad y de la red de los servicios.

3. Valoración del funcionamiento de la comisión local en esta etapa.

Etapa II. Creación de condiciones para la acción

En esta etapa se pretende planificar la implantación de la estrategia a nivel local, definiendo los mecanismos organizativos y metodológicos, así como los contenidos a desarrollarse en la estrategia.

La principal característica de esta etapa es la planificación entendida como el proceso que facilita la identificación de escenarios y la capacidad de pronosticar lo que se va a lograr.

Objetivos

1. Definir el plan de trabajo a nivel local.
2. Establecer las funciones y mecanismos de trabajo de los grupos involucrados.
3. Seleccionar el sector donde se desarrollará una experiencia demostrativa.

Líneas de acción

1. Establecimiento de coordinaciones que faciliten la formulación ágil y participativa del plan de trabajo.
2. Aseguramiento de la vinculación y articulación de las acciones educativas que promueven distintas instancias y organizaciones de la sociedad civil a fin de garantizar el carácter integral de las mismas.
3. Adecuación, elaboración y reproducción de materiales educativos que favorezcan el cumplimiento de los objetivos planteados para la ejecución del plan de trabajo.
4. Sistematización de la experiencia demostrativa seleccionada con el propósito de identificar las lecciones aprendidas y definir la estrategia de generalización.

Contenidos

1. Organización del trabajo en el abordaje comunitario.
2. Planificación participativa.
3. Metodología para elaboración y validación de materiales.
4. Técnicas y métodos para la acción educativa comunitaria.
5. Evaluación de la segunda parte.

Resultados esperados

1. Contar con un plan que especifique las actividades a desarro-

llarse en el sector seleccionado para la experiencia demostrativa, así como el papel que jugarán los distintos grupos involucrados.

2. La conformación de grupos de trabajo debidamente capacitados para la implantación de la estrategia educativa a nivel local.

3. Selección y reproducción de materiales educativos a utilizarse.

Etapa III. Ejecución de la estrategia

Esta es la etapa de implantación de la estrategia. La función primordial de la etapa es desarrollar las acciones educativas conforme lo previsto en el Plan de Trabajo diseñado en la etapa anterior y validado en la experiencia demostrativa seleccionada.

Esta etapa requiere de una gran capacidad para mantener la motivación de los distintos actores que participan en la ejecución y el monitoreo en el desarrollo de las acciones, a fin de garantizar el cumplimiento de los objetivos propuestos.

Objetivos

1. Educar a la población a través de diferentes modalidades y metodologías conforme a las necesidades identificadas y el Plan de Trabajo elaborado.

2. Lograr la participación de la población en el desarrollo de actividades encaminadas a mejorar sus condiciones de salud.

3. Lograr la coherencia e integralidad de las acciones educativas a través del trabajo coordinado con las instituciones y organismos que participan en la promoción y atención de salud.

Líneas de acción

1. Cumplimiento de los eventos educativos programados en el Plan de Trabajo.

2. Planificación detallada del desarrollo de los contenidos y la metodología seleccionada, tomando en cuenta la experiencia, el lenguaje y el saber acumulado de los participantes.

3. Incorporación de la metodología participativa en el desarrollo de todos los eventos y acciones educativas que se ejecuten a nivel comunitario.

4. Coordinación sistemática con todas las personas involucradas a fin de aprovechar los recursos existentes en la comunidad.

Contenidos

1. Investigación bibliográfica
2. Contenidos específicos y particulares definidos en el plan
3. Monitoreo, asesoría y seguimiento
4. Evaluación de la tercera etapa

Resultados esperados

1. Mejoramiento del comportamiento de los indicadores de morbi-mortalidad a nivel local.
2. Participación de amplios sectores de la población en acciones de promoción, prevención y cuidado de la salud.
3. Fortalecimiento de los niveles de organización comunitaria y de la red de facilitadores.
4. Desarrollo del sistema de salud a nivel local.

Etapa IV. Consolidación y sostenibilidad

Esta etapa permite la profundización y el desarrollo de la estrategia en el nivel local, a través de un proceso de sistematización y permanente análisis sobre el impacto de lo realizado.

La característica fundamental de esta etapa es el logro del auto-sostenimiento, es decir, que la estrategia alcance su continuidad y desarrollo en el nivel local, con una participación amplia de distintos sectores, de tal forma que se observe una relación horizontal entre los actores sociales y los institucionales.

Objetivos

1. Definir los mecanismos organizativos y metodológicos para lograr permanencia de las acciones de promoción, prevención y atención básica en salud.
2. Lograr una dinámica interna entre las distintas personas involucradas en el desarrollo de la estrategia que facilite la retroalimentación permanente y la motivación para la acción.
3. Brindar a los sujetos priorizados de la estrategia (facilitadores y pobladores) los instrumentos necesarios para desarrollar y consolidar su capacidad autogestora en coordinación con los

distintos organismos e instituciones que promueven el desarrollo comunitario en el nivel local.

Líneas de acción

1. Socialización e intercambio de experiencias innovadoras en el campo de la prevención, promoción y educación en salud.
2. Sistematización y difusión de las mejores experiencias educativas con el propósito de ampliar y generalizar las lecciones aprendidas.
3. Profundización y ampliación del conocimiento, información y el impacto de las transformaciones desarrolladas en la aplicación de la estrategia.

Contenidos

1. Sistematización de experiencias.
2. Profundización de comunicación social e investigación participativa.
3. Profundización de contenidos específicos y particulares.
4. Retroalimentación y reformulación del planteamiento estratégico de la acción educativa en salud.

Resultados esperados

1. Valoración del proceso y los productos obtenidos en la aplicación de la estrategia.
2. Validación de los mecanismos que facilitan y promueven la participación real de la población en el análisis y mejoramiento de sus propias condiciones de vida.
3. Sensibilización de la población y del sistema de salud alrededor del papel del estado y la sociedad civil en la concepción y práctica de salud comunitaria que promueve el Ministerio de Salud.
4. Desarrollo de la red de facilitadores con el dominio de las principales herramientas para promover la educación comunitaria en salud.

PANAMÁ

*Lcdo. Epifanio Montecer**

Introducción

En los últimos años, más o menos una década, se ha venido promocionando la educación para la salud y la participación social como una estrategia inherente a todo programa nacional de salud y a todas las instancias ejecutoras que se derivan del sistema de salud.

El Primer Taller Subregional Latinoamericano de Educación para la Salud y Participación Social realizado en México, fue una oportunidad para motivar a nuestros países, y en especial a Panamá, para revisar el contexto programático de educación para la salud y participación, el que recientemente ha sido reformulado. Sin embargo, los lineamientos y tareas que las Comisiones de Trabajo del Primer Taller nos facilitan elementos que contribuirán a fortalecer nuestras proyecciones estratégicas en este campo.

Hemos desarrollado el documento de propuesta del proyecto especial "Perfil de la Educación para la Salud en América Latina," de la Comisión que estuvo coordinada por el doctor Hiram Arroyo de Puerto Rico y por otro lado, se ha hecho un comentario al documento "Investigación-Acción-Participación" de la Comisión coordinada por el doctor Mariano García Viveros.

Los documentos que enviamos adjunto fueron elaborados bajo la responsabilidad técnica de una Comisión integrada por el doctor Carlos Lauchú W., Jefe del Departamento de Organización y Educación Comunitaria; el licenciado Epifanio Montecer, Jefe

---

* Jefe Nacional de Educación para la Salud. Departamento de Organización y Educación Comunitaria. Sección de Educación para la Salud. Ministerio de Salud. República de Panamá.

de la Sección de Educación para la Salud y el Licenciado Jorge Ruiz, Comisionado.

Descripción del trasfondo histórico de la educación para la salud

La sección de Educación Sanitaria se creó en 1952. En 1954, inicia sus labores a nivel del país con un grupo reducido de educadores sanitarios. En 1967, existían 13 educadores sanitarios, la mayoría con maestría en esta disciplina de salud. En 1970, la sección recibe el nombre de Educación para la Salud.

A partir de 1969, se retoma la incorporación de nuevos educadores para la salud, en formación básica hasta alcanzar 80 en 1975. Los cursos de técnicos de educadores para la salud a nivel básico en un período de nueve meses, se realizaron simultáneamente con la formación de profesionales a nivel de postgrado en escuelas de salud pública en el extranjero.

Al inicio de la Sección de Educación Sanitaria, el enfoque metodológico de su función institucional estuvo centrado en el individuo, en sus hábitos y su relación con la enfermedad. Esta concepción antropológica de la educación para la salud, descuidó el entorno social y la potencialidad de las organizaciones sociales para participar activamente en la transformación de su realidad que afecta a su salud. Las estrategias de la sección se desarrollaban a nivel de campañas y el componente educativo tenía como dirección la prevención y control de la enfermedad. En este período que comprende desde 1952 a 1969, por motivo de la estrategia de prevención y control de la enfermedad, se promueve la participación de la comunidad como recurso de apoyo a los programas y campañas. Esto es, que algunas comunidades se organizaron en Comités de Salud en miras a combatir enfermedades como parasitosis y tuberculosis.

Con la creación del Ministerio de Salud en 1969, la educación para la salud adopta un nuevo enfoque institucional. Entre 1969 y 1975, educación para la salud juega un papel determinante en las acciones directas con la comunidad. La acción del educador para la salud, estuvo orientada especialmente a la organización de la comunidad y capacitación de los moradores a través de seminarios de salud comunitaria, capacitación del equipo de salud y la promoción de proyectos de salud comunitaria. Todas estas acciones estratégicas estaban dirigidas a fortalecer el desarrollo comunitario en salud. Desde este período hasta la actualidad, los Comités de Salud han estado administrando los acueductos rurales, los huertos nutricionales comunitarios, tiendas de alimentos, proyectos pecuarios, farmacias comunitarias, entre otros proyectos de salud y desarrollo, además de su liderazgo en la movilización social en el desarrollo de los programas de salud.

En la década de 1980, se plantean nuevos enfoques de planificación en salud. La planificación estratégica y la programación local orientaron la función institucional de las regiones y centros de salud, dentro del marco referencial de la realidad de sus servicios de salud y de la población de su área. En ese esquema metodológico y estratégico, Educación para la Salud planificó sus acciones basadas en diagnósticos e indicadores evaluativos. Desde este momento, ella es un componente inherente de la planificación regional y la programación local.

En los últimos años, la metodología de educación para la salud se ha basado en técnicas participativas, especialmente en análisis y reflexión. En la actualidad, el Departamento de Organización y Educación Comunitaria (DOEC) está revitalizando la participación comunitaria y en esa línea la sección de Educación para la salud también está imprimiéndole una metodología educativa que provoque los cambios en la modalidad de los participantes, quienes son los actores sociales de los programas y proyectos comunitarios. Este enfoque ha sido retomado por el DOEC, dado que entre los lineamientos estratégicos nacionales está la prioridad de atención primaria a los grupos que han tenido menos acceso a los servicios de salud y a aquellos que no han tenido la oportunidad de participar en la planificación y toma de decisiones del sistema local de salud.

En ese proceso de revisión y renovación de estrategias educativas, la sección de educación para la salud, para responder a los retos que imprimen las diversas modalidades estratégicas nacionales de salud, ha elaborado un proyecto de formación de educadores para la salud a nivel de maestría, en la Escuela de Salud Pública de la Universidad de Panamá, cuyo primer curso se iniciará en 1994. En estas proyecciones se incluye la formación de nuevos educadores para la salud a nivel técnico básico con título universitario.

Por último, en cuanto a la estructuración de un organismo nacional multisectorial e interdisciplinario de educación para la salud, hace unos cinco años se creó una comisión nacional de educación para la salud, pero su funcionamiento fue efímero. Desde hace un año se está intentando reorganizar esta Comisión, pero no se ha logrado dicho objetivo. Con las políticas de organización y educación comunitaria, y las específicas de educación para la salud, recién elaboradas, se abren posibilidades de retomar la formalización de una Comisión Nacional de Educación para la Salud y Participación Social, que integre los sectores y disciplinas de salud y afines al sector salud.

Marco ideológico y filosófico que orienta la teoría y la práctica de la educación para la salud

1. Al inicio de la Sección de Educación Sanitaria en 1952, la que en 1970 recibe el nombre de Educación para la Salud, el marco filosófico de esta disciplina de Salud Pública estaba inspirado en la concepción de la medicina curativa, de modo que la educación en salud era un complemento a las acciones de atención clínica. La misma estaba dirigida al individuo para promover hábitos y actividades positivas, teniéndose como eje de acción al Centro Médico. Al final de la década de 1960, esta concepción va cambiando hacia la integración de la medicina preventiva y curativa, de modo que los programas y campañas educativas, se orientan a los grupos más vulnerables a enfermedades como la tuberculosis, parasitosis, enfermedades venéreas, etc.

2. A partir de 1969, la educación para la salud juega un papel fundamental en las acciones directas del equipo de salud con la comunidad. Esta vez, la política de salud se sustenta en que la salud es un derecho y un deber de los individuos y que cada cual asumirá su responsabilidad por la salud, una vez que adquirieron conciencia sanitaria. En este enfoque de salud comunitaria, la educación para la salud y la participación social ha sido la estrategia básica para alcanzar la imagen-objetivo institucional.

En la actualidad, el fundamento filosófico que alimenta la política de salud y en lo referente a educación para la Salud, está basado en el concepto humano y social. En las *Memorias del Ministerio de Salud* publicadas en 1992 se señala la prioridad institucional en lo siguiente: "Es necesario identificar, ubicar y cuantificar los grupos de población con mayor riesgo de enfermar y morir. Ellos deben ser objetivo de atención prioritaria, por su condición de marginalidad y por su mayor vulnerabilidad". En cuanto al papel de educación para la salud en la ejecución de la política de salud, las Memorias enfatizan que la "Educación sanitaria y la participación comunitaria en acciones de salud son requisitos básicos para que los servicios puedan ser más eficientes, eficaces y equitativos...." "Esto puede lograrse promoviendo una participación que integre hombres y mujeres al proceso de producción de su propia salud, haciéndoles comprender la importancia de su papel para lograr una gestión más adecuada de los proyectos." Memorias, Ministerio de Salud, Panamá, 1972.

Metas y objetivos

Los lineamientos y estrategias de educación para la salud desarrollan y concretizan las Políticas de Salud Nacional en materia educacional en salud y participación social. De tales basamientos teóricos, el programa nacional de educación para la salud ha formulado sus metas y objetivos, que tienen una proyección hasta cinco años. He aquí algunos:

1. Fortalecer el recurso humano en salud y a la comunidad.

2. Realizar diagnósticos sobre conocimientos y actitudes prácticas en salud.

3. Realizar investigaciones de impacto de las acciones de educación para la salud y participación social.

4. Alcanzar un mayor grado de conciencia sanitaria en áreas postergadas o población de alto riesgo.

5. Integrar equipos de trabajo constituidos por la comunidad y miembros del equipo de salud para estimular la participación comunitaria.

6. Integrar a los gremios de trabajadores de la salud a la participación social asociada a los programas de salud.

7. Instituir redes nacionales de información y documentación, en ciencias y tecnología de la salud.

8. Incorporar a los grupos de la comunidad en el desarrollo de programas de reorientación social, laboral y vocacional para la población.

9. Integrar los esfuerzos y capacidades de los equipos de salud en la realización de planes operativos regionales y locales en materia de promoción de la atención primaria, educación para la salud y organización y participación de la comunidad en el marco de los Sistemas Locales de Salud (SILOS).

10. Incorporar la metodología participativa a todas las instancias educativas que promueven la participación responsable de los equipos de salud y comunidad en las tareas asociadas a la programación de salud.

11. Sistematizar la formación periódica de personal técnico nuevo de educación para la salud y actualizar el existente, con énfasis en las áreas técnicas prioritarias y en los niveles de técnico básico y maestría.

Legislación y política pública nacional que sirve de marco jurídico o normativo a la gestión de educación para la salud

Existen disposiciones legales que fundamentan la gestión de educación para salud en la Constitución Política de Panamá: el Código Sanitario, leyes y decretos nacionales.

El Código Sanitario le confiere la responsabilidad a la Dirección General de Salud del Ministerio de Salud en materia de la educación para la salud a nivel institucional y comunitario:

> La educación y divulgación sanitaria, estarán sujetas a la intervención de la Dirección General de Salud Pública y serán realizadas de preferencia entre las madres, educadores, escolares, obreros y campesinos, a través de las escuelas, Centros de Salud y unidades sanitarias. La educación relacionada con el uso indebido de drogas enervantes, será realizada exclusivamente por la Dirección de Salud Pública. Artículo 169, Capítulo IV, Título III, Código Sanitario, Panamá, 1947.

La Constitución Política de Panamá, entre su articulado, contempla la obligación del Estado en la capacitación de los individuos en el fomento y conservación de la salud. A continuación veamos los artículos de la misma:

El artículo 106, acápite 2, dice:

> Capacitar al individuo y a los grupos sociales, mediante acciones educativas que difundan el conocimiento de los deberes y derechos individuales y colectivos, en materia de salud personal y ambiental.

En esta misma Carta Magna, en el artículo 112, se señala que:

> Las comunidades tienen el deber y el derecho de participar en la planificación, ejecución y evaluación de los distintos programas de salud.

Constitución Política de Panamá, gaceta oficial No. 19, 826 del 6 de junio de 1983.

En relación al marco legal correspondiente a la participación de la comunidad en salud, existe el Decreto de Gabinete 401, que otorga el derecho a las comunidades del país a constituirse en Comités de Salud, el que en su primer artículo señala:

> Declárase de interés público la constitución legal de los Comités de Salud de las comunidades para promover su iniciativa en la orientación, planificación y ejecución de los programas del Ministerio de Salud. Decreto de Gabinete No. 401 del 29 de diciembre de 1970, Panamá, 1971.

Por otra parte, las Juntas Municipales de Salud, que son organismos distritales, promueven actividades con carácter de participación social, en conjunto con las entidades del Ministerio de Salud. Ellas facilitan los recursos financieros provenientes de la Municipalidad.

El Decreto No. 536, del 30 de octubre de 1969, por el cual se aprueba el Reglamento de las Juntas Municipales de Salud. Gaceta Oficial No. 16,492, del 24 de noviembre de 1969, para efectos de asegurar la existencia del recurso humano especializado que conduzca los procesos de educación para la salud y la participación social, el *Escalafón de los educadores para la salud* señala los deberes, derechos y funciones del profesional de la educación para la salud, además de otros aspectos gremiales.

La Ley No. 9 del 25 de abril de 1983 establece el *Escalafón de los educadores para la salud* al servicio del Estado, determina la nomenclatura de cargos, normas, ascensos y reconocimientos por los años de servicio y eficiencia. Gaceta Oficial No. 19,803, del 4 de mayo de 1983.

Existen otras instancias legales y normativas que contribuyen a la gestión de educación para la salud, entre ellas: las correspondientes a la Caja de Seguro Social, al Instituto de Acueductos y Alcantarillados Nacionales, la Dirección General para el Desarrollo de la Comunidad, el Ministerio de Educación y el Ministerio de Desarrollo Agropecuario.

Formación de personal

En Panamá, la formación de educadores para la salud ha seguido la misma trayectoria que en el resto de América Latina. Desde que se creó la Sección de Educación para la Salud en 1952, se hizo la proyección de la Formación del Educador para la Salud, formados en

Universidades Extranjeras y en 1967 estaban laborando 13 educadores para la salud, egresados de diferentes países, mayormente de Estados Unidos y Puerto Rico.

A partir de 1969 con la creación del Ministerio de Salud enmarcado en la política de salud comunitaria, se abre el marco de formación de educadores para la salud y para tal efecto se realizan cursos básicos, a nivel técnico de educadores para la salud, bajo la responsabilidad de equipos docentes de educadores para la salud del Ministerio de Salud. La formación de educadores para la salud a nivel de maestría o postgrado terminó en 1980, cuando la Organización Panamericana de la Salud dejó de financiar las becas.

En la actualidad se cuenta con 42 educadores para la salud, de los cuales cinco son profesionales (licenciados) salvo uno que tiene maestría y 37 son técnicos básicos. Ha existido un proceso de reducción del recurso humano por múltiples motivos y también se ha dificultado la formación en carrera profesional en el extranjero y se espera que la Escuela de Salud Pública incorpore a partir de 1994, la especialidad de educación para la salud.

Se estima que existe un déficit de 20 educadores profesionales, los cuales pueden ser formados en la Escuela de Salud Pública de la Facultad de Medicina de la Universidad Nacional de Panamá y 46 técnicos básicos, que pueden ser formados por el Ministerio de Salud a través de dos cursos de un año de duración cada uno.

El personal que realiza educación para la salud a nivel básico su mayoría concluyó la escuela secundaria obteniendo título de bachillerato y aproximadamente cinco realizan estudios universitarios. Se intenta que para los nuevos a formar se establecerá como básico que tengan una licenciatura en alguna ciencia social para así elevar el nivel técnico del educador para la salud.

Tareas y funciones del educador para la salud

El educador para la salud tiene tareas en cuatro niveles de trabajo que van desde el nivel de jefe nacional hasta el nivel básico a nivel local de Centro de Salud.

A continuación se presentan algunas funciones sobresalientes del nivel nacional en el área administrativa:

1. Establece conjuntamente con el equipo de salud, las normas para la formación de contenido educativo de los programas.

2. Diseña los planes nacionales de educación para la salud, con base en los planes regionales y locales.

3. Propicia la ubicación del recurso humano de acuerdo con las necesidades.

4. Administra los recursos de la sección de educación para la salud.

A nivel técnico también ejecuta funciones específicas, como:

1. Asesora a los programas y autoridades del Ministerio para la toma de decisiones y definición de políticas en educación para la salud.

2. Diseña planes de educación y actualización permanente para el personal de educación para la salud.

3. Participa, junto con otros educadores y miembros del equipo de salud, en la detección de conocimientos, actitudes y prácticas de los funcionarios y de la población, en relación a la salud.

Al educador para la salud a nivel de Programa le corresponden las siguientes funciones administrativas:

1. Determina las necesidades de producción de materiales educativos y participa en el diseño y evaluación de los mismos.

2. Administra y distribuye los recursos audiovisuales e impresos asignados al programa.

En relación a las funciones técnicas, desarrolla las siguientes:

1. Establece conjuntamente con el equipo de salud las normas para la formulación del contenido educativo de los componentes del programa.

2. Coordina, planifica, asesora y supervisa las labores de educación para la salud a nivel nacional, correspondiente al programa.

3. Realiza diagnóstico evaluativo del programa.

En tanto el educador para la salud a nivel regional, tiene las siguientes funciones administrativas:

1. Realiza supervisión de apoyo y capacitación a educadores para la salud a nivel de centros de salud.

2. Coordina, planifica y ejecuta conjuntamente con el equipo regional, otras instituciones y asociaciones, acciones de educación para la salud.

3. Confecciona planes de trabajo, informes y evaluaciones periódicas que demuestren el funcionamiento de la sección.

A su vez tiene funciones técnicas, como:

1. Formula estrategias para el desarrollo de contenidos educativos de los programas de salud.

2. Promueve y asesora el desarrollo de investigaciones educativas con el personal en servicio y comunidad.

3. Asesora sobre mecanismos o estrategias para promover la participación comunitaria y el diseño de proyectos educativos para medios masivos.

El educador para la salud a nivel de área y centro de salud, también desarrolla funciones administrativas y técnicas que están sustentadas con base a los lineamientos regionales de programa y nacionales de la Sección de Educación para la Salud.

Programas y proyectos de educación para la salud

En Panamá, la educación para la salud siempre ha estado integrada a los programas de salud como un componente inherente de contexto programático. No existe un programa nacional de educación para la salud, pero se tienen lineamientos estratégicos nacionales de educación para la salud y participación social. Al tomarse la decisión de revisar y elaborar las políticas del Departamento de Organización y Educación Comunitaria (DOEC), la Sección de Educación para la Salud ha formulado sus políticas de educación para la salud las cuales entrarán en vigencia en 1994. Este avance institucional, podrá contribuir a que se formulen y se ejecuten paquetes de proyectos o actividades que se configuraran como programas nacionales o regionales de educación para la salud, presupuestos o recursos financieros seguros.

Se están desarrollando proyectos de educación para la salud y participación social los cuales se caracterizan fundamentalmente por la metodología educativa participativa. Los proyectos en su mayoría han sido de investigación-acción tipo CAP (Conocimiento, Actitudes y Prácticas) y en especial en las áreas marginales de la periferia urbana y en sectores de postergación social rural, mayormente con los grupos indígenas.

Estos proyectos, por la falta de respaldo financiero, han tenido poca cobertura poblacional, sin embargo, se tienen resultados alentadores en prácticas sanitarias y cambios de comportamiento en salud. Muchas de las investigaciones realizadas tipo CAP no se han logrado ejecutar como proyecto de desarrollo educacional en salud por la escasez de recursos financieros. Los proyectos realizados hasta ahora han estado dirigidos mayormente a la problemática de diarreas, cólera, dengue, infecciones respiratorias agudas y nutrición.

Otras instituciones del estado y organizaciones no gubernamentales realizan proyectos de educación, en los cuales la salud es el eje direccional de las acciones. Por la falta de una coordinación intersectorial no se tiene información suficiente de los mismos. Está pendiente el levantamiento de un inventario de estas actividades de educación para la salud que se realizan fuera del Ministerio de Salud.

Investigación en educación para la salud

La Sección de Educación para la Salud intervino en la investigación de conducta sexual del adolescente panameño en 1985, como participante en la aplicación de la muestra.

Con posterioridad para 1988, a raíz de un proyecto radial de educación a la población, se efectúa la primera investigación antropológica a través del método etnográfico, con el objeto de conocer qué información manejaba la población sobre comportamientos, actitudes y prácticas en salud materno infantil; es la primera vez que la Sección efectúa su propio estudio, y que se cuenta también con personal actualizado a través de Radio Nederland en un curso en San José, Costa Rica, sobre radiorevistas.

En 1989, el Departamento de Organización y Educación Comunitaria, a través de la Sección de Educación para la Salud, realiza a nivel de todo el país un estudio etnográfico con tres comunidades por región, con el interés de incorporar a la población al proceso de búsqueda de alternativas de solución a los problemas de salud. Esta nueva experiencia de educación para la salud permite que los educadores para la salud se identifiquen con la investigación participativa, ya que con la misma se observan los beneficios y los resultados cuando la población asume su rol protagónico en la toma de decisiones. Esta acción es patrocinada por O.P.S.

Para 1990, en Provincia de Colón se realiza una investigación antropológica a través de la técnica etnográfica, con una población Kuna de un sector marginal de la periferia. Este estudio fue patrocinado por la Oficina Panamericana de Salud.

Durante ese mismo año también se efectúa una investigación etnográfica sobre el *Aedes aegypti* en la región Metropolitana y la región de San Miguelito, para rescatar conocimientos, actitudes y prácticas en la población sobre el mosquito y porque la participación de la población se ve reducida en asumir su compromiso por mejorar la situación al respecto de los niveles de infestación por comunidad. Este estudio permitió retroalimentar las estrategias y acentuar las acciones de participación social concertadas con la población.

Luego para 1991, a raíz de la epidemia del cólera en la región metropolitana se efectúa una investigación participativa a nivel de todos los centros de salud de la región. Para ese mismo año en la región de San Miguelito se realiza una investigación participativa sobre utilización de los servicios de vacunación, situación que evidencia que las campañas masivas han traído como resultado que un porcentaje de las madres espere estos momentos para aplicar la vacuna de los niños. Cuando es mucho más efectivo acentuar los procesos de participación social de los programas en la comunidad.

Movimiento de organización profesional y gremial en educación para la salud

Los educadores para la salud iniciaron su proceso de organización gremial en 1963. Como en ese entonces este grupo de profesionales era muy reducido sólo funcionó como una asociación sin mayor trascendencia.

En 1973, se configura la Asociación Nacional de Educadores para la Salud (ANES) y en 1976 adquiere personería jurídica como gremio profesional. Para ese año laboraban unos 60 educadores para la salud en el Ministerio de Salud. Ello no indica que todos se inscribieron en la Asociación. Muchos de ellos mantenían concepciones conservadoras y dependientes a las autoridades gubernamentales, motivo por el cual se resistían a afiliarse.

En 1981, la ANES inició un proceso de negociación con el Gobierno Central y con la Asamblea Legislativa, para conseguir un escalafón que asegurara la estabilidad en el cargo, el reconocimiento y méritos profesionales y una escala salarial. Este objetivo se logró mediante la Ley No. 9 del 25 de abril de 1983. A partir de 1984 comenzó a ser efectivo el escalafón de los educadores en salud.

La Asociación Nacional de Educadores en Salud ha hecho intentos de promoción organizativa entre colegas de otros países para que se constituyan en gremios profesionales, pero no han prosperado las gestiones. En las reuniones regionales que se han llevado a cabo en países centroamericanos, México y Panamá, se han dado precedentes de esta naturaleza, pero ha faltado la voluntad profesional o política para tomar la decisión de organizarse.

La ANES está inscrita en la Oficina Regional Latino Americana (ORLA) de la Unión Internacional de Educación para la Salud. Por motivo de dificultades de dirección exacta para el envío de la cuota gremial a esta organización, la ANES no está al día en el pago de las mismas. Por otro lado, hay una tendencia entre los educadores para la salud en Panamá a inscribirse individualmente en ORLA.

En la actualidad puede decirse que la ANES es un gremio que se ha venido debilitando desde que, por razones de políticas fiscales gubernamentales no ha podido negociar una revisión de la escala salarial. Por esta razón, la dirigencia gremial está promoviendo otros incentivos de tipo profesional y técnico de modo que levante el espíritu asociativo y de compañerismo para continuar adelante. A parte de lo señalado anteriormente, la ANES ha iniciado un proceso negociador de la revisión de la Ley No. 9 de 1983 (Escalafón). El proyecto que ya ha comenzado a presentarse en las instancias correspondientes, tiene el propósito de mejorar el estatus profesional de la disciplina de educación para salud y de los educadores para la salud. En el proyecto también se incluye la modificación de la escala salarial.

Los retos y la planificación futura en educación para la salud

Al realizar un análisis retrospectivo sobre los retos en educación para la salud nos encontramos que por falta de una definición clara de las políticas de salud en el área de educación y participación social se han limitado las acciones debido a que cada momento histórico político que tuvo el país afectó significativamente los procesos educativos con la población.

De allí que en estos momentos luego de algunas consultas técnicas con intervención del gremio de educación para la salud se tenga una propuesta de políticas de educación para la salud en conjunto con el Departamento de Organización y Educación Comunitaria.

También producto del déficit de educadores para la salud, se programa la formación de 20 educadores profesionales a través de la Escuela de Salud Pública de la Facultad de Medicina de la Universidad Nacional de Panamá y 46 técnicos básicos que serán formados por el Ministerio de Salud.

Por otra parte, existe el compromiso conjunto con el Ministerio de Educación de confeccionar una propuesta de educación para la salud en el ambiente escolar que profundice aún más lo definido en las normas del Programa de Salud Escolar y el convenio firmado entre varios sectores que atienden la población escolar con lo cual se haga un abordaje más integral de la educación para la salud.

Además, a través del Departamento de Organización y Educación para la Salud se tiene programado fortalecer la promoción y Educación en Salud con apoyo de la O.P.S. lo cual permitirá que la educación para la salud se vea fortalecida al respecto.

PARAGUAY

*Lcda. Rosa Javaloyes De Rojas**

Introducción

La Dirección General de Promoción, Prevención y Educación para la Salud, tiene bajo su responsabilidad la ejecución de actividades de promoción y prevención, destinadas a mejorar la calidad de vida de la población, especialmente de las comunidades más desprotegidas.

Así pues, para el logro de sus objetivos, busca además, de los recursos propios del Ministerio de Salud Pública y Bienestar Social, la participación de la comunidad en las actividades de salud, quienes aprendiendo a identificar sus necesidades prioritarias, comparten y promueven acciones colectivas en pro de la salud. De esta manera se dan cuenta que la salud no sólo es un derecho, sino también una responsabilidad.

La mayoría de las acciones están dirigidas al área materno infantil, teniendo en cuenta lo enunciado en la política nacional de salud que enfatiza a esta área como prioritaria, sin olvidar los otros componentes que también son importantes para la salud y el bienestar de la población.

Marco ideológico y filosófico

Reorientar las acciones y los recursos hacia la salud pública promocional, preventiva y educativa, es una de las prioridades establecidas

*Directora, Dirección General de Promoción, Prevención y Educación Sanitaria. Ministerio de Salud Pública y Bienestar Social. República de Paraguay.

dentro de la nueva política nacional de salud, que pretende de esta manera mejorar el nivel de salud de la población como derecho humano conducente a la dignificación del hombre, la familia y la comunidad, como recurso básico de inversión social para el desarrollo nacional, como así obtener la confianza y credibilidad institucional mediante el desarrollo de los programas y servicios de salud en calidad, equidad, eficiencia y demanda requerida por la población.

Plan de promoción de la salud y comunicación social

Los profundos cambios producidos en nuestro país, enfrentado a una realidad de desprotección de la salud, en sectores de la población cuyas condiciones económico-sociales degradan la calidad de vida –exigen en este tiempo– que el Ministerio de Salud Pública y Bienestar Social imprima un rápido viraje de programas y acciones que realmente respondan al mejoramiento de las condiciones de vida.

La promoción de la salud adquiere importancia dentro de este contexto como estrategia válida que ayudará a satisfacer los requerimientos de dicho sector de la población, involucrando a todos los estamentos de la sociedad.

Asimismo, la Comunicación Social –como elemento difusor de las normas de prevención y protección de la salud– contribuirá a la optimización de resultados en la búsqueda de soluciones para la emergencia que se desea revertir. La finalidad de este documento es presentar un Plan de Actividades de Promoción y Comunicación Social que refuerce el componente educativo de todos los programas del sector salud.

Situación de la salud en el Paraguay

En el Paraguay existe una alta tasa de morbi-mortalidad debida a causas prevenibles mediante la educación.

- Cabe citar el desconocimiento y la desinformación de conceptos, actitudes y prácticas tradicionales respecto a la salud y la persistencia del enfoque asistencial –curativo, centralizado y profesional de la salud.

- Proliferan, asimismo, los sistemas de atención de salud no institucional (farmacéuticos, parteras "chae"[1], médicos, "naná",[2]) y la automedicación natural ("yuyos").[3]

- Aunque el sistema de salud cuenta con suficientes servicios los recursos humanos, materiales y financieros son escasos, como para hacer funcionar los mismos. Esto repercute en las actividades de promoción, preservación y protección de la salud, lo que hace que la población no tenga acceso, por desconocimiento, y falta de credibilidad del sistema de salud.

- Los grupos poblacionales se encuentran muy dispersos, lo que ocasiona problemas en la utilización de los servicios. No hay accesibilidad geográfica, administrativa, financiera y cultural. Paraguay es un país bilingüe donde el 80 por ciento de la población[4] habla las dos lenguas (español-guaraní) y el 50 por ciento se comunica en una sola lengua (guaraní), siendo el "yopará" y español mezclados, el lenguaje de la mayoría de la población. Los servicios de salud deben rescatar esos valores para lograr la plena participación de la comunidad en los programas de salud. Estos indicadores están reflejados en el 42.2 por ciento de la población que vive en situación de pobreza.[5]

Cabe destacar que la falta de saneamiento básico es uno de los problemas más resaltantes de la población. Sólo el 42.3 por ciento tiene acceso al agua potable y más de ese porcentaje no cuenta con letrina sanitaria.[6]

De la falta de instrucción de las madres, surge el factor condicionante de la alta tasa de mortalidad materno-infantil. La educación en salud en el Paraguay debe propender a la identificación de factores de riesgo y desde todos los sectores de la vida nacional adoptar una posición de lucha emergente frente a la miseria.

---

[1] Vocablo guaraní que significa empírica.

[2] Vocablo guaraní que significa médico naturalista.

[3] Modismo que significa hierbas naturales.

[4] Ministerio de Educación y Culto. Reforma Educativa, 1992.

[5] Encuesta 1993, U.N.A., Facultad de Ciencias Económicas.

[6] Informe OPS/OMS, SENASA, 1993.

Situación económico-social

En la población paraguaya estimada en 4,378,000 habitantes, el 47% corresponde al grupo de edad de 0 a 17 años.[7] Para que dicho grupo vea satisfechas sus aspiraciones de una vida digna, se deben resolver los problemas de escasez de fuentes de trabajo.

Las futuras acciones de promoción deben resolver esta situación social que abarca problemas tales como: alcoholismo, drogadicción y violencia, reveladores de la necesidad de preservar la salud mental de este grupo poblacional. Se suman a estos indicadores de conducta, los embarazos precoces no deseados y el tabaquismo.

La situación de pobreza del 42.2% de la población obliga a fenómenos migratorios por expulsión y atracción hacia la capital del país, constituyéndose esta población en el grupo más expuesto a las problemáticas de salud planteadas.

La periferia de las zonas urbanizadas y su ubicación preferente en la ribera del Río Paraguay hace que estos grupos de población se vean expuestos, además a las crecidas cíclicas de las aguas.

El Río Paraguay que nace en el pantanal del Matto Grosso, permanentemente sufre los desbordes naturales de su enorme caudal. En el área rural (65%) que cuenta con la mayoría de la población, los campesinos no acceden a una suficiente infraestructura sanitaria ni cuentan con los medios de subsistencia necesarios para proteger su salud.

Estas mismas características se notan en los grupos indígenas (70,000 habitantes) con el agravante de ser el sector menos privilegiado en cuanto a acceso a los servicios de salud.

Revisión epidemiológica

Revisar datos en el documento "Condiciones de Salud en las Américas", Paraguay, agosto de 1993, de la Organización Panamericana de la Salud/Organización Mundial de la Salud.

Sector Salud

1. Público

Al Ministerio de Salud Pública le corresponde atender al 65% de toda la población no cubierta por otras instituciones del sector,

---

[7] Censo Nacional de Población, 1992.

especialmente a los grupos más vulnerables y de escasos recursos económicos. Existen 18 regiones sanitarias descentralizadas. Los servicios están estructurados en el nivel I o primario, que brinda atención básica a localidades rurales aisladas y dispersas, con menos de mil habitantes y puestos de salud.

Un nivel II o básico, que presta atención de complejidad media a poblaciones rurales y periurbanas de 2,000 a menos de 20,000 habitantes y algunas especialidades, cuenta con recursos de hospitales o centros de salud regionales.

Un nivel III o básico complementario, que es responsable de satisfacer las demandas de mayor complejidad con servicios médicos generales y algunas especialidades, cuenta con recursos de hospitales o centros de salud regionales.

Un nivel IV, o especializado, que desarrolla actividades integrales de atención en áreas especializadas actúa como centro de referencia terminal de la red de servicios regionalizados de salud.

El sector público está conformado por el Ministerio de Salud Pública, la Sanidad Militar, la Sanidad Policial, la Sanidad Municipal, la Corposana y el Hospital de Clínicas.

2. Privado

La coordinación del sector salud es responsabilidad del Consejo Nacional de Salud y está constituido por todas las instituciones del sector y presidido por el Ministro de Salud, con la responsabilidad legal de controlar los planes, programas y actividades de las instituciones públicas y privadas.

El paraestatal por el Instituto de Previsión Social, la Cruz Roja Paraguaya, el hospital de la Universidad Católica, sanatorios y clínicas privadas y la sanidad de los municipios.

Marco conceptual

Promoción de la salud

La promoción de la salud implica la mejora de la salud pública para fomentar iniciativas y acciones colectivas e individuales. Su meta "Salud para Todos" puede alcanzarse impulsando acciones comunitarias y estilos de vida adecuados, y creando las condiciones para llevar una vida saludable. Esto implica dotar a las personas con los conocimientos y las aptitudes necesarias para una vida saludable.

Para ello es necesario influir en los planificadores para que formulen políticas y programas públicos de apoyo a la salud. Pero esas políticas y programas exigen un respaldo decidido de la sociedad. Un público que conoce sus derechos y responsabilidades, apoyado por la voluntad política y la toma de conciencia a todos los niveles de gobierno puede hacer que la "Salud para Todos" sea una realidad.

La promoción de la salud consiste en proveer a la gente con los medios necesarios para mejorar su salud y adoptar un estilo de vida sano. Para alcanzar un nivel adecuado de bienestar físico, mental y social, las personas o los grupos de población deben poder identificar y satisfacer sus necesidades básicas y su capacidad de cambiar y adaptarse a su entorno. La salud debe percibirse no sólo como un objetivo sino también como una fuente cotidiana de felicidad. Esta concepción positiva de la salud acentúa tanto los recursos sociales y personales como las habilidades físicas. La promoción de la salud, en consecuencia, no es dominio exclusivo del sector salud.

La participación activa en la promoción de la salud abarca muchos componentes: políticas de salud, medidas ambientales, acción de la comunidad, servicios de salud y desarrollo de las aptitudes personales. La Organización Panamericana de la Salud ha definido la promoción de la salud como resultado de todas las acciones emprendidas por los diferentes sectores sociales para el desarrollo de mejores condiciones de salud personal y colectiva para toda la población en el contexto de su vida cotidiana.

El foco de la promoción de la salud es la acción social en favor de la salud. La acción social procura crear y fortalecer constantemente las condiciones que habiliten a la población para adoptar decisiones prudentes en materia de salud, incentivarla a vivir una vida saludable y hacer de la salud un recurso valioso. La educación en salud y la comunicación para la salud y el desarrollo son fuerzas vitales para afianzar políticas públicas positivas; el apoyo institucional y legislativo y los sistemas adecuados que son necesarios para una vida sana. La educación y la información constituyen la base del conocimiento y las destrezas que habilitan a las personas, las familias y las comunidades para realizar elecciones positivas en materia de salud.

La educación en salud y la comunicación están en el centro de este proceso de fortalecimiento. El apoyo activo de los grupos comunitarios es esencial para llegar con éxito a los estratos populares. Ello puede lograrse haciendo participar a la población en cada etapa del proceso, desde la planificación hasta la evaluación de la satisfacción de los consumidores; utilizando todos los canales disponibles y válidos para subrayar la importancia de la salud como un valor personal y social; orientando los recursos humanos y materiales de muchos sectores y grupos diferentes hacia objetivos de salud; premiando el éxito y siendo sensibles a la retroalimentación proveniente de fuentes locales confiables.

Comunicación social

La información pública y la educación para la salud se concentran esencialmente en: mediar para convencer a los grupos políticos, administrativos y profesionales de que la inversión en materia de salud tiene sentido económico, es un elemento de éxito político que atrae la atención popular y un imperativo social; desarrollar y fortalecer los grupos comunitarios organizados para que se involucren activamente en el mejoramiento de la salud; informar al público y atraer la participación de la gente en programas de salud específicos, promoviendo al mismo tiempo una vida sana. Para realizar todo ello se requiere colaboración intersectorial en particular para el fortalecimiento de la educación en salud de los niños en edad escolar, y la movilización de todos los recursos disponibles de la comunidad.

Los programas de comunicación en salud pueden informar, convencer, fortalecer y educar. El secreto de usar comunicaciones en salud con efectividad reside en identificar los medios apropiados, el mensaje y la audiencia a la que se dirige, para ayudar a resolver un problema específico de salud. El secreto también consiste en saber cómo ubicar un programa de comunicación en salud en el contexto más amplio de la promoción de la salud y los servicios de salud locales, regionales. Ello debe lograrse movilizando todos los recursos disponibles, teniendo en cuenta que la adopción de estilos de vida más saludables es la más alta prioridad.

Plan Nacional 1994

Infraestructura administrativa

Normas administrativas

- Desarrollar los niveles normativos y operativos de promoción y comunicación en salud para hacer frente con solvencia técnica a las funciones que le competen a la Dirección General de Promoción y Comunicación Social.

- Definir y diseñar el componente de promoción de los programas ministeriales.
- Editar las normas, procedimientos y funciones en promoción de la salud por niveles de atención y de complejidad.

Infraestructura

- Fortalecer la estructura organizativa de Promoción y Comunicación en Salud en los distintos niveles, con recursos locales, nacionales y externos, mediante la dotación de personal, equipo y los materiales y suministros necesarios.

Cooperación externa

- Gestionar la cooperación técnica entre países, específicamente en promoción y comunicación social.
- Gestionar que los proyectos de cooperación externa incluyan el componente de promoción.
- Propiciar en el marco de la Iniciativa del Cono Sur la inclusión de reuniones vinculadas al tema de la promoción y educación en salud.

Capacitación

- Propiciar la capacitación de personal de salud.
- Propiciar la formación de educadores en salud en promoción de la salud y comunicación social.
- Realizar cursos de formación técnica y actualización de educación en salud por niveles.
- Capacitar al personal de salud que no hace educación en estrategias de promoción y comunicación social.
- Formar, seleccionar y capacitar al agente sanitario-voluntario de salud.

Coordinación intersectorial

- Promover estrategias de colaboración intersectorial (Ministerio de Educación y Culto, Ministerio de Agricultura y Ganadería, Municipalidades) para realizar acciones conjuntas.

- Revisar el contenido educativo para la salud escolar y adecuarla a las normas vigentes del Ministerio de Salud Pública y Bienestar Social.
- Coordinar con el Ministerio de Educación y Culto, cursos de capacitación en educación en salud en escuelas formadoras de docentes (I.S.E.).

Programas

- Propiciar el desarrollo de comunidades saludables, escuelas, lugares de trabajo y restaurantes saludables entre otras.

Supervisión

- Realizar en forma periódica reuniones sobre el tema para unificar criterios doctrinarios y operativos en todo el país.
- Establecer un sistema de supervisión continua entendida como monitoreo del desempeño de la promoción y comunicación social.
- Desarrollar un sistema de intercambio de información continua con los educadores regionales.

Investigaciones

- Diseñar y realizar investigaciones sobre conocimientos, actividades y prácticas relacionadas con las principales patologías del país.
- Investigar los factores socio-culturales de la comunidad que influyen en las actitudes y comportamiento dc las mismas.

Coordinación intersectorial

Público

- Introducir en el programa de enseñanza formal del Ministerio de Educación y Culto, lo relacionado a la prevención de la salud y formas de vida saludables "Escuelas Saludables".
- Coordinar con el Ministerio de Agricultura y Ganadería programas de capacitación a las mejoradoras del hogar, con énfa-

sis en el área de nutrición (huertos familiares, valor nutritivo de los alimentos, dietas saludables).

- Coordinar con los municipios programas de promoción y comunicación social relacionados a la solución de los problemas del medio ambiente (ciudades saludables).
- Acordar con el Instituto Nacional de Atención al Indígena (INDI)-organismo del Ministerio de Defensa Nacional, la capacitación de promotores de salud.
- Coordinar con los gobiernos, programas de promoción y comunicación de salud.

Privado

Promover acciones relacionadas a vida saludable en entidades relacionadas a la industria y el comercio.

- Implantar programas masivos de comunicación social a través de los medios privados: diarios, revistas, radio, T.V.

ONGs

Coordinar programas de capacitación del voluntariado en salud y unificar criterios en la formación de los mismos.

Propósito y metas

Propósito:

Promover acciones para aumentar el potencial de salud de las personas a través de un mejoramiento general de la calidad de vida, actuando sobre sus determinantes conductuales, biomédicos, ambientales y sociales.

Metas:

El porcentaje exacto de las metas deberá ser estudiado en un taller de análisis en el cual los responsables de los sectores involucrados en su logro deberán expresar la factibilidad de alcanzar las mismas.

- Lograr que haya un aumento del 20 por ciento de las mujeres embarazadas que reciban atención pre-natal y nutrición adecuada.
- Facilitar los medios para que el 90 por ciento de la población reciba las vacunas necesarias para proteger su salud.

- Estimular a que aumenten en un 50 por ciento, los padres de familia que conozcan los síntomas de riesgo de las infecciones respiratorias agudas (I.R.A.) y lleven a sus hijos oportunamente a los servicios de salud.

- Lograr que aumente en un 25 por ciento más, el número de familias que adopten medidas higiénicas (lavado de manos) y uso correcto de letrinas.

- Influir para que aumenten en un 20 por ciento las familias que utilicen suero oral ante síntomas de diarrea.

- Lograr que aumente en un 10 por ciento el número de familias (zonas marginales) que utilicen normas de saneamiento básico: agua potable, disposición de basuras e higiene de los alimentos.

- Lograr disminuir los riesgos de salud de los adolescentes a través de una suficiente información, frente a problemas como: alcoholismo, tabaquismo, maternidad precoz, drogadicción, dieta y accidentes de tránsito.

- Trabajar horizontalmente e incorporar la Promoción de la Salud y la comunicación social a todos los programas sanitarios del Ministerio de Salud y Bienestar Social.

Estructura interna de la Dirección General de Promoción, Prevención y Educación Sanitaria

Objetivos

- Normalizar, asesorar, planificar e implantar el componente educativo en todos los programas del Ministerio de Salud y de las otras instituciones públicas, participando en el análisis y elaboración de los contenidos, en la producción y difusión del material de apoyo a dichos programas, y asesorando su ejecución.

- Determinar políticas, estrategias, normas y recursos en materia de promoción, comunicación y asuntos comunitarios de salud.

- Elaborar e implantar el Programa de Educación, Promoción y Comunicación en Salud, con criterio intersectorial, como parte del Sistema Nacional de Salud.

- Elaborar un plan académico de formación de recursos humanos para la promoción y educación sanitaria, crear y mantener el Registro Nacional de los Educadores Comunitarios en Salud.

- Centralizar toda la información científica nacional elaborada a partir de investigaciones y experiencias de adaptación de nuevas tecnologías en el campo de la promoción, y educación para la salud.

Funciones

- Identificación de las necesidades educativas en salud y los factores psicosociales y culturales que influyen sobre las actitudes de la población.
- Adaptación de modelos y métodos científicos en educación de acuerdo a contenido y grupo al cual va dirigida la acción educativa.
- Formación, capacitación y actualización del personal de salud y de otros sectores, y de los educadores voluntarios.
- Orientación y asesoramiento a los responsables de programas y unidades operativas acerca de la participación comunitaria en las acciones educativas con el objeto de integrar a los capacitadores al equipo de salud.
- Planificación, producción y difusión de materiales auxiliares de educación para la salud.
- Organización, supervisión y evaluación de los Servicios de Promoción y Educación Sanitaria de las regiones sanitarias.
- Implantar medios permanentes de difusión de actividades en educación para la salud.
- Coordinación de actividades a nivel regional con los Centros y Puestos de Salud y la comunidad.
- Crear la Red Nacional del Voluntario a fin de unificar criterios en su capacitación.

Investigación

Con relación a las investigaciones podemos decir que nuestro país recién ha empezado a implantar esta estrategia, considerando la importancia para la realización de actividades bien planificadas.

Esta dirección ha realizado durante dos años, tres investigaciones, las cuales se resumen a continuación:

A. Conocimiento de educación en salud de personas que viven en barrios marginales (considerados zonas de riesgo).

El resultado de esta investigación es como sigue:

1. ¿De qué se enferma más la gente?

- Las infecciones respiratorias agudas están en un 85 por ciento en niños de 0 a 6 años de edad.
- Las diarreas ocupan un 29 por ciento.
- La parasitosis interna y externa un 15 por ciento (piojos, piques y vermes).

2. ¿Qué hacen para evitar estas enfermedades?

- Un 73 por ciento de las familias encuestadas recurren al médico después de enfermarse la criatura.
- Un 27 por ciento preparaba remedio casero en el momento en que aparecían los primeros síntomas de una enfermedad.

3. ¿Dónde van a consultar cuando están enfermos?

- El 46 por ciento de los encuestados concurría al Centro de Salud.
- El 14 por ciento concurría a la Cruz Roja y un 39 por ciento va a otros lugares, tales como Policlínico y privados.

4. ¿Cómo son tratados en los servicios de salud?

- El 63 por ciento dijo que fue tratado BIEN.
- El 18 por ciento MUY BIEN.
- El 17 por ciento, REGULAR. Cabe destacar que entre éstos algunos adujeron inclusive que fueron tratados en mala forma por los funcionarios del Centro de Salud.

5. ¿Qué sugieren para mejorar los servicios de salud?

- El 76 por ciento cuestionó la falta de medicamentos, ya que las consultas eran gratis. También querían que fueran acompañados de los respectivos remedios, si les daban recetas tampoco tenían con qué adquirirlas.
- El 41 por ciento pedía la existencia de más médicos, entre ellos mayor cantidad de pediatras.
- El 19 por ciento quería que hagan de vez en cuando visitas domiciliarias, para que el personal de salud se cerciore del estado en que se hallan.

6. ¿Recurren a los médicos curanderos y por qué?

- El 45 por ciento de las familias encuestadas recurría porque les resulta más económico, les trata mejor, cura más rápido, receta remedios naturales y tiene más paciencia.

- El 55 por ciento restante, no recurrían porque no confiaban en él o no le tenían fe.

- La gente está segura de que los curanderos tratan enfermedades que los médicos no reconocen como tales y son más efectivos sus métodos para la curación, por ejemplo: el *camby ryru yere*, el *ohe'o*, entre otros.

- Estos tipos de problemas o creencias, además de otras como las que asocian con la menstruación, son muy aceptadas y respetadas dentro de las costumbres o estilos de vida de estos pobladores.

- Hemos notado que en esta zona constituía graves problemas por muchos factores que son los siguientes:

  ETS y SIDA- Desconocimiento en gran parte del concepto, prevención y forma de contagio.

  Drogas, alcohol y tabaco: Probablemente sea un problema grave en todos los grupos de edad, desde muy precoces hasta gente bastante adulta. Los juegos de azar (naipes y lotería) son otras actividades que realizan los componentes de esta comunidad.

Todas las familias encuestadas sabían de lugares en donde suelen reunirse grupos de jóvenes y practicar la drogadicción en todas las formas conocidas: fumatas, inyecciones e inhalaciones hasta la cola de zapatero, especialmente en el Parque Caballero, Pelopincho y la zona del Club 3 de febrero. Se nota la falta de actividades que pudieran mantener a los jóvenes entretenidos, de manera que utilicen su tiempo libre eficaz y saludablemente.

Otro problema social lo constituye la gran cantidad de alcohólicos que abundan, especialmente los fines de semana, a partir del día viernes hasta los domingos, todo esto con sus consecuencias, a veces fatales por la violencia que se genera.

A base de lo observado, estas familias no saben organizarse por desconocimiento, falta de motivación, están desanimadas, por tanto sus comunidades no se encuentran en buenas condiciones higiénicas, sin embargo, conocen todas las medidas preventivas del cólera, pero lo cumplen a medias debido a la proliferación de insectos. Siempre en estos lugares ha sido un problema fundamental la disposición adecuada de basura, la precariedad de sus letrinas, y la falta de un buen desagüe cloacal, no así de agua potable, ya que cuentan con grifos públicos.

B. Conocimiento sobre la terapia de rehidratación oral, de madres y responsables de la Unidad de Rehidratación Oral (U.R.O.).

Dentro del Programa C.E.D. (Control de Enfermedades Diarreicas) se ha implantado en el país desde fines de la década del 80, las Unidades de Rehidratación Oral Comunitaria (U.R.O.C.), como una estrategia más para disminuir la morbi-mortalidad causada por las diarreas en los niños menores de cinco años. Cabe mencionar que la diarrea sigue siendo una principal causa de muerte en ese grupo de edad.

Este pequeño trabajo pretende conocer si las madres recibieron consejos sobre el manejo de la diarrea y uso adecuado de la Terapia de Rehidratación Oral (T.R.O.) en el hogar, así como conocer la organización y funcionamiento de los U.R.O.C. y el conocimiento de los responsables de estas unidades con el fin de hacer un replanteamiento y adecuación de recursos que permitan la continuidad de esta estrategia implantada.

El manejo correcto de los casos de diarrea en el hogar evitará muchas muertes de nuestros niños menores de cinco años, si se instala oportunamente la T.R.O. y si más familias la aprendieran cada día, contando además con una persona en la comunidad que pueda brindarle consejos sobre la diarrea y pueda proveerle de S.R.O.

ENCUESTA A RESPONSABLES DE U.R.O.C.
RESUMEN DE INDICADORES UTILIZADOS

	A.U.	A.R.
1. Por ciento de U.R.O.C. con conocimiento de señales de deshidratación.	90.8	92
2. Por ciento de U.R.O.C. que conoce el tratamiento de apoyo en el hogar.	83.9	88.7
3. Por ciento de responsables de U.R.O.C. que sabe como preparar el S.R.O.	98.8	96
4. Por ciento de responsables de U.R.O.C. que envían correcta y oportunamente !os pacientes a los servicios de salud.	95.4	96
5. Por ciento de responsables de U.R.O.C. que sabe drenar suero casero.	51.7	69.3
6. Por ciento de responsables de U.R.O.C. que sabe administrar el S.R.O.	89.6	92
7. Por ciento de responsables de U.R.O.C. que recibió capacitación en los últimos dos años.	78.6	88
8. Por ciento de responsables de U.R.O.C. que posee registro de actividades.	55.1	64
9. Por ciento de responsables de U.R.O.C. que posee manual para voluntarios.	72.8	67.1

**ENCUESTAS A MADRES U HOGARES SOBRE EL CONOCIMIENTO
DE T.R.O. Y MANEJO DE LA DIARREA EN EL HOGAR**

Resumen de los indicadores utilizados	A.U.	A.R.
1. Tasa de uso de S.R.O. (Por ciento de madres que utilizan S.R.O. para un niño con diarrea).	67.3	55.4
2. Tasa de uso de suero casero.	4.5	3.1
3. Tasa de uso de T.R.O.	89.4	85.9
4. Por ciento de madres que pueden preparar correctamente el S.R.O.	72.8	67.1
5. Por ciento de madres que saben administrar correctamente el S.R.O.	72.8	67.1
6. Tasa de aumento de ingestión de líquidos.	70.8	66.4
7. Por ciento de madres que dan a sus hijos cantidad normal o mayor de alimentos durante la diarrea.	27.6	28.9
8. Por ciento de madres que conocen las señales de deshidratación.	62.3	62.5
9. Por ciento de madres que conoce la existencia de S.R.O.	86.9	82.4
10. Por ciento de medios que administran té de hierbas tradicionales.	86.9	82.4

Conclusiones generales

1. Encuesta a las madres

Tanto en el área urbana como rural es alto el porcentaje de madres que conocen la existencia del S.R.O.; aún así la tasa de uso no alcanza valores muy altos, lo que nos permite pensar que es necesario enfatizar en la información a las madres sobre la utilidad del S.R.O. tanto para prevenir como para tratar la deshidratación. No obstante, utilizan otros líquidos caseros que podrían ayudar a que el niño no se deshidrate.

Algunos niños no aceptan el S.R.O., a no ser que estén deshidratados y aceptan mejor otros líquidos caseros.

La T.R.O. con S.R.O. y/o un líquido casero recomendado es prácticamente igual, tanto en el área urbana como rural, lo que nos permite decir que las madres recibieron la información y lo llevan a la práctica.

Las madres conocen señales de deshidratación, deben mejorarse más a través de una buena información que llegue a todos los hogares.

Las madres aprendieron a aumentar la ingestión de líquidos durante la diarrea, pero debe aún insistirse para elevar la tasa de incremento de líquidos, que ayudará a prevenir muchos casos de deshidratación que podría conducir a los niños a la muerte.

Siguen alimentando menos a los niños con diarrea, por lo cual deberá insistirse en este punto con más énfasis para prevenir la desnutrición, causa importante de muerte en los niños con diarrea. Escaso número de madres utilizan el suero casero.

Las madres del área urbana reconocen como proveedores del S.R.O. más a los servicios de salud que a las U.R.O.C., lo contrario sucede en el área rural, donde por razones de accesibilidad las U.R.O.C. se constituyen en principales proveedores.

2. Perfil de U.R.O.C.

- Dichas U.R.O.C. no son conocidas con ese nombre en la comunidad, según refieren los encuestadores, sino más bien como un lugar donde pueden proveerse de S.R.O.

- La mayoría de ellos no cuenta con un cartel indicador que facilite el uso del S.R.O en las comunidades.

- Debe mejorarse la provisión de insumos en las U.R.O.C. (S.R.O. y envase de 1 litro para prepararlo).

- Deben promocionarse más estas U.R.O.C. a nivel comunitario, pues algunas familias no conocen la existencia de éstas, por lo que en muchas ocasiones no llega a ser utilizada y por lo tanto se pierde este importante recurso.

- En algunos R.U.R.O.C. debe enfatizarse sobre la importancia de mantener el lugar bien limpio, además de la higiene del personal de los R.U.R.O.C., pues ellos son agentes multiplicadores.

Datos complementarios

Costumbres alimentarias

Durante la diarrea muchas madres o familia, siguiendo viejas costumbres tradicionales, heredadas de sus antecesoras (madres, abuelas, etc.) administran a sus niños enfermos de diarrea comidas "especiales" y livianas, consideradas importantes por ellas, para la recuperación del niño y cese de la diarrea.

Los alimentos más utilizados son los siguientes: En primer lugar el arroz blanco con queso, utilizado en gran porcentaje de hogares, luego el caldo de verdura, puré de papas, puré de zapallos y zanahorias, puré de manzana o banana. En algunas regiones ya acostumbran a utilizar carne, ya sea con arroz o fideos, soya y caldo de pollo. En la Primer y Décima Región Sanitaria algunas madres refirieron utilizar el poroto (frijol), no así en otras regiones.

También continúan la práctica de la lactancia materna en muchos casos. Sólo algunas madres refirieron no administrar alimentos con carne durante la diarrea y otras alimentan menos porque no saben qué alimentos pueden ofrecer a sus niños con diarrea. Una cosa es bien manifiesta, que gran porcentaje de madres alimentan menos a sus niños cuando presentan diarrea.

Líquidos administrados

Los líquidos caseros más usados durante la diarrea son el agua de arroz, jugo de zanahoria, jugo de pomelo, té de anís, agua cocida, agua con gas. Sólo un escaso número de madres utilizan el suero casero.

Hierbas tradicionales

Escaso número de madres utilizan dichas hierbas actualmente según refieren las encuestas siendo las siguientes las más utilizadas por las que aún las administran: hierba de lucero (la más frecuente), siuco, hojas de granada, ybajhú piré, caaré, guavirá e ybapuruir-rapó.

Formación del personal

Se ha realizado durante el año 1994, el primer curso de especialización en Educación para la Salud, del cual participaron profesionales universitarios de distintas disciplinas (licenciadas en enfermería, psicólogos, médicos) de aproximadamente un año de duración con elaboración de una tesis final.

Se realizó, además, el Curso Técnico Básico en Educación para la Salud, al cual acudieron profesionales no universitarios, que se encuentran desempeñando funciones como educador para la salud en los servicios de salud, dependientes de este Ministerio. Se pretende seguir realizando cursos de esta naturaleza en los años venideros para contar con recursos humanos capacitados en ésta área, necesarios para cumplir a cabalidad los puntos incluidos dentro de la política nacional que considere a la educación para la salud como una de las áreas prioritarias.

PERÚ[*]

Trasfondo histórico

Desde 1985 las políticas de salud no incluyeron la educación para la salud como programa, situación que permanece hasta la actualidad.

Marco ideológico y filosófico

Por lo anterior, no se cuenta con marco referencial a las actividades de educación para la salud.

Metas y objetivos

En la programación de actividades a nivel subregión de salud se definen algunas acciones de educación para la salud de la población, realizadas por el personal de salud que trabaja en consultorios externos y centros y puestos de salud.

Legislación y política pública

No se cuenta con legislación específica para educación para la salud.

Formación de personal

No existe personal de educación para la salud ni tampoco programas formales de educación continuada para prepararlos en dicha área.

---

[*]La información fue suministrada por la Representación de la Organización Panamericana de la Salud (OPS), en Lima, Perú.

Personal

Algunas actividades de educación para la salud la realizan el personal del nivel operativo que es responsable de algunos de los programas de salud; personal de Enfermería, Obstetricia y otros auxiliares institucionales y voluntarios de la comunidad.

Tareas y funciones del personal

El personal de Enfermería y Obstetricia realiza actividades educativas para la salud, además de otras que le son propias de acuerdo a su perfil profesional y al servicio en el que trabajan.

Programas y proyectos

En el país no existen actualmente programas ni proyectos de educación para la salud como tales. Los programas de salud dentro del componente de capacitación incluyen algunas actividades de educación para la salud.

Investigación

No se realizan investigaciones en esta área.

Organización profesional

No existe este profesional en el país.

Retos y planificación futura

Las políticas de salud vigentes no incluyen los aspectos de la educación para la salud en el país.

PUERTO RICO

*Hiram V. Arroyo Acevedo**

Trasfondo histórico

La década de 1940 ha sido identificada en Puerto Rico como el período histórico que marca el inicio de la educación para la salud formal. Durante este período se comienzan a institucionalizar los programas de educación para la salud en las agencias gubernamentales y surgen iniciativas dirigidas a facilitar la formación de recursos humanos en educación para la salud.

Algunos eventos generales que marcan el desarrollo histórico de la educación para la salud en Puerto Rico se describen a continuación.

1944: Fue asignada a Puerto Rico e Islas Vírgenes la norteamericana Alice Miller como consultora de educación para la salud del Distrito 6 del Servicio de Salud Pública Federal. Ésta participó activamente en un estudio relacionado con las actividades de educación para la salud desarrolladas por varias agencias públicas y privadas en la isla. El estudio reveló la necesidad de desarrollar un plan global que articulara los esfuerzos de las principales agencias responsables de la educación para la salud en Puerto Rico.

Se diseña el Plan Global de Educación para la Salud para Puerto Rico. El objetivo del plan era mejorar los conocimientos, las actitudes y la conducta relacionada con la salud de la población (Delgado, 1962). Este esfuerzo estuvo canalizado por

*Catedrático Asociado, Programa de Maestría en Educación en Salud y Director, Departamento de Ciencias Sociales, Escuela Graduada de Salud Pública, Recinto de Ciencias Médicas, Universidad de Puerto Rico.

un Comité Planificador Interagencial el cual diseñó un plan a largo plazo que se conoció como "El Plan de Diez Años".

Fueron enviados a la Escuela de Salud Pública de la Universidad de Carolina del Norte en Chapel Hill (Estados Unidos de Norteamérica) el primer grupo de profesionales becados para cursar estudios de Maestría en Salud Pública con concentración en Educación para la Salud.

1945: Creación del Programa de Salud Escolar en el Departamento de Educación de Puerto Rico.

1946: Fue instituido el Comité Coordinador de Educación para la Salud en Puerto Rico. Éste tenía la encomienda de diligenciar las actividades de planificación, seguimiento, control, evaluación y definición de estrategias nacionales de educación para la salud en Puerto Rico. Además, el Comité Coordinador era el mecanismo para el intercambio de ideas, experiencias y materiales. De igual forma, se aspiraba eliminar la duplicación de esfuerzos mediante la acción coordinada y cooperativa. De doce (12) educadores en salud existentes en el 1946, la totalidad formaban parte del Comité Coordinador.

1947: Se establece el Programa de Maestría en Educación en Salud Pública adscrito al Departamento de Medicina Preventiva y Salud Pública de la Escuela de Medicina Tropical de la Universidad de Puerto Rico.

1948: Los primeros ocho estudiantes completan los requisitos para la obtención del grado académico de Maestría en Educación en Salud Pública. Esta histórica clase graduada estaba compuesta por: Zenaida Concepción Rivera, Judith Danielsen de Lugo, Agustín Fernández Díaz, Antonio Maldonado Seda, Elsie Nadal Fremaint, Carmen Rivera López, Judith Robles Castro y Virginia Tranum de Belaval (Anales, 1976).

1952: Creación de la Asociación de Educadores en Salud de Puerto Rico.

1975: Se aprueba la Ley #148 del 3 de julio de 1975, según enmendada, conocida como la Ley para Reglamentar la Profesión de Educadores en Salud de Puerto Rico.

1978: Se inicia el Programa de Bachillerato en Educación en Salud Comunal adscrito al Colegio de Profesiones Relacionadas con la Salud del Recinto de Ciencias Médicas de la Universidad de Puerto Rico.

1981: Se celebra en Puerto Rico la Primera Conferencia Interamericana de Educación para la Salud bajo el auspicio de la Oficina de Norteamérica (NARO) de la Unión Internacional de Promoción de la Salud y Educación para la Salud (UIPES).

Marco conceptual

En el documento de *Propuesta para el establecimiento de la política pública de educación para la salud en Puerto Rico* (Departamento de Salud, 1992) se define el siguiente Marco Conceptual, Misión y Metas de la educación para la salud.

La educación para la salud deriva su filosofía del principio universal que reconoce el potencial del ser humano para autodisciplinarse y evitar los riesgos que lo amenazan. Acepta que el ser humano tiene la habilidad para pensar, aprender, crear, discernir y tomar decisiones en todo aquello que le afecta. Cree que la Educación es el proceso ideal para ayudar al ser humano a adquirir conocimientos, desarrollar actitudes y patrones de conducta que contribuyan a que acepte la responsabilidad de promover, proteger y conservar la salud, la de su familia y la de su comunidad.

Los principios de la educación para la salud descansan en la vivencia de la vida democrática y la aceptación de su ideología, en la esperanza de una vida mejor, la confianza en la inteligencia y desarrollo del yo íntimo del ser humano para la obtención de un grado óptimo de salud y el logro de su felicidad, la de quienes le rodean y la de su comunidad.

En una sociedad democrática la educación para la salud es particularmente importante para asegurar que los individuos y las organizaciones obtengan la información y las destrezas que necesitan para proteger y promover su propia salud, la salud familiar y la salud comunitaria. La educación para la salud efectiva le permite al individuo tomar decisiones informadas acerca de los modelos de conducta que puedan afectar su salud, y facilita que las poblaciones participen en la toma de decisiones acerca de la ubicación de recursos de salud, implantación de programas de salud y en el establecimiento de legislación de salud.

Como parte del marco conceptual se define la educación para la salud como una combinación de acciones sociales planificadas y experiencias de aprendizaje dirigidas a facilitar que los individuos ganen control sobre los determinantes de la salud y del comportamiento en salud y de las condiciones que afectan su estado de salud y el de las demás personas (definición adoptada por la OMS y la UIPES, 1991). Es un proceso activo de aprendizaje el cual lleva a las personas a cambiar o modificar su conducta y al desarrollo de estilos de vida saludables. La educación para la salud le provee al individuo conocimientos sobre salud; le ayuda a identificar sus problemas de salud, individual o colectivamente; y lo induce a tomar acción para resolver sus problemas. Paralela a esta definición, se entiende que la promoción de la salud consiste en cualquier combinación de educación en salud y otras intervenciones (económicas, organizacionales, ambientales y otras) conducentes al logro de una conducta saludable. (p. 5)

Misión

La misión de la educación para la salud es contribuir al desarrollo de condiciones de salud óptimas y mejorar la calidad de vida de los individuos, familia y comunidad en general. Se reconoce que el logro de estas aspiraciones será el producto de procesos educativos, y de la investigación, servicio y defensa de los derechos de los ciudadanos, entendiendo que es responsabilidad de cada individuo el adoptar estilos de vida conducentes a la salud y a la reducción de los riesgos que amenazan la salud individual y colectiva.

Esta misión girará en torno a cinco principios fundamentales.

- La educación para la salud deberá alcanzar a toda la población en el contexto de su estilo de vida diario.

- La educación para la salud está dirigida a intervenir directamente con los determinantes o causas de la conducta en salud.

- La educación para la salud combina métodos y enfoques diversos y complementarios (incluyendo comunicación, pedagogía, promoción de legislación, promoción de medidas fiscales, cambio organizacional, desarrollo comunitario y actividades colectivas espontáneas) para logar los cambios necesarios en la conducta de salud de las personas.

- La educación para la salud está dirigida particularmente a conseguir una participación efectiva y concreta de la población. Este enfoque requiere el desarrollo de destrezas en la toma de decisiones, tanto individual como colectivamente.

- Los profesionales de la salud tienen un rol importante en la consecución de las metas de la educación para la salud. Estos deberán aportar contribuciones específicas en el logro de las metas de la educación para la salud. (p. 8)

Metas

La meta principal de la educación para la salud es contribuir al desarrollo de estilos de vida conducentes a la salud y producir cambios en las prácticas de salud de las personas y en los conocimientos y actitudes relacionadas con dichas prácticas a través de un proceso educativo en el que estén consideradas las motivaciones, las percepciones, y la forma en que se toman las decisiones relacionadas con salud.

Se reconoce que la salud es un continuo determinado por ciertos factores, a saber:

1. La constitución biológica que heredamos.
2. El ambiente que nos rodea.
3. El estilo de vida que practicamos.
4. Los servicios de salud disponibles.

En este contexto los esfuerzos de educación para la salud pueden agruparse por metas a través del continuo de vida, tomando en consideración los cuatro factores de referencia. Basado en este principio, la educación para la salud establece las siguientes metas:

1. Madres e infantes saludables - Ayudar a reducir a un mínimo los riesgos para el desarrollo del feto y reducir la mortalidad de infantes, a través del proceso educativo.

2. Niños saludables - Mantener condiciones de salud óptimas y fomentar el desarrollo y crecimiento del niño.

3. Adolescentes/adultos jóvenes saludables - Mejorar la salud y los hábitos de salud de los adolescentes y adultos jóvenes contribuyendo a reducir las muertes entre las edades de 15 a 24 años, como así también y a través del proceso educativo mejorar la calidad de vida de este grupo.

4. Adultos saludables - Mejorar la salud y calidad de vida de los adultos y reducir las muertes entre las personas de 25 a 65 años. Se aspira a propiciar la responsabilidad individual de mantener

la salud adoptando estilos de vida positivos y contribuir a la reducción de los factores de riesgos tales como:

- Enfermedades cardiovasculares.
- Diabetes.
- Hipertensión.
- Obesidad y otros.

5. Personas de edad avanzada saludables - Mejorar la salud y la calidad de vida de las personas de edad avanzada (mayores de 65 años); reducir las consecuencias de las enfermedades crónicas mediante actividades educativas para estas personas, sus familiares y personal de las instituciones y propiciar el que las personas de edad avanzada saludables, puedan funcionar independientemente y al grado óptimo de eficiencia.

6. Persona enferma - Guiar a la persona enferma a aceptar su condición, seguir el tratamiento y modificar aquellos estilos de vida que promueven la enfermedad de tal forma que se minimizen las posibles consecuencias de la misma. Se aspira a contribuir a mejorar la calidad de vida de las personas con incapacidad a través de un proceso educativo que contribuya a su rehabilitación y/o aceptación de su incapacidad.

7. Muerte - A través del trabajo en equipo se aspira a ayudar a las personas con condiciones terminales y sus familiares a enfrentarse al proceso de morir.

La educación para la salud es un componente estratégico en cada una de las dimensiones de la atención de la salud especialmente a nivel de prevención primaria. Da atención especial al control del factores de riesgo que podrían afectar la salud. (p. 8)

Legislación y política pública

La política pública aplicable a la educación para la salud en Puerto Rico está plasmada en la Ley #148 del 4 de julio de 1975, según enmendada, conocida como la Ley para Reglamentar la Profesión de Educadores en Salud de Puerto Rico. La Ley establece la creación de una Junta Examinadora de Educadores para la Salud que tiene la función de conceder, suspender, revocar y renovar licencias para ejercer la profesión de Educador en Salud. La licencia es una credencial de la calidad del profesional.

Otras leyes que afectan el ámbito de la educación para la salud en Puerto Rico son las siguientes; (a) Ley #81 del 14 de marzo de 1912, según enmendada, que crea lo que eventualmente se conoce como el Departamento de Salud de Puerto Rico. (b) Ley #11 del 23 de junio de 1976, según enmendada, la cual responde a la preocupación del gobierno por lograr que los servicios de salud en Puerto Rico se presten en forma coordinada e integral. Esta Ley crea además, el Consejo General de Salud como un organismo asesor al Secretario de Salud, que desarrolla los criterios y guías para el establecimiento de la política pública del sector salud en Puerto Rico, provee para la reestructuración de algunos organismos públicos existentes, para ciertas reformas en la prestación de los servicios de salud y la reglamentación y evaluación de todo el sector salud en Puerto Rico.

El Departamento de Educación de Puerto Rico impulsa la creación de la Ley #70 del 17 de agosto de 1989. Ésta requiere que el Departamento de Educación establezca como parte del currículo regular en todas las escuelas elementales, intermedias y superiores bajo su jurisdicción, la enseñanza de la educación en salud.

Formación del personal

En Puerto Rico existen dos programas académicos de formación de profesionales en el campo de la educación para la salud (Maestría y Bachillerato). Éstos son ofrecidos por la Universidad de Puerto Rico y están ubicados administrativamente en el Recinto de Ciencias Médicas.

El Programa de Maestría en Educación para la Salud se inicia en el 1947. Al presente el programa tiene una duración de dos años de estudio. El programa ha sido líder en la formación de profesionales de toda América Latina.

El Programa de Bachillerato en Educación para la Salud se inicia en el 1978 y tiene un enfoque esencialmente comunitario. Para la obtención del grado se requiere un mínimo de cuatro años de estudio.

El currículo de ambos programas académicos de educación para la salud es dinámico y provee para la articulación de experiencias prácticas concurrentes con el componente teórico conceptual. En general, el currículo de estos programas utiliza de referencia el documento *A Framework for the Development of Competency-based Curricula for Entry Level Health Educators* (1985). En este documento se establecen las siguientes áreas de responsabilidad de un profesional de educación para la salud:

1. Identificar necesidades de educación para la salud a nivel individual y comunal.
2. Planificar programas de educación para la salud efectivos.
3. Implantar programas de educación para la salud.
4. Evaluar la efectividad de los programas de educación para la salud.
5. Coordinar la prestación de servicios de educación para la salud.
6. Actuar como recurso en las acciones de educación para la salud.
7. Ser comunicador de las necesidades de salud y educación para la salud.

Otras áreas de énfasis en los currículos de los programas acádemicos en educación para la salud son; trabajo con grupos, teoría y metodología educativa, estrategias de intervención en educación para la salud e investigación.

Los egresados de ambos programas académicos se ubican en posiciones de liderazgo en educación para la salud y áreas relacionadas tanto en el sector público y privado en Puerto Rico.

Tareas y funciones del personal

En el documento de *Propuesta para el establecimiento de la política pública de educación en salud de Puerto Rico* originado por el Departamento de Salud (1992) se establece que todos los profesionales de la salud tienen la responsabilidad de integrar experiencias educativas en las funciones y tareas que realizan para contribuir a la prevención de la enfermedad, promover la salud y prolongar la vida. También los maestros de escuela, otros profesionales de diversos campos y disciplinas formales, personal en general y representantes e integrantes de la comunidad podrían compartir con el educador para la salud la responsabilidad por la educación para la salud de la población.

La tarea del educador para la salud es de particular importancia ya que es responsable por la planificación, desarrollo y evaluación de los programas de educación para la salud.

Una categorización de las tareas y funciones de los educadores para la salud es la que se desprende del documento de Política Pública (1992), a saber:

El educador para la salud es un profesional cuyas áreas de competencia provienen de diferentes campos del saber como la educación, las ciencias de la conducta humana y la dinámica de la comunidad, todo esto enmarcado en el contexto de los problemas de salud de la comunidad. Así tenemos que el educador para la salud lidia, mediante el proceso educativo, con cambios de conducta en relación a problemas de salud que afectan la comunidad, dando atención preferente a los aspectos de fomento de la salud, prevención primaria y prevención secundaria de las enfermedades.

El educador para la salud es un agente de cambio. Su función es guiar a la gente a estudiar y trabajar en la solución de problemas de salud mediante el esfuerzo propio y con los recursos existentes. A través de este proceso consciente, deliberado y cooperativo, la gente adquirirá conocimientos, desarrollará actitudes y adoptará prácticas de salud que contribuirán a mejorar la salud individual, familiar y comunal.

El educador para la salud es el profesional de la salud especializado en metodología educativa para guiar a la gente a conocer y trabajar en la solución de los problemas de salud que afectan la comunidad. Esta labor con la comunidad es la función básica del educador para la salud que lo distingue del resto del equipo de salud en términos de funciones.

El educador para la salud, trabaja con individuos, familias, agencias sociales y voluntarias y grupos que él mismo organiza para guiarlos a la búsqueda de sus necesidades y a la acción necesaria para lograr soluciones adecuadas. Estimula el desarrollo del liderato voluntario y participa fortaleciendo estos líderes para que puedan funcionar más efectivamente con los grupos poblacionales con los cuales se desea trabajar en la solución de problemas de salud. El educador para la salud sirve de recurso en metodología y tecnología educativa al resto del equipo de salud para que éste se capacite mejor para asumir la responsabilidad educativa que conlleva la labor que realizan.

Organización profesional

En el 1952 se oficializa la formación de la Asociación de Educadores en Salud de Puerto Rico siendo inscrita en el Departamento de Estado conforme a las disposiciones de ley. La Asociación continúa activa al presente con sobre doscientos socios activos.

La organización celebra anualmente diversas actividades profesionales y científicas incluyendo una asamblea de socios.

La Asociación produce anualmente una revista profesional con el nombre de *Perspectivas de la educación en salud*. La misma incluye artículos conceptuales, metodológicos y de investigación sobre los campos de educación, salud y educación para la salud. Otra publicación de la Asociación se conoce como *Actualidades*. Ésta es el órgano oficial de comunicación de los asociados.

La Asociación de Educadores en Salud de Puerto Rico ha auspiciado diversos eventos internacionales tales como;

> a. Primera Conferencia Interamericana de Educación para la Salud celebrada en la ciudad de San Juan en el 1981 bajo el auspicio de la Oficina Regional para Norteamérica (NARO) de la Unión Internacional de Promoción de la Salud y Educación para la Salud (UIPES).
>
> b. Conferencia Semianual de la "Society for Public Health Education (SOPHE)". Celebrada en la ciudad de San Juan en el 1983.
>
> c. Primer Encuentro Nacional de Educadores en Salud celebrado en el 1992 en San Juan.
>
> d. Actualmente se planifica la XVI Conferencia Mundial de Promoción de la Salud y Educación para la Salud a celebrarse del 21 al 26 de junio de 1998 en la ciudad de San Juan.

Una amplia representación de educadores para la salud de Puerto Rico son miembros activos de organizaciones internacionales que agrupan a educadores para la salud tales como la UIPES/ORLA.

Investigación

A continuación se resumen algunos eventos generales relacionados al desarrollo de la actividad de investigación en educación para la salud en Puerto Rico a partir de la década de 1940 al 1996. Los eventos descritos se organizaron en tres períodos históricos, a saber, de 1940 a 1959, de 1960 a 1979 y de 1980 a 1996. Los eventos focalizan principalmente en las actividades de investigación generadas a nivel de las instituciones de educación superior en la isla y específicamente en el Recinto de Ciencias Médicas de la Universidad de Puerto Rico.

En el presente trabajo las actividades de investigación en educación para la salud se definen operacionalmente como aquellos estudios que han hecho un aporte teórico o metodológico en el campo así como los estudios de investigación orientados a describir la situación de la disciplina y clase profesional de la educación en salud en Puerto Rico y otros países.

Período de 1940 a 1959

Una investigación abarcadora, de naturaleza institucional, que se realiza en Puerto Rico en el área de educación para la salud fue lidereada por la norteamericana Alice Miller en el 1944. Ésta había sido asignada a Puerto Rico e Islas Vírgenes por el Servicio de Salud Pública Federal para servir como consultora en educación en salud. Su investigación consistió en un perfil descriptivo de las actividades de educación en salud que se realizaban en la isla tanto en el sector gubernamental y no gubernamental. Del estudio se desprende la necesidad de desarrollar el "Programa Global de Educación en Salud para Puerto Rico". Este programa tuvo un enfoque interagencial (Pacheco, 1961). Como parte del programa se crea un Comité Coordinador Interagencial el cual elabora el "Plan de Diez Años".

Durante este período de nacimiento y desarrollo de la disciplina y profesión de la educación para la salud, surgieron actividades de investigación teórica-conceptual relacionadas con la educación para la salud. Se vigilaba por la adopción y "adaptación" a la realidad puertorriqueña de los marcos conceptuales de la educación para la salud incluidos en el currículo de los programas de salud pública y educación para la salud de los Estados Unidos de Norteamérica.

Otras actividades de investigación relacionadas con la educación para la salud eran de naturaleza institucional. El surgimiento de nuevos programas de servicio y nuevos profesionales exigía que las agencias gubernamentales realizaran diversas investigaciones institucionales. En este grupo figuran los estudios para identificar necesidades y prioridades de intervención en el área de educación para la salud, los roles y funciones de los educadores para la salud, distribución geográfica de los educadores para la salud en la isla en función del tamaño de la población, análisis de la ubicación de los programas de educación para la salud dentro de la estructura organizativa de las agencias gubernamentales, análisis de la ubicación del componente de educación para la salud dentro de los procesos de reforma de salud (regionalización de los servicios de salud en Puerto Rico en el 1955) y otras reformas administrativas y operacionales en otras agencias gubernamentales.

Período de 1960 a 1979

Durante la década de 1960 se suscriben en Puerto Rico diversas iniciativas relacionadas con el desarrollo de programas y proyectos pilotos y demostrativos. Estos esfuerzos de creación e innovación que se manifestaron en Puerto Rico de alguna forma fueron impulsados por legislaciones y donativos federales aprobados en esos años.

Los sectores sociales de salud y educación fueron ampliamente beneficiados con el advenimiento de dichos fondos. Gran parte de los programas y proyectos iniciados contenían áreas específicas de evaluación e investigación. Las actividades de investigación en el campo de la educación para la salud en Puerto Rico al parecer fueron impactadas por este hecho social.

La revisión documental realizada evidencia que en la década de 1960 se realizan investigaciones importantes en educación para la salud. Algunas de las investigaciones que hacen un aporte directo al campo de la educación para la salud durante la década de 1960 fueron realizadas por Cristela Delgado Murphy, Judith Danielsen, Angeles Cebollero, Esther Santiago Lauria y Edward A. Suchman.

De las primeras investigaciones que abordan una temática directa con el campo de la educación para la salud fue realizada por Cristela Delgado Murphy en el 1962. El tema de la investigación fue "El desarrollo de la educación en salud en Puerto Rico: Un estudio con particular referencia a los roles del educador(a) en salud en el Programa Global de Educación en Salud en Puerto Rico". Éste constituyó un trabajo de disertación doctoral en la Universidad de Carolina del Norte.

En el 1966 la Oficina de Investigación Científica del Departamento de Salud conjuntamente con el Departamento de Medicina Preventiva y Salud Pública de la Escuela de Medicina de la Universidad de Puerto Rico publican una serie de cuatro informes de investigación relacionados a las funciones y rol del educador para la salud en Puerto Rico. La directora de los proyectos fue Judith Danielsen y la investigadora principal fue Ángeles Cebollero. Los cuatro estudios fueron financiados en parte mediante donativo del Servicio de Salud Pública Federal.

La primera de las publicaciones focalizó en el origen y desarrollo de la educación para la salud en Puerto Rico. Esta labor historiográfica fue organizada en dos períodos que comprendían de 1900 a 1943 y de 1944 a 1966 (Danielsen, 1966a).

La segunda publicación contenía el *Estudio de distribución de Tiempo por funciones del educador para la salud de Puerto Rico*. El estudio tuvo como objetivos específicos; (a) Identificar las tareas y funciones que están llevando a cabo los educadores para la salud en Puerto Rico, (b) Determinar la proporción de tiempo dedicado por este profesional a las diferentes funciones y factores tales como experiencia, satisfacción en el trabajo, entre otros (Danielsen, 1966b).

La tercera publicación fue producida por Esther Santiago Lauria. En la misma se presentaban los resultados de un estudio sobre las funciones específicas de los educadores para la salud en los departamentos gubernamentales de Educación y Salud. En la cuarta publicación se presentaban los resultados de la investigación sobre la percepción que tiene el educador en salud y el personal con quien trabaja de sus funciones y roles. Los datos obtenidos en el estudio fueron organizados en cuatro áreas, a saber: (a) información personal del educador para la salud previo a iniciarse en la profesión y posterior a la preparación profesional, (b) el educador para la salud y sus relaciones de trabajo, (c) satisfacción en el trabajo e (d) imagen del educador para la salud (Danielsen, 1966c).

En el 1966 se publica el informe de la investigación titulada *Estudio experimental sobre la prevención de accidentes entre los trabajadores de la caña de azúcar en Puerto Rico*. Los investigadores principales fueron Ángeles Cebollero y Edward A. Suchman. El propósito de la investigación fue estimar la efectividad relativa del enfoque educativo versus el enfoque de organización comunitaria en la introducción de medidas de salud protectivas en los trabajadores de la caña de azúcar (Suchman, 1966).

A finales de la década de 1960 se realizó un proyecto de investigación demostrativo de enfoques de educación en salud. Se tomó como marco comparativo los municipios de Aguada, Naguabo y Toa Baja. Los investigadores principales fueron Ángeles Cebollero, Judith Danielsen y Margarita Miranda. Participaron como colaboradores los siguientes educadores en salud: Carmen Iris Rivera (Toa Baja), Mirta González (Aguada), William Torres (Naguabo) y Aloida Aguayo de Lameiro (Naguabo) (Torres, 1971).

La primera investigación relacionada con la educación en salud que se realiza en Puerto Rico con una perspectiva internacional surge en el 1972. Ésta fue realizada por Carlos Vélez. El estudio era de naturaleza comparativa donde se analizaba el rol del educador para la salud en Puerto Rico, Brasil y Chile. El estudio fue realizado bajo los auspicios de la Oficina Panamericana de la Salud de la Organización Mundial de la Salud (Vélez, 1973).

A nivel de los programas de servicio en educación para la salud de las diferentes agencias gubernamentales y organizaciones no gubernamentales se realizaban diversas actividades de investigación descriptiva de corta escala. Estas consistían de estudios o perfiles de comunidad, diagnósticos o estudios de necesidades educativas o de salud y estudios epidemiológicos en equipo que se ordenaban de emergencia cuando existía sospecha de epidemias por condiciones infecciosas.

Período de 1980 a 1993

A partir del 1981 surge una nueva etapa de desarrollo del componente de investigación en educación en salud en Puerto Rico. Dos eventos podrían ofrecer algunas explicaciones para el relativo auge de la actividad de investigación en educación para la salud y áreas relacionadas durante este periodo. El primero de los eventos lo constituye la incorporación de cursos específicos de investigación y experiencias prácticas de planificación y desarrollo de una investigación en los currículos de los programas académicos de bachillerato y maestría en educación para la salud en Puerto Rico y el aumento en el número de profesionales de educación para la salud que continúan estudios doctorales.

La revisión curricular en el Programa Graduado de Educación en Salud Pública de la Universidad de Puerto Rico, en el año 1980 y 1981, introdujo cambios en los cursos y requisitos del programa. El nuevo currículo (aún vigente) requiere que los estudiantes tengan una experiencia de investigación formal. Como resultado de este proceso, en el 1993 el Programa de Educación en Salud Pública cuenta con alrededor de ochenta investigaciones que hacen una aportación directa o indirecta al campo de la educación en salud.

De la revisión de setenta y nueve (79) investigaciones se desprende que las mismas abordan una diversidad de temas específicos. Las áreas temáticas más trabajadas por los estudiantes han sido las siguientes; salud escolar (11.4%), viejos (8.9%), sexualidad humana (8.9%), cáncer (5.1%), salud de la madre y el niño (5.1%) y HIV y SIDA (5.1%).

Los diseños de investigación más utilizados por los estudiantes han sido los descriptivos (60.8%), los exploratorios (21.5%), y los correlacionales (5.1%). Las poblaciones principalmente estudiadas en las investigaciones han sido los adultos (30.4%), los estudiantes de Escuela Superior del sistema educativo público (16.4%), los estudiantes universitarios (10.1%), los adolescentes (8.9%), y los viejos (7.6%).

El currículo del Programa de Bachillerato en Educación en Salud Comunal de la Universidad de Puerto Rico también cuenta (desde el 1978) con un curso de investigación donde se requiere que los estudiantes pasen por la experiencia del diseño y desarrollo de una investigación de corta escala. Muchos de estos trabajos constituyen excelentes estudios exploratorios sobre temas relacionados a la educación en salud.

El segundo evento asociado al desarrollo de la actividad de investigación en educación en salud y áreas relacionadas, desde la década de 1980 al presente, es el aumento de profesionales de educación en salud en Puerto Rico que continúan estudios doctorales. Éstos suelen realizar un trabajo de investigación doctoral que, en algunos casos, han sido orientados, directa o indirectamente, al campo de la educación en salud.

Dos ejemplos de investigaciones de este tipo son las realizadas por Hiram V. Arroyo en el 1990 y Elba Román en el 1993. La primera constituye la disertación doctoral titulada "La articulación del Programa de Salud Escolar del Departamento de Instrucción Pública de Puerto Rico con las situaciones éticas, sociales, políticas, económicas y educativas desde el 1945 hasta el 1989: Un estudio historigráfico". Como sugiere el título, en esta investigación histórica se traza el desarrollo de la educación en salud escolar en Puerto Rico y sus implicaciones (Arroyo, 1990). La segunda disertación doctoral se titula "Percepción de las funciones del educador en salud desde la perspectiva del educador en salud y del supervisor inmediato" (Román, 1993).

Otras dos disertaciones doctorales se relacionan con el campo de la educación en salud en las áreas de gerontología y sexualidad humana, respectivamente. La primera lleva como título "La representación de los ancianos y la vejez en los textos escolares de escuela elemental utilizados por el Departamento de Educación de Puerto Rico" (Oliver, 1991). Ésta fue realizada por Marlén Oliver en el 1991. La segunda se titula "Actitudes de la comunidad escolar en torno a la educación sexual: propuesta para un currículo puertorriqueño" (Soto, 1991). Ésta fue realizada por Lourdes Soto en el 1991.

A finales de la década de 1980 y principio de los 90 se realizan otras dos investigaciones relacionadas a la situación de la educación en salud en Puerto Rico y América Latina. Éstas fueron realizadas por Hiram V. Arroyo.

La primera investigación se realizó durante los años de 1987 y 1988 con el auspicio del Colegio de Profesiones Relacionadas con la Salud del Recinto de Ciencias Médicas de la Universidad de Puerto Rico. El propósito de la misma fue identificar los indicadores de fortaleza y debilidad de la profesión de educación en salud en la isla. En el estudio se utilizó una adaptación de la metodología "Delphi". Éste es un procedimiento para obtener un consenso confiable de un grupo de expertos por medio del uso de una serie de cuestionarios de opinión controlada (Arroyo, 1989).

La segunda investigación se realiza durante los años de 1990 al 1991. Esta consistió de un estudio sobre la situación de la educación en salud en América Latina. El mismo fue auspiciado por la Escuela de Salud Pública del Recinto de Ciencias Médicas de la Universidad de Puerto Rico. El estudio focalizó en la identificación de fortalezas, debilidades y áreas de necesidad de intervención prioritaria en educación en salud para los países de América Latina. Participaron en el estudio representantes de trece países de la región (Arroyo, 1992).

Al presente otras investigaciones relacionadas con la profesión de la educación para la salud se encuentran en etapa de planificación o ejecución utilizando metodología variada. Aún con estos esfuerzos, la agenda de investigación en educación para la salud permanece inconclusa. Se evidencia la necesidad de mayores estudios de investigación en las áreas teóricas, metodológicas y prácticas de la disciplina y profesión con particular atención a la realidad puertorriqueña.

En resumen, tanto la revisión documental realizada así como la realidad concreta de Puerto Rico posicionan a la investigación en educación para la salud como un área de preocupación y prioridad de desarrollo en el campo. Algunos de los problemas que se plantean son: la débil estructura conceptual en educación para la salud afecta la orientación y dirección de las investigaciones, la ausencia de rigor metodológico en las investigaciones, la falta de priorización de las necesidades de investigación en el campo, la ausencia de políticas y estructuras de investigación en educación para la salud en las organizaciones y la carencia de adecuados recursos humanos, físicos y fiscales para emprender actividades de investigación en las organizaciones y agencias.

Además de los factores antes mencionados existen otras características y condiciones que prevalecen en Puerto Rico y que se relacionan con la actividad de investigación en educación para la salud:

1. La mayor cantidad de investigaciones en educación para la salud se concentran en las instituciones de educación superior.

2. La limitada actividad de investigación que se genera en las agencias gubernamentales (Departamentos de Salud y Educación) se controla a nivel de la oficina central con recursos externos.

3. No se evidencia la incorporación activa de los educadores para la salud de los niveles operacionales en las actividades de investigación de las agencias.

4. Es difícil obtener evidencia de la utilidad práctica que tienen los resultados y recomendaciones de las investigaciones realizadas en el campo.

5. La falta de sistematización y coordinación de la actividad de investigación en educación para la salud en Puerto Rico impide el desarrollo de teoría y metodología en el campo. El conocimiento generado es de naturaleza fragmentada.

6. Los esfuerzos de investigación en las agencias dependen de los recursos fiscales externos a los que se tiene acceso. Los presupuestos asignados a los programas no son suficientes para emprender iniciativas de investigación.

7. A nivel operacional no existen políticas que fomenten la participación e incursión de los educadores para la salud en actividades de investigación.

8. No se está utilizando a un nivel óptimo la alternativa de generar proyectos de investigación en equipo a nivel interdisciplinario e interagencial.

9. La producción de publicaciones por parte del profesional de educación para la salud en Puerto Rico es limitada.

Tomando como marco de referencia este diagnóstico de la situación de la investigación en educación para la salud en Puerto Rico se ofrecen algunas recomendaciones:

1. Vigilar por la implantación de la política pública de educación para la salud para Puerto Rico la cual fue aprobada en el 1992 (Consejo General de Salud de Puerto Rico, 1992). En este documento se le adscribe una gran importancia y urgencia al desarrollo de la investigación en educación para la salud en la isla. En el documento se establecen los siguientes principios generales de la investigación en educación para la salud:

   a. Vigilar que las orientaciones teóricas y metodológicas de la educación para la salud que se implanten sean debidamente adaptadas y validadas al contexto puertorriqueño.

   b. Desarrollar marcos conceptuales de la educación para la salud propios de la realidad puertorriqueña.

   c. Asegurar el desarrollo y utilización de diferentes diseños, técnicas y metodologías de investigación en educación para la salud.

   d. Desarrollar investigación en salud pública y educación para la salud utilizando el enfoque interdisciplinario.

   e. Ampliar el desarrollo de investigación aplicada e investigación evaluativa del componente educativo de los programas de salud (p.16)

2. Desarrollar mecanismos para lograr una mayor coordinación entre los programas académicos de educación para la salud en Puerto Rico en lo que a investigación concierne.

   a. Realizar investigaciones conjuntas entre la facultad y estudiantes de ambos programas académicos.

   b. Establecer áreas de prioridad de necesidad de información en educación para la salud para de esta forma canalizar los trabajos de investigación de los estudiantes y la facultad. Este esfuerzo de sistematización y acumulación de datos y evidencias podría conducir a la elaboración de teoría en el campo.

   c. Dirigir los trabajos de investigación de los estudiantes de bachillerato en educación para la salud de tal forma que se conviertan en importantes estudios exploratorios. Estos estudios posteriormente podrían servir de base para estudios más profundos por los estudiantes graduados.

3. Institucionalizar las unidades de investigación en los programas formales de educación para la salud de las agencias gubernamentales y no gubernamentales.

4. Crear un Instituto de Investigación en Educación para la Salud independiente administrativamente de las agencias gubernamentales y no gubernamentales pero con una relación de colaboración entre éstas. Éste podría atender áreas de necesidad de investigación, imposibles de realizar en las agencias de gobierno. El instituto podría subsistir con aportaciones externas.

REFERENCIAS

Arroyo, H. (1989). "Identificación de indicadores de fortaleza y debilidad de la profesión de educación en salud en Puerto Rico: base para la redefinición de la política pública". *Revista Salud y Cultura. Año 1, Vol. 1, Núm. 2.: 109-127.* Publicación del Colegio de Profesiones Relacionadas con la Salud, Recinto de Ciencias Médicas, Universidad de Puerto Rico.

Arroyo, H. (1990). "La articulación del Programa de Salud Escolar del Departamento de Instrucción Pública de Puerto Rico con las situaciones éticas, sociales, políticas, económicas y educativas desde el 1945 hasta el 1989: Un estudio historiográfico". Disertación Doctoral, Programa Doctoral en Educación, Universidad Interamericana de Puerto Rico.

Arroyo, H. (1992). "Evaluación de la situación de la educación en salud en América Latina: Un estudio exploratorio sobre fortalezas, debilidades y áreas de necesidad de intervención prioritaria". *Revista Salud y Cultura.* Año 4, Vol.1, Núm.5. p.135-162.

Consejo General de Salud de Puerto Rico (1992). Departamento de Salud de Puerto Rico. *Propuesta para el establecimiento de una política pública para la educación en salud en Puerto Rico.*

Danielsen, J. (1966a). *Origin and Development of Health Education in Puerto Rico* (Publication No.1). San Juan: University of Puerto Rico, Department of Preventive Medicine and Public Health, School of Medicine.

Danielsen, J. (1966b). *Estudio de distribución de tiempo por funciones del educador en salud de Puerto Rico.* (Publicación Núm.2). Editado por Olga P. Batista. Departamento de Salud, Oficina de Investigación Científica, Departamento de Medicina Preventiva y Salud Pública, Escuela de Medicina, Universidad de Puerto Rico.

Danielsen, J. (1966c). *Percepción del educador en salud sobre su profesión.* (Publicación Núm.4). Editado por Olga P. Batista. Departamento de Salud, Oficina de Investigación Científica, Departamento de Medicina Preventiva y Salud Pública, Escuela de Medicina, Universidad de Puerto Rico.

Delgado, C. (1962). "The Development of Health Education in Puerto Rico: A study with particular reference to health educator roles in the Island-Wide Program". A thesis submitted to the University of North Carolina in partial fulfillment of the requirements for the degree of Doctor of Philosophy in the School of Public Health, Chapel Hill.

Informe Anual del Comisionado de Educación (1948-1949). Departamento de Educación de Puerto Rico.

Lube, C., Cebollero, A..(1947). "Puerto Rico Launches an Island-Wide Program of Health Education. Health Educators at Work". *The High School Journal.* Vol.30. No.3., 129-130.

Miller, A. (1946). "The Health Education Program in Puerto Rico". *American Journal of Public Health*, XXXVI, 993-1001.

Oliver, M. (1991). "La representación de los ancianos y la vejez en los textos escolares de escuela elemental utilizados por el Departamento de Educación de Puerto Rico". Disertación doctoral, Programa Doctoral en Educación, Universidad Interamericana de Puerto Rico.

Pacheco, R. (1961). "Public Health Emphasizes the role of the health educator". *Health Educators at Work, 12,* 14-22.

Román, E. (1993). "Percepción de las funciones del educador en salud desde la perspectiva del educador en salud y del supervisor inmediato". Disertación doctoral, Programa Doctoral en Educación, Universidad Interamericana de Puerto Rico.

Santiago, E. (1966). *Participant-Observation of the Work done by Health Educators of the Departments of Health and Education.* (Publication No.3). Department of Health. Office of Research, Department of Preventive Medicine and Public Health. School of Medicine, University of Puerto Rico.

Soto, L. (1991). "Actitudes de la comunidad escolar en torno a la educación sexual: propuesta para un currículo puertorriqueño". Disertación doctoral, Programa Doctoral en Educación, Universidad de Puerto Rico.

Suchman, E. (1966). An Experimental Study of Accident Prevention among Sugar Cane Workers in Puerto Rico. Office of Research. Department of Health and Research Unit. School of Public Health. University of Puerto Rico.

Torres, O. (1971). Demonstration of Approaches to Health Education. Socio-Medical Characteristics of a Sample Population: Aguada, Naguabo, Toa Baja. School of Public Health. Medical Sciences Campus. University of Puerto Rico.

Vélez, C., Colón, R., & Arroyo, H. (1994). Desde Uncinariasis hasta estilos de vida. Crónicas de la educación para la salud en Puerto Rico.

Vélez, C. (1973). "El rol del educador en salud en Puerto Rico, Brasil y Chile". *Anales. Num. 2.* Revista de la Asociación de Educadores en Salud de Puerto Rico.

REPÚBLICA DOMINICANA

*Lcda. Julia M. Brito**

La educación para la salud se le asignó como funciones al equipo de integración comunitaria, al cual le correspondería:

- Orientar en el proceso educativo a los comités, para que a su vez éstos transmitan estos conocimientos a los demás miembros de la comunidad.

- Informar al comité sobre los programas y servicios de SESPAS, que se ofrecen a través de la Clínica Rural y Promotoras de salud.

- Educar al comité de salud y por su medio a la comunidad sobre problemas de salud detectados y analizar sus posibles soluciones.

Se le da continuidad a la educación nutricional a través de los centros de educación y recuperación nutricional, actividad dirigida a las embarazadas y madres lactantes, con el propósito de lograr buenos hábitos alimenticios. El primer centro recibió apertura en el sector San Lorenzo de los Minas, Santo Domingo en el año 1970.

En este programa se realizaron las siguientes actividades:

1. Un estudio de hábitos de alimentación y de audiencia radial llevado a cabo con el Departamento de Investigación de la Universidad Nacional Pedro Henríquez Ureña.

2. Los Centros de Educación y Recuperación Nutricional se convertirían en instrumentos útiles para el proceso educativo nutricional de las comunidades. Esto se traduce en 1,786 charlas de nutrición dirigidas a las madres a nivel nacional.

---

*Educadora para la Salud, Región II de Salud. Santiago de los Caballeros, República Dominicana.

3. Las promotoras proporcionan charlas de nutrición a las madres en zonas rurales habiendo tenido la asistencia de 270,000 madres. Se grabaron 36 programas de nutrición a través de "Radio Popular" y coordinación con "Pro-Familia" se llevaron mensajes de orientación a la población dominicana.

Igualmente útil fue la puesta en marcha del *Libro de recetas a bajo costo*, para ser distribuido gratuitamente a las madres que están bajo el programa nutricional.

4. Otras formas de capacitación: La División de Nutrición de SES-PAS, organizó dos seminarios regionales, y un seminario nacional en coordinación con la Universidad Central del Este y la Oficina Regional de San Pedro de Macoris y Barahona.

Asimismo se celebró un seminario nacional en coordinación con la Sociedad Dominicana de Alimentación y Nutrición en colaboración con OPS/OMS. Se participó en un proyecto de vigilancia nutricional y alimentaria a través de un seminario organizado por FAO y la Secretaría de Agricultura en ocasión de celebrarse el Día Mundial de la Alimentación.

Se realizaron varios cursillos a profesores de la Secretaría de Educación, así como a cocineros que desarrollan funciones en los asilos, guarderías infantiles y hogares.

Se colaboró con CONANI en el proyecto "Estimulación Temprana de la Niñez."

En este período el Programa de Desarrollo de Recursos Humanos de Salud tenía los componentes siguientes:

1. Capacitación de la comunidad.

2. Capacitación de los recursos humanos a nivel de pre-grado.

3. Capacitación de los recursos humanos a nivel de post-grado.

4. Documentación bibliográfica de los recursos humanos.

La SESPAS, consciente del rol que desempeñaban las promotoras dentro del programa de Salud Rural, procedió en 1981 a formular un sistema de educación continua para todo el programa de Salud Rural con las siguientes características.

En la década del 79 al 86, la capacitación del personal nombrado en la división de educación para la salud obedecía a un curso intensivo de un trimestre ininterrumpido con un tiempo de 480 horas, con un contenido de todos los programas de salud. La pasantía se realiza en un hospital público por espacio de dos semanas.

Las universidades ofrecieron la carrera de educación para la salud con 140 a 160 créditos recibiendo el título de Licenciado en Educación para la Salud.

La educación para la salud la realiza una persona nombrada para tales fines, en este momento los educadores regionales y de áreas de las provincias más importantes son licenciados en educación o en educación para la salud y en algunos casos maestros normales en localidades; otros por clientilismo político están desempeñándose en los cargos con títulos de otras carreras o simples bachilleres.

En nuestro país la carrera de educación para la salud se imparte en la Universidad Eugenio María de Hostos en la capital, y en la Universidad Tecnológica de Santiago.

Las universidades que formaban recursos de educación para la salud no están en estos momentos en disposición de impartir la carrera de Educación para la Salud.

A los nuevos educadores por clientilismo político se les están nominando con una formación de otra carrera, o simples bachilleres.

Existe en nuestras instituciones de salud la creencia de que las funciones de educación para la salud son responsabilidad exclusiva del educador por lo que en algunas provincias todavía se exime de esta responsabilidad al resto de los miembros del equipo.

Se deberán fortalecer y consolidar mecanismos y convenios de integración entre las instituciones del sector salud y las instituciones formadoras de recursos humanos a nivel superior, con el propósito de compatibilizar el perfil de dichos recursos con las necesidades institucionales y sociales.

Hoy se hace necesario realizar una investigación operativa para definir el perfil educacional y ocupacional del educador en salud, de acuerdo con las necesidades actuales y futuras de los programas y enfoques de la salud.

Estrategias

a. Establecer convenios específicos de cooperación técnica con las universidades que están formando educadores para la salud.

Explorar opciones de capacitación especializadas en áreas específicas.

Desarrollo de material educativo apropiado.

Se fortalecerán las estructuras adecuadas para desarrollar procesos de educación permanente para la producción de recursos audiovisuales y materiales educativos con el propósito de aumentar la capacidad operativa de los equipos de salud a nivel de área.

b. Desarrollo de un programa específico para la formación de recursos humanos del nivel superior.

c. Establecer convenios con instituciones de otros sectores que hayan desarrollado esta infraestructura.

Investigación

Se deben desarrollar procedimientos técnicos apropiados para el fortalecimiento de la investigación sobre problemas prioritarios de salud.

Estrategias al establecer prioridades de los problemas. Formar grupos de trabajo específicos para la conducción de proyectos de investigación. Aplicamos la encuesta recibida desde México y detectamos que en República Dominicana existe muy poca investigación en educación para la salud.

Funciones y tareas del Educador Regional

a. Supervisar las actividades de educación para la salud de los niveles de área y local.

b. Debe capacitar a los niveles inferiores sobre temas y avances recibidos en el nivel central.

c. Discutir planes con el director regional.

d. Promover la participación social en la solución de problemas que afectan la región.

e. Hacer diagnóstico de situación de salud para conocer los principales problemas de salud.

f. Coordinar con el equipo de salud la programación de las actividades educativas.

g. Actualizar a los niveles inferiores sobre conocimiento científico en temas de salud.

h. Elaborar el plan anual conjuntamente con los educadores de los niveles de área y local.

i. Consolidar las actividades recibidas y enviarlo al nivel superior.

Funciones y tareas del Educador de Área

a. Desarrollar el programa de educación para la salud.

b. Desarrollar actividades de educación para la salud para lograr la participación social de la comunidad.

c. Asesorar al educador local.

d. Orientar al equipo de salud en el desarrollo de sus programas de trabajo.

e. Presentar planes y proyectos al director del establecimiento tendente a mejorar las condiciones de salud de la población.

f. Planificar las actividades de educación enviando copias al nivel regional.

g. Enviar el informe mensual del educador regional.

h. Organizar a la comunidad en el mejoramiento de sus problemas.

i. Velar por que la comunidad demande los servicios que le ofrece el hospital.

j. Lograr la participación de la comunidad en la solución de sus problemas de salud.

k. Proponer la educación para la Salud con instituciones no gubernamentales.

l. Asesorar los supervisores de promotores en el desarrollo de sus actividades educativas.

m. Mantener comunicación y buenas relaciones humanas con el equipo de salud.

n. Colaborar con grupos organizados de la comunidad en la planificación de actividades de educación para la salud.

Requisitos del personal que realiza funciones de educación en salud

Primer nivel local

Este nivel estará representado por un sub-centro de salud u hospital, ubicados estos en los mismos municipios o distintos municipios.

El educador local devenga un sueldo de 1,500 pesos y debe reunir los siguientes requisitos:

a. debe ser maestro normal primario o profesor de la carrera de educación en una universidad reconocida.

b. Debe recibir un adiestramiento sobre los programas de salud.

c. Enviar mensualmente un informe al educador de área de sus actividades.

d. Presentar al director del establecimiento el plan de trabajo mensual.

Nivel de área

Está representado por un hospital de área cuya ubicación corresponde a un municipio o provincia.

Debe ser un licenciado en educación para la salud o licenciado en educación.

Si es licenciado en Educación debe recibir adiestramiento de los programas.

a. Celebrar reuniones con grupos organizados de la comunidad para analizar problemas de salud que se presenten.

b. Preparar material educativo para supervisores de promotores para apoyarlos en sus actividades educativas.

c. Asistir a eventos y cursos de capacitación que convoque el nivel central.

Nivel central

Es un nivel normativo, el cual está constituido por el Director y Supervisor del Departamento de Educación para la Salud.

El director debe ser licenciado en educación o educación para la salud. Debe tener una maestría en educación para la salud de una universidad extranjera.

Organización profesional

La Asociación de Educadores para la Salud se fundó en el año 1985. En la actualidad se está pensando reorganizarla y afiliarla a la A.D.P., "Asociación de Profesores." Se aspira integrar a los supervisores de los promotores de salud en dicha asociación.

BIBLIOGRAFÍA

Taller para Elaboración de Normas y Procedimientos de Educación para la Salud. Jarabacoa, 1989. Con participación de educadores de los niveles nacionales, regionales y locales. Consultor: Dr. Gabriel Meía. OPS, Costa Rica.

Educación para la Salud. Lcda. Rosa Borrel, OPS, República Dominicana.

URUGUAY*

María Olga Alvez / Susana Bragaña
Elsa Ferradini / Andrés Giacoia

Trasfondo histórico, legislación y política pública

La educación para la salud forma parte de nuestra forma de vida, la cual ha pasado por varias etapas, desde la forma más sencilla de normas de higiene hasta el nivel de participación del individuo, la familia y la comunidad.

La educación para la salud en nuestro medio forma parte de las condiciones tanto geográficas como sociales previstas por las Autoridades de la República Oriental del Uruguay.

Particularmente, nuestro país se identifica por las siguientes condiciones:

1   Situado entre los paralelos 30 y 35 grados de Latitud Sur y los meridianos 53 y 59 grados de Longitud Oeste.

2.   Extensión geográfica de 176.215 Km.² que lo hace el más pequeño de todos los países sudamericanos y el lugar más distante de su Capital Montevideo, es algo más de 600 Km.

3.   República independiente desde el 25 de agosto de 1825. Su gobierno es constitucional-democrático-republicano.

4.   Población –según datos del VI Censo de Población de 1985 de 2,955,241 habitantes, parte de la cual el 44% está radicada en su Capital y toda la población posee un índice de urbanización del 87.3%.

---

* Este análisis fue elaborado por los educadores para la salud profesionales que se mencionan en el documento

5. Analfabetismo, en orden del 4.25% (1985), dado que la enseñanza es pública, gratuita y laica, de carácter obligatorio en los niveles primario y secundario (primer ciclo).

6. Indicadores sanitarios relacionados con una tasa de natalidad de 17%; una esperanza de vida de 71.6 años; una mortalidad general de 9.5%; e infantil del 20.9% y con las siguientes causas de muerte: enfermedades cardíacas, tumores malignos, accidentes, infecciones respiratorias agudas y neumonías, diabetes y ciertas afecciones agudas originadas en el período y neumonías, diabetes y ciertas afecciones originadas en el período prenatal según los datos de la División de Estadísticas del Ministerio de Salud Pública.

7. Según el Art. 44 de la Constitución vigente "El Estado legislará todas las cuestiones relacionadas con la salud e higiene pública, procurando el perfeccionamiento físico, moral y social de todos los habitantes del país." "Todos los habitantes tienen el deber de cuidar su salud, así como el de asistirse en caso de enfermedad. El Estado proporcionará gratuitamente los medios de prevención y asistencia tan sólo a los indigentes o carentes de recursos suficientes."

8. Cuenta con una organización de la salud, constituida históricamente por un sector público siendo su principal prestador de servicios el Ministerio de Salud Pública y también un conjunto de servicios de los Ministerios de Educación y Cultura, Defensa, Interior, Banco de Previsión Social, Universidad de la República, entes autónomos, servicios descentralizados y gobiernos departamentales (Intendencias), y por el sector privado, un conjunto de instituciones de asistencia médica colectiva.

En nuestro medio la educación para la salud comienza por la preocupación de la higiene, tomada en forma objetiva, desde el origen de la nacionalidad.

En la base de los problemas sanitarios en los programas escolares aprobados por el Instituto de Instrucción en 1847, figuraron algunos conceptos relacionados con la higiene y sobre todo con las enfermedades llamadas pestilenciales, tales como la viruela, cólera y fiebre amarilla.

En 1908, por decreto del poder ejecutivo, al Cuerpo Médico Escolar, entre otras funciones, se le encomendó la vigilancia de la higiene en las escuelas.

En 1916, la Facultad de Medicina funda una nueva Cátedra Autónoma de Higiene y a la vez el Uruguay entra en el movimiento mundial en materia de prevención, como miembro activo de la Oficina Sanitaria Panamericana con sede en Washington, de la Oficina Internacional de Higiene Pública con sede en París y de la Sociedad de las Naciones Unidas, cuya Sección de Higiene realiza trabajos de importancia mundial.

A raíz del memorable movimiento de José Pedro Varela en 1877, se coloca la asignatura de Higiene y Biología en los programas de cuarto año de enseñanza secundaria, lo mismo en la Universidad del Trabajo, Institutos de Formación de Maestros, Facultades de Agronomía, Veterinaria y sobre todo, la extensión de conocimiento de la población de acuerdo con las ideas modernas, que en el momento tuvo real importancia.

En 1929, por iniciativa del profesor doctor José Scosería, en ese entonces presidente del Consejo Nacional de Higiene, se fundó en ese organismo, la Oficina de Educación y Propaganda, que ofreció a la población de Montevideo la exhibición de filmes, cursos, mensajes radiales, instalación de murales, distribución de cartillas y volantes. La mencionada oficina funcionó hasta 1933, en que fuera reorganizada, creándose en el Ministerio de Salud Pública, el Departamento de Educación Sanitaria.

El 12 de enero de 1934, en la gestión ministerial del doctor Eduardo Blanco Acevedo, fue promulgada la Ley Orgánica de Salud Pública, que establece concretamente en el Inciso Noveno del Artículo Segundo lo siguiente: "Propender a la Educación Sanitaria del Pueblo." Con los elementos provenientes de la Oficina de Educación y Propaganda, como el fruto de una orientación moderna y de una actividad solidaria con el Servicio Cooperativo Interamericano de la Salud Pública, se realizó una nueva reorganización en especial: la preparación de personal especializado (Año 1944).

En 1950, el Director del Departamento de Educación Sanitaria y Sanidad Internacional, está de acuerdo que la educación sanitaria es un elemento fundamental en progreso de la higiene pública con una metodología adaptada al medio, la preparación de personal y la coordinación de los planes de acción. Se hace especial mención a la formación de educadores sanitarios.

En 1957, la Consultora Regional de Educación Sanitaria de ICA (International Cooperation Administration, Public Health Division con sede en Washington), Sra. Mary Jo Kraft recurre a las normas de Educación Sanitaria para la preparación profesional en el área, el planeamiento de los servicios a nivel nacional y la preparación de otros trabajadores de Salud Pública. Se unifican criterios acerca de los factores de selección de los aspirantes para la preparación del Profesional Educador Sanitario con el total apoyo del Servicio Cooperativo Interamericano de la Salud Pública y con los auspicios del Gobierno de Uruguay y los Estados Unidos (Año 1944).

En 1957, de acuerdo a las condiciones previstas, no sólo de estudios académicos universitarios, sino del nivel dentro del escalafón ministerial; experiencia y actitudes personales, y por resolución del poder ejecutivo, se formó el primer educador sanitario, para la prestación de servicios relacionados con los programas de salud a nivel nacional, ejecutados a través de los Centros de Salud y que contó con la consultoría de ICA.

En 1960, por Resolución de poder ejecutivo se formaron tres educadores sanitarios previstos por el Programa de Salud Pública Rural (Convenio Uruguay 5) que realizan los estudios en la Universidad de Puerto Rico.

En 1962, los cuatro educadores sanitarios –existentes hasta el momento– realizan el primer proyecto de la reorganización del Departamento de Educación Sanitaria, así como la elaboración de programas a nivel nacional y local.

En 1962, se organiza el Primer Curso para Maestros Orientadores en Educación Sanitaria, para actuar a nivel escolar.

Luego en sucesivos períodos se formaron más educadores para la salud en las Universidades de Santiago de Chile y Sao Paulo (Brasil), como necesidad sentida de los servicios y programas de salud del Estado.

Acontecimientos posteriores los constituyen:

- En 1973, en términos de renovación conceptual el Departamento de Educación Sanitaria, pasó a denominarse Departamento de Educación para la Salud, en cuya oportunidad contó con dos educadores para la salud de reciente formación, quienes por orden superior actuaron sin establecer vinculación con los educadores profesionales del grupo precursor.

- Entre 1974 y 81, se forman tres educadores para la salud en Sao Paulo;

- Desde 1981-83, por primera vez se asigna la Dirección del Departamento de Educación para la Salud a un educador profesional. Hasta el momento siempre había estado en poder de profesionales médicos;

- La realización del Primer Curso de Auxiliares de Educación para la Salud, organizado y ejecutado por el Departamento de Educación para la Salud del Ministerio de Salud Pública (1982);

- En el período comprendido entre 1990-93, el Departamento de Educación para la Salud fue reorganizado como División de Educación para la Salud, contando con los Departamentos de Metodología de la Educación y Comunicación Social;

- En 1981, por sistema de concurso de oposición y mérito se integran dos educadores para la salud a la Dirección Nacional de Sanidad de las Fuerzas Armadas, actuando dentro de la Órbita del Ministerio de Defensa Nacional. Integran el Servicio de Educación para la Salud, en cuya jefatura está un educador profesional;

- En 1989, se presenta el Proyecto de Nuevos Educadores para la Salud, uno para Montevideo y otro para el interior del País, para formar la red de educadores profesionales para la salud a nivel nacional;

- En 1993, vuelve a su denominación anterior la División de Educación para la Salud, pasando a llamarse Departamento de Educación para la Salud y pierde la profesión la dirección del mismo, hasta el momento el cargo queda vacante;

- En 1993, a nivel de la Dirección Nacional de Sanidad de las Fuerzas Armadas, se implanta un Curso para Auxiliares de Educación para la Salud (el primero en ese Organismo) y se estipula –debido al éxito del mismo– la continuación de la formación del recurso humano, con la supervisión de los educadores para la salud profesionales.

- La actividad más reciente ha sido el Primer Taller de Educación para la Salud y Participación Social de nivel internacional, organizado por la OPS y el Ministerio de Salud Pública que permitió evaluar los enfoques metodológicos aplicados hasta el momento (1993).

Marco ideológico y filosófico

En la década del 50 se percibe la necesidad de contar con un elemento de integración entre los diferentes programas de salud existentes. Ante ello surge la educación para la salud como una estrategia que viabiliza la operatividad coherente de los diferentes programas con la finalidad de mejorar la calidad de vida de la población.

En esta primera etapa la educación para la salud tuvo un enfoque predominantemente cognoscitivo donde se decía a las personas "lo que debían hacer" para evitar enfermar o morir, en la creencia de que era relativamente fácil lograr hábitos y conductas adecuadas de salud a través de la mera información sanitaria.

De acuerdo a la problemática de salud existente en ese momento, no sólo en Uruguay sino en toda Latinoamérica, la finalidad de la educación para la salud era la de implantar acciones dirigidas a proteger a la madre y al niño y a la protección de la persona frente a enfermedades prevenibles por medio de la vacunación. Esta filosofía mostraba una relación unilateral del proceso educativo , donde la población cumplía un papel mayoritariamente pasivo, en espera de las soluciones que le brindaban los servicios y el personal de salud. Así se fomentaba la dependencia con los servicios y no generaba la responsabilidad y compromiso por parte de los usuarios.

En la década del 60, las autoridades sanitarias preocupadas por los aspectos de la salud pública, encaran las acciones de promoción de salud y prevención de enfermedades contemplando la interacción entre el hombre y su ambiente. Surgen así proyectos comunitarios de extensión de agua potable, eliminación de excretas, huertas familiares, entre otros, donde la educación para la salud enfatiza la participación de la gente en la búsqueda de soluciones a los aspectos de salud. Así la educación para la salud asumió patrones de funcionamiento de diversa índole donde en ciertos casos desdibujaron los límites de su quehacer.

En la década del 70 este aparente avance de la educación sufre un estancamiento debido a que el sector público toma una filosofía de trabajo basada fundamentalmente en la prestación de servicios y a su utilización por parte de la comunidad. Sin embargo, diferentes organizaciones no gubernamentales se responsabilizan de continuar con la filosofía iniciada en la década del 60 y salvaguardar los principios de responsabilidad y participación de la protección de la salud.

Es a partir de la declaración de Alma Ata, donde se reconoce que el comportamiento está influido por múltiples factores, entre ellos, las condiciones sociales, culturales, económicas, políticas y educativas a nivel de las diferentes comunidades. Esto significó reconocer que no sólo los trabajadores de la salud, sino que toda la población en sus diferentes niveles de responsabilidad y competencia, tienen una función vital que cumplir en el fomento y mejoramiento de la salud de toda la comunidad.

Desde esta perspectiva, de una educación para la salud intervencionista, se pasa a una socialmente participativa en la idea de valorar la capacidad que tiene la gente de pensar, sentir y actuar constructivamente para identificar y resolver sus problemas de salud.

Actualmente se entiende que la promoción de la salud no es una responsabilidad exclusiva del sector salud, sino que deben intervenir además otros sectores, como así también grupos privados y personas en general que conforman la sociedad.

Por otra parte, la educación para la salud se fortalece con nuevas propuestas metodológicas basadas en la investigación y la acción participativa, imprescindibles para trabajar con una percepción real de los conocimientos, creencias, actitudes y prácticas de la población en relación a la salud y su estilo de vida.

Este marco referencial favorece la readecuación de los programas, la implantación y mejoramiento de las acciones educativas a nivel institucional, comunitario y poblacional.

El desafío actual es instrumentar los aspectos metodológicos –de acuerdo al perfil epidemiológico del país– que permitan crear una estrategia educativa tendiente a fomentar y cuidar la salud de las personas, a través de la práctica de hábitos favorables de vida.

Metas y objetivos

En este momento, el propósito de la educación para la salud está destinado a lograr el bienestar de la población en función de las características poblacionales y el perfil epidemiológico existente, tendiendo a elevar su calidad de vida. Tiene como objetivos prioritarios:

- formar personal a nivel profesional (educadores para la salud), para poder normatizar las acciones de educación para la salud a nivel nacional, departamental y local;
- capacitar a personal técnico, para dar continuidad a la tarea de educación para la salud a nivel operativo;
- instrumentar metodológicamente las acciones educativas tendientes a fomentar y cuidar la salud del adulto como también prevenir y disminuir los riesgos por accidentes, consumo de tabaco, alcohol y otras drogas, así como el control de enfermedades como el SIDA y otras;
- realizar estudios e investigaciones que permitan identificar los conocimientos, creencias, actitudes y prácticas de las personas

para implantar con mayor efectividad las actividades educativas y de participación comunitaria;

- integrar una asociación gremial a nivel nacional que permita la actualización y el intercambio a nivel nacional e internacional; y

- mantener una capacitación permanente de los recursos ya formados y realizar cursos de actualización para complementar la acción del grupo de educadores para la salud.

Para que estos objetivos se puedan alcanzar es necesario que se constituya un respaldo a la labor de la educación para la salud, en toda acción que así lo requiera, a nivel nacional, la cual el gobierno debe apoyar en su quehacer legislativo y ejecutivo, mediante la instrumentación de un escalafón propio, normatización y otros mecanismos que le otorguen a la educación para la salud, la ubicación que estratégicamente se merece, que en muchas oportunidades se le brindó pero que debido a la modificación de políticas estatales no tuvo permanencia en el tiempo.

Al no contar con las condiciones imprescindibles de capacitación del RR.HH. y estructurales a nivel gubernamental, se tendrá que continuar trabajando según el ritmo que imponga el propio medio. No podemos definir el corto, mediano y largo plazo, ya que estaríamos planificando sin una base sólida.

Formación de personal

El personal actuante a nivel profesional se forma fuera del país, ya que no existen centros de formación de educación para la salud.

Por el momento existen diferentes modalidades de capacitación del personal:

Técnico en Educación para la Salud:
- Ministerio de Educación y Cultura

  Maestras Orientadoras en Educación Sanitaria

  (realizado por única vez en el año 1962).
- Ministerio de Salud Pública

  Carga horaria 240 hs. (realizado por única vez en el
  año 1983)

- Dirección Nacional de Sanidad de las Fuerzas Armadas
Carga horaria 180 hs. (uno por año desde 1993).

Módulos o cursos especializados en:

- Institutos de formación docente
- Escuelas universitarias
Nutrición
Enfermería

Educación en servicio a nivel de auxiliares de nivel público y privado:

- de enfermería
- de farmacia
- de perfeccionamiento de enfermería
- de CTI, a nivel de adultos y niños

Capacitación en servicio al personal actuante a nivel operativo en los programas dependientes del Ministerio de Salud Pública.

Capacitación de personal en instituciones gubernamentales o no gubernamentales, que lo requieren.

Tareas y funciones del personal

A la denominación de Educación para la Salud se le asigna por lo menos tres acepciones y se realiza:

- **A nivel profesional:** Educador para la salud pública, quien participa en el diseño de estrategias, en la planificación de proyectos y programas, asesoramiento, docencia, capacitación e investigación. Tiene real importancia en la supervisión de otros efectores de acciones educativas a nivel intermedio.

- **A nivel de otras profesiones:** Asistentes sociales, enfermeras, nutricionistas, médicos, odontólogos y otros miembros del equipo de salud que trabajan a nivel de su área específica. Les compete la realización de las acciones educativas a nivel local. Son multiplicadores de la acción educativa.

- **A nivel de la propia población o fuerzas vivas de la sociedad.** Son multiplicadores o promotores de la acción educativa a nivel operativo de programas específicos.

Nota: Se definen características claras en el personal que actúa en los dos primeros niveles, luego se desdibuja, debido a que no están debidamente normatizadas las acciones. Existe una característica básica que es común en todos: la voluntad de realizar educación para la salud de acuerdo a nuestra realidad.

Programas, proyectos e investigación

El impacto del trabajo ha llevado a que todas las instituciones, públicas o privadas, de una forma u otra soliciten el aporte metodológico, dentro y fuera del sector salud, lo que nos muestra la necesidad de trabajar con esos sectores, que demuestra que la salud es multifacética.

Nota: Se hace imposible enumerar los programas, proyectos e investigaciones realizadas y especificar las áreas, ya que a título de ejemplo se puede mencionar que se ha trabajado aún en aquellas acciones de salud que no están dentro del perfil epidemiológico del Uruguay, como lo es el cólera, malaria, rabia, etc. En todos los demás existen antecedentes.

Organización profesional

Existen esfuerzos aislados. A nivel del profesional de educación para la salud, se agrupa en asociaciones internacionales, pero no existe a nivel nacional la agremiación.

Existe interés en abordar este tema, pero el número de profesionales y el tiempo disponible, hacen por ahora este punto abordable a mediano plazo.

Retos y planificación futura

A continuación se detallan algunos puntos que definen la posición de la educación para la salud en el país:

- programas aislados
- falta de apoyo institucional, y por lo tanto de una política gubernamental, aunque la educación para la salud pública, aún

sin un perfil bien definido está en toda su exposición o posición política, independiente del sector al cual pertenezca.

- no existe un lugar a nivel nacional, donde se forme el personal a nivel profesional, por lo cual no existe un reconocimiento a la profesión. El medio no ofrece oportunidades de reactualización o especialización. Se debe concurrir a encuentros fuera del país, lo cual influye en los costos y el tiempo, entre otros factores.

- revisión de "dónde se encuentra la educación para la salud en el Uruguay", lo cual este documento ha ayudado a repensar.

- que el poder gubernamental y las instituciones tanto públicas como privadas reconozcan la profesionalidad del educador para la salud.

- contar con el apoyo internacional para poder implantar cursos de educadores para la salud en el país.

- necesidad de contar con una remuneración al cargo, acorde a la responsabilidad que se le otorga y que permita una dedicación total.

- necesidad de capacitar al educador para la salud en el área de la investigación con el fin de participar en programas que midan el impacto o el efecto de la realización de las acciones educativas.

Otros aspectos

Se hace importante destacar que la labor realizada por el grupo, ha traído como consecuencia satisfacción y gratificación individual, ya que por razones de tiempo y trabajo entre otras, los educadores para la salud profesionales, no tienen la oportunidad de trabajar para ellos, como lo han hecho por causa de esta tarea. Se agradece la oportunidad de habernos hecho reunir para cumplir un objetivo propio.

VENEZUELA[*]

I. Antecedentes

Ha sido interés de las Cátedras de Educación Sanitaria y de Ciencias Sociales organizar encuentros egresados de los Cursos de Educación para la Salud de la Escuela de Salud Pública. Esto, con el fin de crear un espacio para el análisis de la teoría y la práctica de la Educación y la Promoción así como para revisar la producción de conocimientos y experiencias nacionales. Sin embargo, por distintos motivos no habían podido efectuarse y además, que el tema en cuestión era abordado también, en otras reuniones.

Por otro lado, para el año 1992, se estuvo gestionando, a través de la Escuela de Malariología la organización del I Encuentro Andino para la Educación y la Promoción en Salud, el cual tampoco pudo realizarse en nuestro país. Es así como entonces se llevó a cabo en la ciudad de Lima, en los días comprendidos del 29 de septiembre al 2 de octubre de este mismo año. Para dicho evento se contó con el auspicio del Ministerio de Salud de Perú, el convenio Hipólito Unanue y Save the Children UK. Su organización estuvo bajo la responsabilidad de la Oficina Regional Latinoamericana de Educación para la Salud.

La representación de Venezuela, para esta reunión estuvo a cargo de la Lcda. Gladys Castillo como miembro del Programa SIDA del Ministerio de Sanidad y Asistencia Social y de la socióloga Carmen Teresa Rendón, profesora de la Escuela de Salud Pública.

---

*El presente documento constituye una síntesis del informe sobre el *Taller Nacional de Promoción y Educación para la Salud* realizado del 25 al 26 de julio de 1994 en la Escuela de Salud Pública de la Universidad Central de Venezuela. El taller estuvo coordinado por la Prof. Camen Teresa Rendón. El documento de referencia fue remitido por la profesora Lía Tovar de Martínez, Jefa de la Cátedra de Educación para la Salud, Escuela de Salud Pública, Universidad Central de Venezuela.

Además de los aportes de los representantes de los distintos países dos aspectos fundamentales se deben mencionar, como producto de la reunión: Uno se refiere a la propuesta de creación de un Foro y Escuela Andina para la Educación y la Promoción de la Salud, la cual fue un aporte del grupo de Lima. El otro, se refiere a la designación de un grupo de vigilancia o seguimiento del encuentro, que a su vez, debía ser promotor inicial del Foro Andino, aceptado por los participantes como "espacio de trabajo permanente y mecanismo de seguimiento de los acuerdos y resoluciones". El mencionado grupo fue conformado por: Fernando Díaz Romero, de Bolivia; María Elena Andrade, de Colombia; Marcelo Yépez del Ecuador; Luis Salazar Ochoa, de Perú y Carmen Teresa Rendón de Venezuela. Se solicitaba que en cada país, a su vez, se gestionara la organización de equipos de trabajo y la realización de eventos como espacios para la discusión.

Lo anteriormente expuesto sirve de fundamento para la organización de esta Reunión Nacional de Educación y Promoción en Salud con el fin de lograr la incorporación de diferentes organismos en la búsqueda de espacios para la reflexión sobre la teoría y la práctica de la Promoción y de la Educación y revisar el papel que le corresponde en la definición de políticas y en la construcción de alternativas de transformación de los sistemas de salud en el Área Andina y particularmente en el país.

II. Objetivos

A. Revisar el marco conceptual y la práctica de la promoción y educación en salud en el país.

B. Analizar la Educación para la Salud en el marco de la formación y desarrollo de recursos humanos.

C. Diseñar propuestas estratégicas y construcción de viabilidad para una nueva gestión en salud, con base en la promoción y en la educación.

D. Analizar propuesta de Foro Andino de Promoción y Educación para la Salud.

III. Participantes

Para esta reunión se tuvo especial interés de contar con la asistencia de representantes de diferentes organismos del sector público. Los invitados pertenecían a las alcaldías de los Municipios Libertador, Baruta y Sucre; Ministerio de Educación, Ministerio de la Familia, Ministerio de Sanidad y Asistencia Social, y de los Departamentos de Medicina Preventiva y Social de la Escuela de Medicina, y egresados de los Cursos de Educación para la Salud de la Escuela de Salud Pública. Se logró reunir un total de 35 participantes quienes tuvieron la oportunidad de intervenir en las mesas de trabajo, en las conferencias y en las plenarias previstas.

Es bueno puntualizar que para esta reunión se dio preferencia al sector público toda vez que se buscaba, además de su integración, tener la oportunidad de analizar las políticas gubernamentales, las estrategias y las experiencias de trabajo. Posteriormente, en sucesivas reuniones se buscaría la incorporación de organizaciones no gubernamentales para el fortalecimiento de esfuerzos conjuntos en el campo de la Promoción en el País.

IV. Desarrollo de la reunión

El proceso cumplido durante la reunión respondió a la agenda prevista, sin haberse producido cambios en la misma. La dinámica de trabajo estuvo marcada por (a) la realización de tres conferencias centrales, (b) la discusión de grupos y (c) las plenarias.

A. Conferencias Centrales

1. *La promoción y la educación para la salud en América Latina: presente y futuro.* La misma fue dictada por la Dra. Rutilia Calderón, asesora de Recursos Humanos OPS/OMS en Venezuela. La doctora Calderón expuso una conceptualización de la Promoción y la Educación desde una perspectiva global de desarrollo e invitó a la revisión de los espacios que debe tener dentro de una visión de la salud como un concepto positivo. Hizo énfasis en el contenido de la Carta de Ottawa para la promoción de la salud resaltando los puntos centrales de la misma. Se mencionan: la necesidad de elaboración de una política sana, la creación de ambientes favorables, el reforzamiento de la acción comunitaria, el desarrollo de las aptitudes personales y la reorientación de los servicios sanitarios.

2. El psicólogo Rafael Rivas, Director Social para la Salud del Ministerio de Sanidad y Asistencia Social, disertó sobre el tema *La educación para la salud en Venezuela*. El ponente hizo una exposición fundamentada en las políticas establecidas en el Ministerio. Especial referencia hizo a las líneas de acción entre las cuales se destacan: La reafirmación del papel Rector del Ministerio de Sanidad y Asistencia Social en el sector salud; la necesidad de garantizar equidad a la población en el acceso a bienes y servicios; mejorar la calidad de los servicios, privilegiar la atención primaria de la salud enfatizando en las acciones de promoción. Igualmente en su disertación expuso la misión de la Dirección a su cargo, la cual es la promoción de la salud, con énfasis en los componentes de educación y participación comunitaria, contribuyendo de esta manera a mejorar las condiciones y calidad de vida de la población. Finalmente hizo referencia a los objetivos, lineamientos programáticos y estrategias previstas por la Dirección de Promoción Social para la Salud.

3. A la Soc. Carmen Teresa Rendón le correspondió abordar el tema: *La promoción y educación en los procesos de gestión en salud*. La profesora Rendón inicia su disertación conceptualizando el proceso de salud-enfermedad como un hecho determinado socialmente, caracterizándolo dentro de un marco histórico, político y cultural. Hizo mención de la necesidad de pensar más en un proceso de salud-vida, toda vez que la enfermedad es un episodio en ese proceso. En ese sentido, hizo referencia a la situación actual en los niveles de salud de grupos de población, reflejado en el comportamiento de los indicadores, para luego hacer consideraciones críticas del modelo de gestión actual, el cual sólo busca la atención de las demandas sin una visión integral de la salud de la colectividad limitándose entonces a la atención de la enfermedad.

Otro punto al cual hizo referencia es al modelo de planificación imperante el cual dificulta una visión integral de los problemas de salud a nivel local, así como de los procesos causales que permita desencadenar una gestión más pertinente a las necesidades.

Con respecto a la educación y a la promoción, indicó que de acuerdo al paradigma vigente la educación y la promoción no tienen un "espacio" ni relevancia. Se presentan fuerzas restrictivas que se ubican en un plano ideológico y de conceptualización de la promoción y especialmente de la educación la cual determina una práctica infructuosa que no se corresponde con la verdadera situación o necesidad existente, sin ningún impacto importante.

Finalmente destacó la necesidad de desarrollar el capital humano, revisar los modelos de gestión y el papel que le corresponde asumir, dentro del Sistema de Salud, a la red primaria de atención primaria para que con una visión integral, asuman la misión que les corresponde.

Para ello, indicó que era necesario fortalecer la estructura y función de los ambulatorios mediante la propuesta de líneas estratégicas como la atención médica integral, la investigación operativa con una metodología de investigación-acción que incorpore a los distintos actores involucrados a nivel local; la capacitación de personal especialmente en métodos y técnicas para el trabajo comunitario, el sistema de registro y análisis de información para así propiciar el pensamiento estratégico para una gestión donde realmente se privilegie la educación y la promoción en salud, dentro de un plan integral de desarrollo local.

B. Grupos de trabajo

En la reunión se le consideró como la actividad más importante. Para su orientación, se tenían previstas unas guías contentivas de temas generadores para la discusión.

Como documentos básicos, para la discusión en grupos, se mencionan la Carta de Ottawa para la promoción de salud; promoción de la salud y equidad, declaración de la Conferencia Internacional de Promoción de la Salud, celebrada en Santafé de Bogotá, 1992; la propuesta del Foro Andino de Promoción y Educación para la Salud, presentada por el grupo de Perú en el I Encuentro Andino en 1992, el Boletín Saludosmil, órgano divulgativo del Foro Andino y documentos de la Dirección de Promoción Social para la Salud.

Una vez finalizado el lapso de tiempo asignado para la discusión, se pasaba a las plenarias para la presentación de los resultados obtenidos en cada grupo.

A continuación, en un párrafo aparte, se incluyen los informes pertinentes.

1. Conclusiones de los grupos de trabajo: Grupo 1:

a. La educación en salud es una estrategia de la promoción y de los servicios de salud, la cual debe enfocarse en un sentido positivo y enmarcado en una relación salud/vida donde, entre otras cosas, se busque el rescate de los espacios que le corresponden y se dirijan acciones para la reducción de los procesos causales generadores de problemas de salud.

b. El espacio de planificación y programación debe ser local, tomando como eje principal al ambulatorio interrelacionado con los demás sectores e incorporando a un equipo multidisciplinario y a la comunidad para que los esfuerzos sean mancomunados.

c. Es importante reforzar en los procesos comunicacionales la imagen de los organismos responsables de atender la salud colectiva haciendo énfasis en las técnicas de comunicación más adecuadas para lograr un mayor impacto y receptividad de los mensajes. También es una necesidad revisar la imagen que se tiene de lo que es la educación y promoción en salud.

d. Existen factores condicionantes en los actuales momentos que pueden favorecer la aplicación y desarrollo de planes y programas en el área de promoción y educación en salud como son: La situación actual de crisis socio-económica del país que puede influir en el desarrollo de un pensamiento estratégico para proponer alternativas válidas, la existencia de políticas explícitas en el ámbito de la promoción y educación en salud por parte de algunos sectores (Educativo, Salud), y la existencia de una infraestructura y recursos humanos disponibles.

e. La situación económica del país influye en la situación de salud lo cual, además de políticas globales de desarrollo, plantea la necesidad de generar un proceso educativo con la población, los dirigentes políticos y comunales, así como el personal que trabaja en los servicios de salud, para optimizar los recursos y garantizar mayor viabilidad e impacto en las acciones.

f. Uno de los aspectos que hoy día es necesario es la firma de acuerdos para que los esfuerzos sean mancomunados. La aplicabilidad y funcionalidad de éstos es un punto importante de tomar en cuenta. Los recursos humanos existen y con formación. Lo que se requiere es sensibilizarlos para unir esfuerzos y lograr efectividad. Esto justifica mayor vigilancia, control y voluntad política.

g. Es necesario que en las políticas de salud se privilegie la promoción. Otro aspecto bien importante es la necesidad de los recursos humanos. El personal no se siente con entusiasmo. Se ha planteado que están dadas las condiciones para la promoción de la salud. El resto es definir y/o encontrar unas líneas básicas de acción.

h. Se tiene que estimular la participación comunitaria por lo que la educación en salud tiene que ser vista como una educación para la participación, constituyéndose entonces en un medio y un fin en sí misma.

i. Otro aspecto importante es la unificación del mensaje que se va a transmitir a la población lo cual tiene que ver con el modelo de gestión y políticas globales de desarrollo.

j. Cuando se habla de educación para la salud, es necesario ubicarla como parte de la promoción. Al plantearse la construcción de un proceso de salud-vida es necesario pensar en el aspecto que se tiene que ocupar para lograr un ciudadano más feliz. El reto es gerenciar una propuesta de gestión pública diferente. Rescatar el papel rector de las políticas públicas.

k. La falta de sensibilización de los funcionarios ha sido producto de la creación de un patrón de comportamiento que se ha producido como consecuencia de procesos políticos partidistas. Es necesario entonces elaborar criterios de selección y de desarrollo de los recursos humanos.

l. Apoyar la gestión municipal en la promoción y educación para la salud, coordinando con los distritos sanitarios y los distritos educativos para lograr sistemas locales. En este sentido, el Ambulatorio debe ser el punto de encuentro para desarrollar programas y servicios de promoción de la salud y educación.

m. Apoyar el sistema médico familiar, como modelo para propiciar los programas de promoción y educación.

n. Incorporar a docentes del Ministerio de Educación en cursos y programas de extensión de la Escuela de Salud Pública. Asimismo, debe promoverse la formación de promotores de salud para el nivel informal.

o. En lo que respecta a los elementos oponentes o facilitadores para un adecuado desarrollo de la promoción y educación en salud en el país, el grupo enumeró los siguientes:

(1)   Elementos oponentes:

(a)   Desmotivación del personal, producto de situaciones irregulares en el mismo proceso de administración de recursos humanos.

(b)   Falta de apoyo, como consecuencia de una concepción que considera que este tipo de programas no ayudan para los fines político-partidistas.

(c)   Falta de continuidad en las políticas y programas.

(d)   La crisis económica de las familias, lo cual, aunado a la desvalorización de la salud, dificulta los intentos de propuestas de desarrollo.

(e)   Problemas de orden ideológico y de orden conceptual dificultan:

(f)   la asignación de recursos.

(g)   la capacitación y motivación del personal.

(h)   La coordinación inter e intrasectorial.

(2) Elementos facilitadores:

(a)   El hecho de que actualmente existen políticas establecidas que privilegien la promoción.

(b)   El hecho de reconocer que no nos estamos comunicando bien.

(c)   El reconocimiento, por distintos grupos y organismos, de que por sí solos no pueden resolver los problemas de salud.

(d)   Un aspecto importante de destacar es que se cuenta con una infraestructura adecuada que permite la operativización de planes y estrategias.

(e)   Se cuenta con un cuerpo de leyes, por ejemplo, Ley de Descentralización, Ley de Régimen Municipal, entre otras.

(f)   Hay experiencias y propuestas concretas para el trabajo comunitario que pueden servir de referencia para la introducción de cambios a nivel local. Se destacan, entre otras, experiencias en la Dirección de Promoción Social, en Ambulatorios de Medicina Familiar, en el Proyecto de Gerencia de la Escuela de Salud Pública, etc.

p. En lo que respecta al Foro Andino, el grupo apoya la propuesta por cuanto es necesario rescatar un espacio, permanente e institucionalizado para la comunicación interinstitucional de tal manera que garantice la reflexión teórica y la evaluación de experiencias en la gestión. Igualmente propone la integración de un equipo de trabajo interdisciplinario para la promoción del Foro en el país y para el seguimiento y vigilancia de los acuerdos de esta reunión.

2. Conclusiones de los grupos de trabajo: Grupo 2:

a. La educación para la salud tiene que formar parte de las políticas globales de desarrollo del Estado, operativizadas a nivel local y dentro de un plan para promoción de la salud.

b. Es necesario sensibilizar, capacitar y actualizar profesionales de los centros de educación formal así como de los establecimientos de salud.

c. La Coordinación entre los entes públicos de la localidad para maximizar recursos y beneficios, debe constituirse en una estrategia de acción.

d. Incluir en la prensa de estudio (desde pre-escolar hasta universitario) la educación para la salud como aspecto primordial en el desarrollo de la individualidad.

e. La vigilancia epidemiológica debe ser la plataforma fundamental para la implantación de los programas de educación para la salud.

f. Adecuar los programas y planes educativos a las diferentes zonas del país dada la diversidad cultural y social existente.

g. Los programas educativos-sanitarios deben ser flexibles, dinámicos y tener continuidad en el tiempo.

h. Es necesario abrir la Maestría de Educación para la Salud en la Escuela de Salud Pública.

i. Incorporar los diferentes medios de comunicación social al proceso educativo-sanitario mediante la promoción de un mensaje uniforme.

j. Evaluar alcances para ajustar pautas y conocer costo-beneficio de la educación para la salud.

k. El grupo número 2 considera que en estas propuestas van inmersos los elementos facilitadores, se enumeran seguidamente aquellos aspectos calificados como oponentes:

(1) Elementos oponentes

(a) Costo político

(b) Desconocimiento por parte de autoridades gubernamentales de la importancia de planes educativos-sanitarios.

(c) Carencia de mística de trabajo en personal de educación y salud.

(d) Presupuesto deficiente.

(e) Falta de uniformidad de criterios y dispersión de acciones y recursos.

(f) Prioridad a otros programas (Becas alimentarias, Pamí, etc.)

(g) Copia de modelos externos a la realidad venezolana.

(h) Personal no calificado para impartir educación para la salud.

l. En relación al Foro Andino, el Grupo 2 propone:

(a) Incorporar las organizaciones de base como principales actores de la operatividad de las acciones de salud y lograr representatividad del personal técnico-administrativo en reuniones que requieran toma de decisiones.

(b) Organizar las acciones dependiendo de las necesidades sentidas de la comunidad y las características socio-culturales de la Región y de los países en particular.

(c) Capacitar al personal medio y profesional que funja como agente multiplicador de los programas de salud.

(d) Los proyectos a desarrollar en educación para la salud deben ser polivalentes y tener uniformidad de criterios.

(e) Mantener la continuidad de los programas.

(f) Los sistemas locales de salud deben ser operativizados mediante el recurso y toma de decisiones coherentes.

C. Reflexiones finales y propuestas:

En la plenaria final de este encuentro los grupos expusieron sus informes respectivos. Es bueno mencionar algunas cuestiones debatidas que sirven de apoyo para futuras reuniones y para mejorar la gestión en lo referente a la promoción y a la educación:

1. Se evidenció el interés de los participantes en la necesidad de crear un espacio para la discusión y reflexión teórico-conceptual de tal manera que logre un consenso en lo que respecta a la teoría y la práctica de la promoción de la salud. Se enfatiza en la relación entre condiciones de vida y salud, lo que hace perentorio la búsqueda de formas y mecanismos más productivos para atender las necesidades de la población. La situación actual del país requiere de creatividad en los procesos metodológicos y de la integración de esfuerzos para que mediante la educación y la promoción se fortalezcan los sistemas locales de salud.

2. Otro aspecto importante de mencionar es el referido a la formación de los recursos humanos. En líneas generales las inquietudes del grupo fueron las siguientes:

   a. La necesidad de un curso de postgrado que concebido como proyecto interinstitucional puede estar ubicado en la Escuela de Salud Pública.

   b. Igualmente es muy importante el apoyo que debe dársele a la formación en educación para la salud en la Escuela Básica y en el ciclo diversificado dentro del sistema formal de educación.

   c. Otra área específica y no menos importante que las anteriores, es la educación popular y educación permanente cuyo sujeto activo son las organizaciones comunales existentes. Así mismo, se invitó a los participantes a reproducir la experiencia de comunidades educativas saludables.

3. Finalmente, se propuso la organización de un equipo interdisciplinario para lograr la articulación horizontal y vertical, que permita comunicación permanente entre organismos gubernamentales y no gubernamentales que desarrollan actividades en el caso de la promoción y de la educación. Dicho grupo tendrá como sede para sus reuniones a la Escuela de Salud Pública. Inicialmente tendrá como responsabilidades las siguientes:

   a. Diseñar un plan de trabajo.

   b. Enviar los resultados de este primer encuentro a todos los organismos involucrados.

   c. Promover encuentros interprogramáticos para conocer y difundir experiencias. Entre los temas para futuras reuniones se mencionan: la comunicación en salud, la investigación y evaluación y elaboración de una propuesta de curso de postgrado.

LOS EDITORES

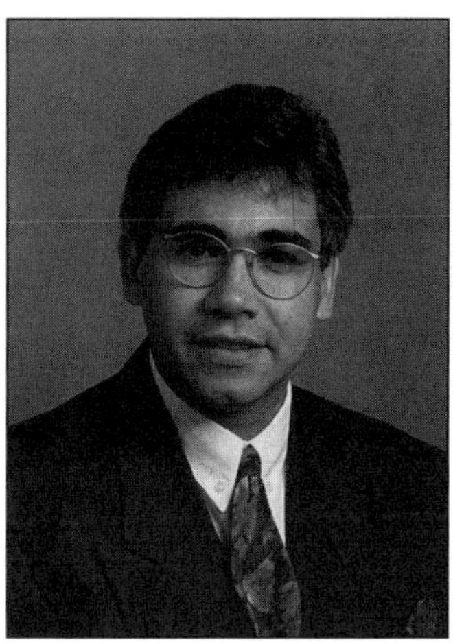

Hiram V. Arroyo-Acevedo

El Dr. Hiram V. Arroyo-Acevedo es Catedrático Asociado en el programa de Maestría en Educación en Salud, Escuela Graduada de Salud Pública, Recinto de Ciencias Médicas, Universidad de Puerto Rico. Es Director del Departamento de Ciencias Sociales de dicha unidad institucional. Posee un Bachillerato y Maestría en Educación en Salud Pública del Recinto de Ciencias Médicas de la Universidad de Puerto Rico y un Doctorado en Educación de la Universidad Interamericana de Puerto Rico.

El doctor Arroyo tiene una amplia trayectoria de liderazgo profesional a nivel internacional: Vicepresidente de la Unión Internacional de Promoción de la Salud y Educación para la Salud, organización profesional fundada en el 1951 con sede en París, Francia; Presidente del Comité Organizador de la XVI Conferencia Mundial de Promoción de la Salud y Educación para la Salud a celebrarse en San Juan, Puerto Rico en 1998; Consultor del Programa de Educación para la Salud y Participación Social de la Organización Panamericana de la Salud, Oficina Regional de la Organización Mundial de la Salud; Coordinador del Consorcio Interamericano de Universidades y Centros de Formación de Personal en Educación para la Salud y Promoción de la Salud.

Es autor de diversos trabajos históricos e institucionales sobre la educación para la salud. Su disertación doctoral versó sobre *La articulación del Programa de Salud Escolar del Departamento de Instrucción Pública* (actual Departamento de Educación), *de Puerto Rico con las situaciones éticas, sociales, políticas, económicas y educativas de 1945 hasta el 1989: un estudio historiográfico* (*1990*). Es co-autor del libro *Desde uncinariasis hasta estilos de vida: crónicas de la educación para la salud en Puerto Rico*, publicado en 1994. Ha realizado presentaciones técnicas/científicas sobre educación para la salud en países de Asia, Europa, y en Norte, Centro y Suramérica y El Caribe.

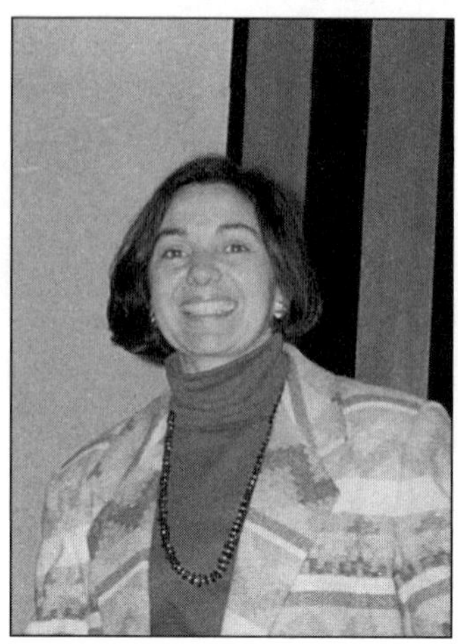

María Teresa Cerqueira

La Dra. María Teresa Cerqueira es, desde 1992, Asesora Regional en Educación para la Salud y Participación Social de la Organización Panamericana de la Salud, Oficina Regional de la Organización Mundial de la Salud.

La doctora Cerqueira posee un Grado Asociado en Artes de la Universidad del Estado de la Florida, Tallahassee, Florida. Su Bachillerato es en Ciencias de Nutrición y Alimentos de la Universidad de Iowa, Iowa City, Estados Unidos de América. Su Maestría es en Ciencias en Nutrición Humana de la misma universidad. Completó un Doctorado en la División de Ciencias en Nutrición de la Universidad de Cornell, Ithaca, Nueva York.

Su amplia trayectoria profesional a nivel internacional incluye ser Consultora (1985-87) de la Organización de Agricultura y Alimentos de las Naciones Unidas (FAO) con sede en Roma. Ha sido Directora de Adiestramiento e Investigación de la Dirección General de Educación para la Salud de la Secretaría de Salud de México, D.F. (1980-86).

Fue fundadora y profesora del Programa de Bachillerato en Ciencias de la Nutrición de la Universidad Autónoma Metropolitana, Xochimilco, México, D.F. (1978-86). Ha participado en actividades de investigación en la Universidad Ibero Americana de la Ciudad de México de 1975 a 1985.

Es autora de diversas publicaciones técnicas/científicas principalmente en las áreas de nutrición, educación para la salud y participación social.